AF588437

Michael Rieth und
Norbert Krämer

Hygiene in der Arzneimittelproduktion

Michael Rieth und Norbert Krämer

Hygiene in der Arzneimittelproduktion

Sterile und nicht-sterile Arzneiformen

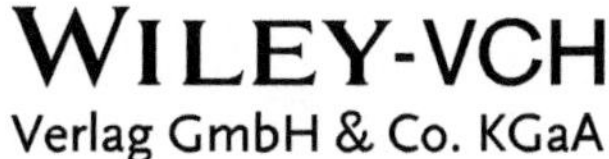

Verlag GmbH & Co. KGaA

Autoren

Michael Rieth
Merck KGaA
Frankfurter Str. 250
64293 Darmstadt
Deutschland

Norbert Krämer
Merck KGaA
Frankfurter Str. 250
64293 Darmstadt
Deutschland

Titelbild
Veronika Emendörfer/VERO
www.veronika-emendoerfer.de

Alle Bücher von Wiley-VCH werden sorgfältig erarbeitet. Dennoch übernehmen Autoren, Herausgeber und Verlag in keinem Fall, einschließlich des vorliegenden Werkes, für die Richtigkeit von Angaben, Hinweisen und Ratschlägen sowie für eventuelle Druckfehler irgendeine Haftung.

Bibliografische Information der Deutschen Nationalbibliothek
Die Deutsche Nationalbibliothek verzeichnet diese Publikation in der Deutschen Nationalbibliografie; detaillierte bibliografische Daten sind im Internet über http://dnb.d-nb.de abrufbar.

© 2016 WILEY-VCH Verlag GmbH & Co. KGaA, Boschstr. 12, 69469 Weinheim, Germany

Alle Rechte, insbesondere die der Übersetzung in andere Sprachen, vorbehalten. Kein Teil dieses Buches darf ohne schriftliche Genehmigung des Verlages in irgendeiner Form – durch Photokopie, Mikroverfilmung oder irgendein anderes Verfahren – reproduziert oder in eine von Maschinen, insbesondere von Datenverarbeitungsmaschinen, verwendbare Sprache übertragen oder übersetzt werden. Die Wiedergabe von Warenbezeichnungen, Handelsnamen oder sonstigen Kennzeichen in diesem Buch berechtigt nicht zu der Annahme, dass diese von jedermann frei benutzt werden dürfen. Vielmehr kann es sich auch dann um eingetragene Warenzeichen oder sonstige gesetzlich geschützte Kennzeichen handeln, wenn sie nicht eigens als solche markiert sind.

Umschlaggestaltung Adam Design, Weinheim, Deutschland
Satz le-tex publishing services GmbH, Leipzig, Deutschland
Druck und Bindung CPI Group (UK) Ltd, Croydon, CR0 4YY

Print ISBN 978-3-527-33801-6
ePDF ISBN 978-3-527-68476-2
ePub ISBN 978-3-527-68477-9
Mobi ISBN 978-3-527-68478-6
oBook ISBN 978-3-527-68475-5

Gedruckt auf säurefreiem Papier.

C9783527338016_220524

Inhaltsverzeichnis

Vorwort

„Die Theorie träumt, die Praxis belehrt."

Karl von Holtei (1798–1880)

Nach der guten Aufnahme des 2012 erschienenen Fachbuchs *Pharmazeutische Mikrobiologie* entschlossen sich der Verlag und die Autoren, ein Buch über die mikrobiologischen und hygienischen Anforderungen in der Arzneimittelproduktion herauszugeben. Dazu war ein Autorenteam aus Apotheker und Mikrobiologe nötig. Während die *Pharmazeutische Mikrobiologie* aus der Perspektive der Qualitätsprüfung/Qualitätssicherung geschrieben wurde, soll dieses Buch hauptsächlich die Sichtweise und Belange der Produktion widerspiegeln. Infolgedessen berichten beide Autoren, die dem obigen Zitat des deutschen Schriftstellers Karl von Holtei aus eigenen Erfahrung nur zustimmen können, aus ihren langjährigen Tätigkeiten und Erlebnissen. Dabei beleuchtet der Mikrobiologe die hygienischen Aspekte aus der Sicht Bakteriologie, während der Apotheker mit seinem Arbeitsgebiet Sterilproduktion/keimarme Herstellung die Schwerpunkte auf die produktionstechnischen Abläufe sowie auf Validierung/Qualifizierung legt. Dazu werden auch Praxisbeispiele vorgestellt.

Die Autoren möchten den folgenden Kollegen danken:
Dr. Michael Lohmeyer, Mikrobiologisches Labor, Münster, Dr. Armin Quentmeier, TU Dortmund, Prof. Dr. Manfred Rohde, HZI Braunschweig, Prof. Dr. Hans-Detlef Römermann, Fachhochschule Münster, Dipl.-Ing. Udo Zachert, Merck KGaA, für die freundliche Überlassung von Fotos und Abbildungen. Herzlicher Dank gebührt der Künstlerin VERO/Veronika Emendörfer, Darmstadt für die Gestaltung des Titelbilds.

Darmstadt, im November 2015 *Norbert Krämer und Michael Rieth*

Abkürzungen

A.	*Aspergillus*
AMG	Arzneimittelgesetz
AL	Aktionslimit (*action level*)
AMWHV	Arzneimittel- und Wirkstoffherstellungsverordnung
AP	Aqua purificata
at	Atmosphäre
ATCC	*American type culture collection*
a_w	Wasseraktivität
B.	*Bacillus*
BAC	Benzalkoniumchlorid
BG	Berufsgenossenschaft Chemie
BI	Bioindikator
BIER	*biological indicator evaluation resistometer*
BP	*British Pharmacopeia*, oder *bubble point*
BSE	Bovine spongiforme Enzephalopathie
C.	*Clostridium* oder *Candida*
°C	Grad Celsius
CaSo	Casein-Sojamehl-Pepton (*tryptic soy*, TS)
CCIT	Container Closure Integrity Test
CDC	*Centers for Disease Control and Protection* (amerikanische Gesundheitsbehörde in Atlanta, Georgia)
cft	*cubic feet*
CIP	*cleaning in place*
cm	Zentimeter
CSA	Casein-Sojamehl-Pepton-Agar
CSB	Casein-Sojamehl-Pepton-Bouillon (TSB)
d	Tag oder Durchmesser
D.	*Desulfotomaculum*
DAB	Deutsches Arzneibuch
°dH	Grad deutsche Härte
D-Wert	dezimale Abtötungszeit (Destruktionswert)
DEHS	Diethylhexylsebacinsäure

DIN	Deutsche Industrie Norm
DoE	*design of experiments*
DQ	*design qualification*
DSMZ	Deutsche Sammlung von Mikroorganismen und Zellkulturen
E.	*Escherichia*
ELC	*endotoxin limit concentration*
ELISA	*enzyme linked immune stimulation assay*
EN	europäische Norm
EPA	*Environmental Protection Agency*
EtOH	Ethanol
EU	*endotoxin unit* (= Endotoxineinheit)
F_0	Letalitätswert eines Sterilisationsverfahrens
FDA	*Food and Drug Administration*
G.	*Geobacillus*
GMP	*good manufacturing practice*
GVPC	Glycin-Vancomycin-Polymyxin B-Cycloheximid
h	Stunde
HAA	*haloacetic acids*
HACCP	*hazard analysis and critical control points*
HDPE	Vliesstoff aus Polyethylen hoher Dichte
HEPA	*high efficiency particulate airfilter*
HPV	Herstellungsprozessvalidierung
HPW	*highly purified water*
ICH	*International Council for Harmonisation*
IfSG	Infektionsschutzgesetz
IPK	In-Prozess-Kontrolle
ISO	*International Standardization Organization*
IU	*international unit* (= internationale Einheit)
JP	japanische Pharmakopöe
KBE	koloniebildende Einheiten (engl. CFU)
λ	Lysatempfindlichkeit Lambda
l	Liter
LAL	Limulus Amoebocyten Lysat
LF	*laminar flow* (unidirektionale Verdrängungsströmung)
LKS	Luftkeimsammlung (*air sampling*)
LPS	Lipopolysaccharid
LRW	*low reagent water* (Endotoxinarnmes Wasser)
min	Minute
mm	Millimeter
µm	Mikrometer
µS	Mikrosiemens
MPN	*most probable number method*
NKG	nicht kondensierbare Gase
P.	*Pseudomonas*

OOL	*out of limits*
OOS	*out of specification*
Pa	Pascal
PAA	*peracetic acid* (Peressigsäure)
PBS	*phosphate-buffered saline* (phosphatgepufferte Kochsalzlösung)
PCD	*process challenge device*
PCR	*polymerase chain reaction* (Polymerasekettenreaktion)
PDA	*Parenteral Drug Association*
PDE	*permitted daily exposure*
PE	Polyethylen
Ph. Eur.	Europäische Pharmakopöe
PP	Polypropylen
ppb	*parts per billion*
ppm	*parts per million*
PVC	Polyvinylchlorid
QRK	Qualitätsregelkarte
RABS	*restricted area barrier system*
RCA	*reinforced clostridial agar*
RD	Reindampf/Reinstdampf
REM	Rasterelektronenmikroskop
RKI	Robert Koch Institut
RRK	Reinraumklasse
RV	Reinigungsvalidierung
S.	Staphylococcus
s	Sekunde
Σ	Summe
SAL	*sterility assurance level*
SOP	*standard operation procedure* (Standardarbeitsanweisung)
SPC	*statistical process control*
STA	*slit-to-agar*
t	Zeit oder Temperatur
TAMC	*total aerobic microbial count*
TOC	*total organic carbon*
THM	Trihalogenmethane
TSA	*tryptic soy agar*
TSB	*tryptic soy broth* (oder *Bouillon*)
TSE	transmissible spongiforme enzephalopathie
TÜV	Technischer Überwachungsverein
TVO	Trinkwasser-Verordnung
TYMC	*total yeast and mould count*
Upm	Umdrehungen pro Minute
USP	*United States Pharmacopeia*
VAH	Verband Angewandte Hygiene

VE	vollentsalzt
WfI	Wasser für Injektionszwecke
WHO	*World Health Organization*
VI	Vorbeugende Instandhaltung
Z.	*Zygosaccharomyces*
WL	Warnlimit (Warnlevel, engl. *alert level*)

1 Einleitung

In diesem Buch werden alle relevanten hygienischen Aspekte der Pharmaproduktion mit Schwerpunkt auf flüssige, sterile und nicht sterile Arzneiformen sowie auf feste Oralia beschrieben. Im Kapitel 2 *Hygiene in der Arzneimittelproduktion* steht der Mitarbeiter im Vordergrund. Erläutert wird die medizinische Überwachung der Produktionsmitarbeiter aufgrund von gesetzlichen Regelungen und Guidelines (herausgegeben von WHO und EU). Des Weiteren werden Hygieneschulungen und Bekleidungskonzepte vorgestellt. Intensiv wird im Abschn. 2.1.6 auf den Menschen und seine Körperflora eingegangen. Abgeschlossen wird das Kapitel 2 von der *pest control* (Schädlingsbekämpfung).

Im Kapitel 3 *Herstellung flüssiger, steriler Arzneiformen* wird auf das Zonenkonzept und das damit verbundene mikrobiologische Umgebungsmonitoring eingegangen. In der Herstellung der flüssigen, sterilen Arzneiformen wird zwischen aseptischer Produktion und Herstellung mit terminaler Sterilisation unterschieden. Bei letzterem wird die Qualifizierung von Dampfsterilisatoren (Autoklaven) vorgestellt sowie der Einsatz von Bioindikatoren beschrieben. Im Teil *Aseptische Herstellung* werden verschiedene Indikationstests für die Filterintegrität diskutiert. Im Abschn. 3.5.2 *Qualifizierung eines Heißlufttunnels* wird die mikrobiologische Qualifizierung mithilfe von bakteriellen Endotoxinen, die als Bioindikatoren eingesetzt werden, vorgestellt. Im Abschn. 3.6 *Media Fill* wird ausführlich die Durchführung der Prozesssimulation dargelegt. Das Kapitel schließt ab mit einer grafischen Übersicht über die essenziellen Prozessschritte.

Kapitel 4 *Herstellung flüssiger, nicht steriler Arzneiformen* beschreibt die Herstellung flüssiger, nicht steriler Arzneiformen. Schwerpunkt ist hier der Konservierungsmittelbelastungstest mit mehreren Praxisbeispielen. Anhand eines Tropfenpräparates wird exemplarisch die Herstellprozessvalidierung erläutert.

Im Kapitel 5 *Herstellung fester Arzneiformen* wird das Zonenkonzept mit seinem mikrobiologischen Umgebungsmonitoring für orale Darreichungsformen präsentiert. Eine Besonderheit dieser Arzneiformen ist ihre niedrige Wasseraktivität (a_w), die ihren mikrobiologischen Verderb limitiert. Vorgestellt werden Mikroorganismen mit ihren Anforderungen an bestimmte a_w-Bereiche.

Kapitel 6 führt die Reinigungsvalidierung gemäß internationaler Vorschriften an. Die Akzeptanzkriterien werden vorgestellt. Beispielhaft werden die Durchfüh-

Hygiene in der Arzneimittelproduktion, 1. Auflage. Michael Rieth und Norbert Krämer.
© 2016 WILEY-VCH Verlag GmbH & Co. KGaA. Published 2016 by WILEY-VCH Verlag GmbH & Co. KGaA.

rung und der Erfolg einer mikrobiologischen Reinigungsvalidierung in der Wirkstoffherstellung mittels Endotoxinbestimmung (LAL-Test) beschrieben.

Im Kapitel 7 *Verpackung Tabletten/Glas* werden die Anforderungen für die Primärverpackung von pharmazeutischen Darreichungsformen dargelegt. Weiterführende Literatur zum Thema Packmittel und Packmittelprüfung wird angegeben.

Im umfangreichen Kapitel 8 *Wasser* werden Trinkwasser und alle pharmazeutischen Wasserqualitäten vorgestellt. Dazu werden ihre Arzneibuchspezifikationen in Tabellen übersichtlich präsentiert. Auf die Besonderheiten des Musterzugs/Mustertransport für Wasserproben wird in den Abschn. 8.1.1 und 8.1.2 eingegangen. Die deutsche Trinkwasserverordnung einschließlich der neuen gesetzlich vorgeschriebenen Legionellenprüfung wird mit Praxisbeispielen beschrieben. Das *Rouging*-Phänomen wird in seiner Entstehung beschrieben und gängige *Derouging*-Methoden werden beispielhaft diskutiert. Als Praxisbeispiel wird ein betroffener WfI-Lagertank gezeigt. Im Abschn. 8.8 *Biofilme* wird seine Entstehung erläutert und seine Bekämpfungsmaßnahmen werden vorgestellt. Eine rasterelektronische Aufnahme zeigt beispielhaft die Struktur eines im Labor künstlich hergestellten Biofilms. Im Abschn. 8.9 *Qualifizierung von Wassersystemen* werden die zeitlichen Phasen der Qualifizierungsarbeiten aufgezeigt und die kritischen Parameter diskutiert. Das Wasserkapitel schließt ab mit den Abschn. 8.10 *Six Sigma im Wassermonitoring* und 8.11 *Einsatz der Real-Time PCR als Schnellbestimmungsmethode.* Diese PCR-Methode kann für die rasche Detektion von Mikroorganismen, insbesondere Bakterien, eingesetzt werden.

Kapitel 9 *Medien* beschäftigt sich mit den in der pharmazeutischen Praxis eingesetzten Gasen, Schmier-, Reinigungs- und Desinfektionsmitteln. Im Abschn. 9.3.1 wird die Qualifizierung der Desinfektionsmittelwirkung aufgezeigt.

Kapitel 10 listet alphabetisch über 50 Familien von Mikroorganismen (Bakterien, Pilze und Hefen) auf, die häufig im Umgebungsmonitoring und als Kontaminanten identifiziert werden.

Am Ende des Buches finden sich ein umfangreiches Literaturverzeichnis sowie eine Zusammenstellung wichtiger Formeln, die in der pharmazeutischen Praxis oft Anwendung finden.

2
Hygiene in der Arzneimittelproduktion

Unser heutiger Begriff „Hygiene" leitet sich ab vom altgriechischen *hygieinos* = heilsam, gesund. In der griechischen Mythologie war Hygieia (Abb. 2.1) neben ihrer Schwester Panakeia (der Göttin der Medizin und der Zauberei) eine der beiden Töchter des Gottes Asklepios. Der wiederum gilt als Sohn des Apollon. Antike Darstellungen zeigen Asklepios mit einem Stab, um den sich eine Schlange windet. Dieses Bild wird heute noch als Apothekensymbol verwendet. Hygieia wird meist mit einer Schale oder einem Gefäß dargestellt, in denen sie einen Heiltrunk oder frisches Wasser reicht, häufig zusammen mit Schlange und Stab. Im Wort *Panazee* = Allheilmittel, Wundermittel lebt die andere Tochter des Heil-

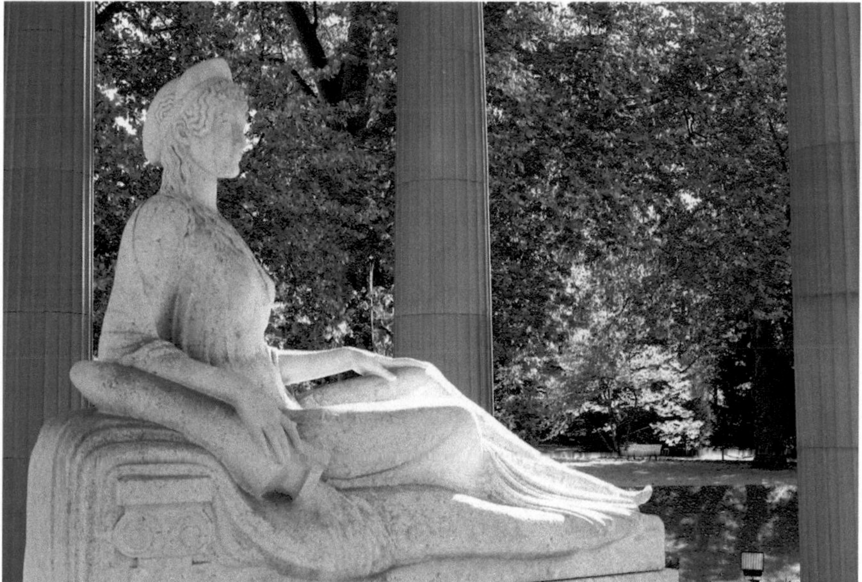

Abb. 2.1 Statue der Hygieia am Elisabethenbrunnen im Kurpark von Bad Homburg v. d. H., erbaut 1915–1919, Bildhauer Hans Dammann, Grunewald/Berlin. Inschrift: *Fons levat invalidos. Animum qui vertit ad artem. Emendat mores. Excolit ingenium* (*Gleich wie der sprudelnde Quell die Kranken erquicket und heilet, lenket zur Kunst er den Sinn, adelt er Sitten und Geist*).

Hygiene in der Arzneimittelproduktion, 1. Auflage. Michael Rieth und Norbert Krämer.
© 2016 WILEY-VCH Verlag GmbH & Co. KGaA. Published 2016 by WILEY-VCH Verlag GmbH & Co. KGaA.

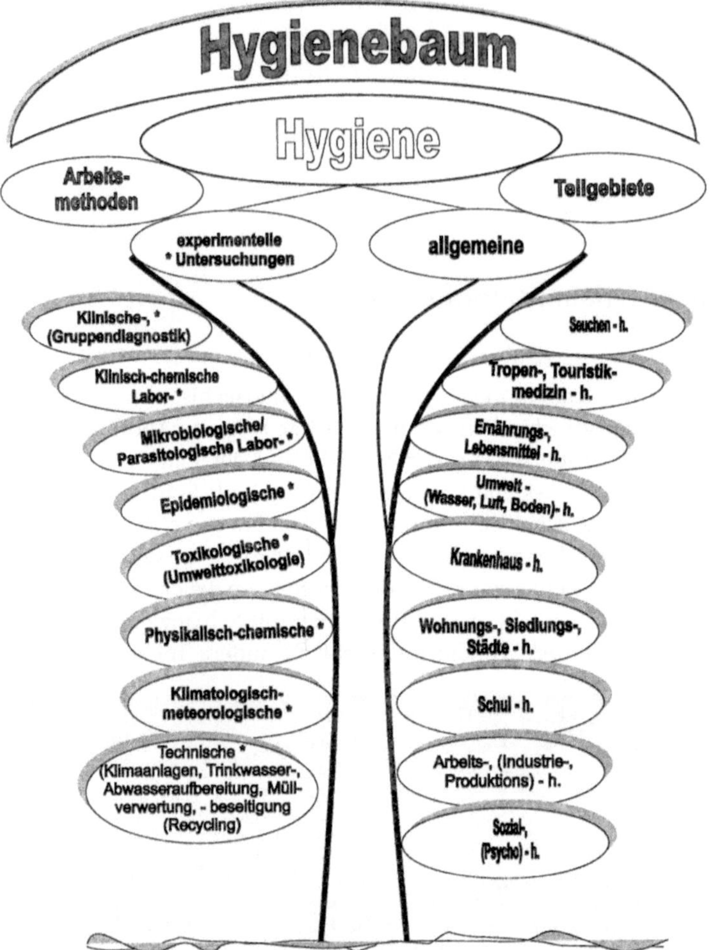

Abb. 2.2 Hygienebaum aus [1]. Abdruck mit freundlicher Genehmigung von Prof. Dr. H.D. Römermann, Fachhochschule Münster.

gotts weiter. Alle drei werden im Eid des Hippokrates namentlich genannt und um Hilfe angerufen.

Hygiene versucht, Krankheiten zu verhüten und das Wohlbefinden zu erhalten bzw. zu steigern. Ziel ist die Erhaltung der Gesundheit. Im Jahre 1946 definierte die WHO „Gesundheit" folgendermaßen: *Gesundheit ist ein Zustand vollkommenen körperlichen, geistigen und sozialen Wohlbefindens und nicht nur die Abwesenheit von Krankheit und Gebrechen.*

Hygiene ist ein weites und umfangreiches Gebiet. In der Abb. 2.2 ist dies grafisch als „Hygienebaum" mit seinen vielen Ästen, entsprechend den vielen Teilgebieten der Hygiene, dargestellt.

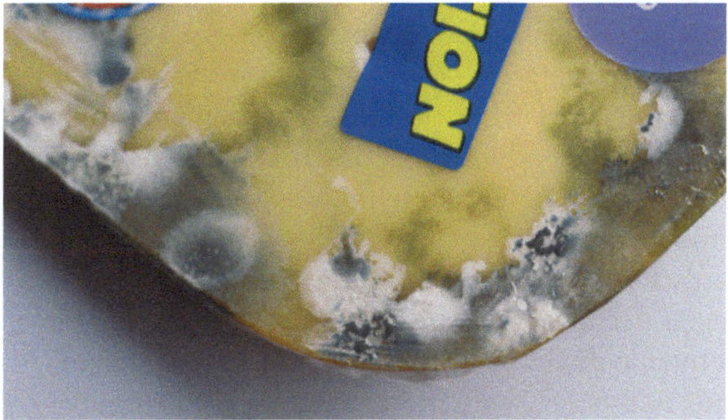

Abb. 2.3 Verschimmelter, in Folie abgepackter Käse, gelagert im Kühlschrank. Das Haltbarkeitsdatum war noch nicht überschritten.

Im Alltag fallen Hygienemängel an Lebensmitteln sofort auf, so z. B. an Schimmelpilzkolonien auf Brot oder Käse (siehe Abb. 2.3), an ekelhaftem Geschmack von Getränken, unangenehmen Gerüchen, Kahmhäuten auf Getränken oder Eintrübungen von Flüssigkeiten (wie im Gurkenglas). Bei Arzneimitteln fallen vor allem helle Salben und Gele sowie weiße Tabletten durch dunkle Verfärbungen auf. Durch Zerstörung der Gelstruktur können Gele bei der Entnahme dünnflüssig aus der Tube fließen. Nasentropfen können nach Befall mit Mikroorganismen unangenehm riechen, Tropfen scheußlich schmecken.

Hygienevorschriften für die pharmazeutische Industrie finden sich in den Paragrafen des EU-GMP-Leitfadens und in der AMWHV.

Die pharmazeutische Betriebshygiene setzt sich aus der Produktionshygiene und der Personalhygiene zusammen. Ziel der Betriebshygiene ist, potenzielle Kontaminationsquellen unter Kontrolle zu bringen und einen definierten Reinheitszustand zu erreichen und zu halten. Durch regelmäßiges mikrobiologisches Monitoring wird auf Angemessenheit und Wirksamkeit der Hygienemaßnahmen geprüft.

Bei der Herstellung von Arzneimitteln wird die Qualität wesentlich vom Hygieneverhalten der Mitarbeiter (Personalhygiene) bestimmt. Alle Mitarbeiter müssen gewissenhaft darauf achten, dass keine Verunreinigungen durch falsches bzw. unsachgemäßes Verhalten während Herstellung und Verpackung verursacht werden. Das Hygieneverhalten der Mitarbeiter stellt somit einen wichtigen Faktor der Betriebshygiene dar. Zielsetzung ist das Festschreiben von Bedingungen und Verhaltensregeln bezüglich des Hygieneverhaltens aller beteiligten Mitarbeiter zum Zweck der Qualitätssicherung. Ziel ist, den Hygienevorschriften, den GMP-Regularien, der AMWHV und den Vorschriften der Betriebsgenossenschaft Chemie zu entsprechen.

Vor Arbeitsbeginn wird die in dem Betrieb vorgeschriebene saubere, partikel- und keimarme, gegebenenfalls sterile Arbeitskleidung angezogen. Beim Ankleiden ist darauf zu achten, dass eine Kontamination der Kleidungsstücke vermieden wird (Kleidung nie auf den Boden legen!). Schmuck, Ringe, Armbanduhren müssen abgelegt, sichtbare Piercings sollen möglichst abgenommen bzw. zumindest abgeklebt werden. Künstliche Fingernägel sind verboten. Details stehen in den betriebsspezifischen Arbeitsanweisungen.

Hände sind gründlich, mindestens 30 s lang mit Seife zu waschen, mit Einmalhandtüchern abzutrocknen und gegebenenfalls mit desinfizierender Lösung einzureiben: Dies geschieht unmittelbar vor Arbeitsaufnahme, vor und nach den Essenpausen, nach jedem Toilettenbesuch sowie bei Präparatewechsel.

In den Betrieben sind Mundschutz, zusätzlich Bartbinde bei Bartträgern und eventuell Handschuhe zu tragen (wenn notwendig, Schutzbrille und Atemfilter zur eigenen Sicherheit). Kopfhauben sind so zu tragen, dass das Haar umfassend abgedeckt ist. Der Mund- und Nasenschutz soll stündlich gewechselt werden, anderenfalls besteht die Gefahr des Durchschlags von Mikroorganismen. Mit den behandschuhten Händen dürfen unbedeckte Körperstellen, z. B. im Gesicht, nicht berührt werden. Die Handschuhe müssen mindestens alle 30 min desinfiziert werden. Bei jeder Beschädigung der Handschuhe sind diese sofort zu wechseln und Hände und Handschuhe zu desinfizieren.

Nach Beenden der Arbeit ist die zu reinigenden Kleidung in gesonderten Behältnissen zu sammeln, Einmalartikel sind zu verwerfen.

Hilfsstoffe, Wirkstoffe, Halbfabrikate (z. B. Granulate) und Fertigpräparate (d. h. offene Arzneimittel) dürfen nicht mit bloßen Händen berührt, nicht angeatmet, angehustet oder angeniest werden. Auch darf nicht in Richtung offenem Präparat gesprochen werden. Zum eigenen Schutz dürfen die Schleimhäute (Augen, Nase, Mund) nicht mit staubigen, präparatebehafteten Händen berührt werden.

Falls das Tragen von (sterilen) Einmalhandschuhen nicht möglich ist, muss mit einem geeigneten Händedesinfektionsmittel eine ausreichend lange Einreibedesinfektion durchgeführt werden.

Alle Mitarbeiter sind gehalten, sowohl auf eigene Sauberkeit als auch auf Sauberkeit am Arbeitsplatz, insbesondere an Anlagen, Maschinen, Geräten, Werkzeugen und Behältern, zu achten.

Essen, Trinken, Bonbons lutschen, Medikamente einnehmen, Kauen und Rauchen darf nur in den dafür bestimmten Sozialräumen (Aufenthaltsräumen) geschehen. Lebensmittel jeglicher Art werden nur in den für diesen Zweck bereitstehenden und gekennzeichneten Schränken und Kühlschränken aufbewahrt.

Nach Arbeitsschluss stehen den Mitarbeitern Wasch- und/oder Duschräume zur Verfügung. Je nach Art der praktischen Tätigkeit während des Arbeitstages sollen sie sich waschen oder duschen. Die Arbeitskleidung ist im Spind im Umkleideraum aufzubewahren. Einmalhandtücher sollen verwendet werden. Zur Erhaltung der Körperhygiene werden den Mitarbeitern Hautschutzmittel und Händedesinfektionsmittel laut aktuellem Hautschutzplan zur Verfügung gestellt. Seife bzw. Duschgels sind vom Mitarbeiter selbst mitzubringen und im Spind im Umkleideraum aufzubewahren.

Reinigungsmittel

Reinigen bedeutet, Oberflächen von Verunreinigungen zu befreien. Dadurch werden den allgegenwärtigen Mikroorganismen Nährsubstrate entzogen. Reinigungen sind auch nötig, um danach Desinfektionen (auch Sterilisationen) durchführen zu können. Zum Beispiel würden Verschmutzungen mit Proteinen dazu führen, dass bei einer Desinfektionsmaßnahme ohne vorherige Reinigung die Eiweiße die Desinfektionsmittelwirkung vermindern („Eiweißfehler"). Eine Kombination von Reinigungs- und Desinfektionsmittel schließt sich meist aus, da seifenhaltige Reinigungsmittel die Wirkung von Desinfektionsmitteln vermindern („Seifenfehler"). Vom „Kältefehler" spricht man, wenn das Wasser, das zum Ansetzen der gewünschten Konzentration der Desinfektionsmittellösung benötigt wird, zu kalt ist. Handelsübliche Reinigungs- und Desinfektionsmittel sind meist so konzipiert, dass zu ihrer Verdünnung leitungskaltes Trinkwasser verwendet werden kann.

Die zur Reinigung nötigen Bedingungen werden im *Sinner'schen Kreis* dargestellt. Der deutsche Chemiker Herbert Sinner (1900–1988) beschrieb die vier den Reinigungserfolg bestimmenden Parameter, die sich in ihrer Größe verändern oder anpassen lassen:

1. Chemie (Art und Konzentration des Reinigungsmittels?)
2. Mechanik (wie wird der Schmutz von der Oberfläche abgelöst?)
3. Einwirkzeit (Dauer in Minuten oder Stunden?)
4. Temperatur (Grad Celsius?).

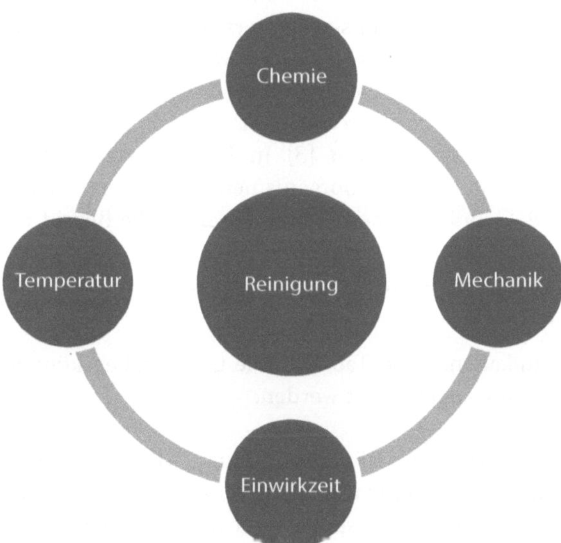

Reinigungsmittel können eine Reihe von Wirkstoffen enthalten [2]:

Tenside: Dies sind grenzflächenaktive Stoffe, die die Oberflächenspannung herabsetzen. Sie verbessern die Netzfähigkeit und Kapillarität, dispergieren Schmutz und halten diesen in der Schwebe. Sie emulgieren Pflegemittel bei der Grundreinigung. Kationische und amphotere Tenside können eine keimtötende Wirkung haben.

Säuren/Säureabspalter: Sie entfernen gut mineralischen Schmutz (Rost, Kalk, Zementschleier, auch Urinstein) und zum Teil Naturfarbstoffe wie Obst- und Getränkeflecken.

Alkalien: Sie entfernen gut eiweißhaltige Verschmutzungen. Sie verseifen Öle, Fette, Wachse und viele Pflegekomponenten und sie wirken reinigungsaktiv.

Komplexbildner: Sie inaktivieren Härtebildner des Wassers.

Lösevermittler: Sie stabilisieren Substanzen in wässrigen Lösungen (z. B. Alkohole). Sie sind auch Bestandteil von Grundreinigern und lösen an Oberflächen anhaftende Rückstände.

Oxidationsmittel: Bleichwirkung durch Zerstörung der Naturfarbstoffe (Obst- und Getränkeflecken). Viele Oxidationsmittel können auch zur Desinfektion verwendet werden.

Reduktionsmittel: Sie dienen zur Fleckenentfernung und zerstören Naturstoffe.

Korrosionsinhibitoren: Sie verhindern die Korrosion von Metallen.

Abrasivstoffe: Dies sind feine Schleifkörper, die die Reinigung mechanisch unterstützen.

Desinfektionsmittel

Die Bezeichnung „Desinfektion“ (engl. *disinfection*) kommt aus dem medizinischen Bereich, wo die Abtötung aller Infektionserreger erwünscht wird. Pschyrembel® Klinisches Wörterbuch definiert Desinfektion als *Maßnahme, die durch Abtöten, Inaktivieren bzw. Entfernen von Mikroorganismen (Bakterien, Viren, Pilze, Protozoen) eine Reduzierung der Keimzahl erreicht, so dass von dem desinfizierten Material keine Infektion mehr ausgehen kann.* [3]. In der pharmazeutischen Praxis geht es um die Inaktivierung aller Mikroorganismen, unabhängig davon, ob sie infektiös oder nicht sind. Gebräuchlicher ist hier der englische Begriff *sanitization.*

Die Desinfektion kann mit chemischen, physikalischen und mechanischen Methoden durchgeführt werden:

Chemisch: mit bioziden Chemikalien, siehe Tab. 2.1. Die Chemikalien können flüssig oder zum Teil gasförmig angewendet werden.

Physikalisch:
- Strahlen (UV-, Gamma-, Elektronen-, Röntgenstrahlung, Mikrowellen),
- Hitze (feuchte Hitze im Autoklaven, trockene Hitze, auskochen, abflammen, ausglühen, verbrennen, auskochen, spülen mit heißem Wasser, spülen mit Heißdampf: „ausdämpfen“),
- Ultraschall, meist in Kombination mit Hitze.

Mechanisch: filtrieren, waschen, spülen.

Wirkungsmechanismen

Die Abtötung von Mikroorganismen durch Hitze kommt durch eine irreversible Denaturierung von Proteinen zustande. Ionisierende Strahlen führen zur Bildung reaktiver Gruppen, die chemische Reaktionen ermöglichen, in deren Verlauf Pro-

Tab. 2.1 Vergleich der Wirksamkeiten verschiedener Prozeduren zur Reduzierung der Anzahl von Mikroorganismen.

Prozedur	Reduktionsfaktor der Mikroorganismen	Anmerkungen
Reinigung	10–100	Reinigungsmittel unterstützt mechanische Entfernung
antimikrobielles Waschen	ca. 1000	für Hand- und Körperwaschungen
Desinfektion	> 10 000	Anforderung vom RKI
Sterilisation	$\geq 10^6$	Autoklavieren ist erste Wahl

Tab. 2.2 Wirkungsspektrum von bioziden Substanzen. +++ sehr gut, ++ gut, + befriedigend, – keine bis ungenügende Wirkung.

Wirkstoffe	bakterizid Gram+	bakterizid Gram–	myko-bakterizid	sporizid	levurozid	fungizid	viruzid
Aldehyde	+++	+++	+++	+++	++	++	++
Alkohole	+++	+++	+++	–	++	++	++
Guanidine	+++	+++	–	–	++	++	++
Quats	+++	++	–	–	+++	+++	++
PAA	+++	+++	+++	+++	+++	+++	+++

teine und DNA betroffen sind. Unter UV-Licht entstehen strukturelle Veränderungen an der DNA, die eine Replikation der DNA unmöglich machen. Durch Licht kann dieser Schaden bis zu einem gewissen Grad korrigiert werden (Fotoreaktivierung).

Die meisten chemischen Mittel führen zu einer irreversiblen Denaturierung von Proteinen und Zellwandbestandteilen. Alkohole, Phenole, Aldehyde, Schwermetalle und Oxidantien greifen Proteine an, oberflächenaktive Verbindungen (amphotere und kationische Substanzen) wirken auf die Zytoplasmamembran ein.

Alkohole (mit –OH-Gruppe)

Ethanol ist ein gutes Desinfektionsmittel mit großer Tiefenwirkung für Haut und Hände. Die überwiegend Gram-positive Hautflora wird effektiv inaktiviert. EtOH (CH_3CH_2OH) hat 80 %ig eine sehr gute, größer 96 %ig eine schlechte Wirkung, weil hochkonzentrierter Alkohol schlechter in die Bakterienzelle eindringt. Bakterielle Endosporen werden nicht abgetötet. Alkohole können sogar mit Endosporen verunreinigt sein. 1-Propanol ($CH_3CH_2CH_2OH$) 60 % und 2-Propanol (= Isopropanol, $CH_3CHOHCH_3$) 70 % wirken stärker, Methanol (CH_3OH) wirkt schwächer als Ethanol. In der Praxis wird meist 2-Propanol wegen seiner geringeren Geruchsbelästigung dem Ethanol vorgezogen. Alkohole wirken insbesondere gegen behüllte Viren (z. B. HIV) gut, da die Lipidhülle angegriffen wird.

Aldehyde (mit –CHO-Gruppe)

Aldehyde sind wirksame Desinfektionsmittel, vor allem Formaldehyd (HCHO), der 35–40 %ig als Formalin erhältlich ist. Formaldehyd ist toxisch und wirkt allergisierend, 0,5–1,0 %ig erfasst er beinahe alle Mikroorganismen, auch Tuberkulosebakterien und Viren. In höheren Konzentrationen werden auch Endosporen abgetötet. Gasförmig kann er zur Raumluftdesinfektion erfolgreich eingesetzt werden, was aus Sicherheitsgründen jedoch kaum mehr angewendet wird.

Phenole

Phenol (= Carbolsäure, C_6H_5OH) ist schon seit mehr als 145 Jahren als Desinfektionsmittel bekannt und wurde von Joseph Lister (1827–1912) erstmals angewandt. Es hat eine gute Wirkung. Wegen seines unangenehmen Geruchs wurde es deshalb weitgehend durch verwandte Stoffe (= Phenolderivate) ersetzt. Phenol wurde 0,5 %ig bei der Impfstoffherstellung und Konservierung von Seren eingesetzt. Cresol ($C_6H_4OHCH_3$) und verwandte Stoffe finden eine vielseitige Anwendung.

Oxidationsmittel

Die Wirkung beruht auf der Abspaltung von naszierendem Sauerstoff. Wasserstoffperoxid (H_2O_2) und Kaliumpermanganat ($KMnO_4$) werden zur Desinfektion von Wunden und Schleimhäuten gebraucht und in der Zahnmedizin eingesetzt. Ihre Wirkung ist schwach und oberflächlich. Ozon (O_3) ist ausgezeichnet für die Trinkwasser- und Aqua purificata Aufbereitung geeignet, aber teuer. Peressigsäure (CH_3COOOH) ist eine stechend riechende, farblose Flüssigkeit und hat 0,5–1%ig ausgezeichnete Wirkung gegenüber allen Mikroorganismen, ist jedoch korrosiv, schleimhautreizend und in höherer Konzentration stark ätzend.

Halogene

Chlorgas oder Chlordioxid wird in Trinkwasser (bis 0,3 mg/l) und Bädern (bis 0,5 mg/l Wasser) eingesetzt. Chlorkalk (= Mischung aus Calciumhypochlorit, Calciumchlorid, Calciumhydroxid und Wasser) ist ein Grobdesinfektionsmittel. Chloramine sind organische Chlorverbindungen, die in wässriger Lösung Chlor abspalten. Sie dienen zur Scheuerdesinfektion. Iod wird auf Haut und Schleimhäuten eingesetzt und zeigt eine relativ schwache Wirkung. Betaisodona ist ein Iodophor, das zur Desinfektion der Haut eingesetzt wird.

Oberflächenaktive Substanzen

Zu diesen werden anionische, kationische, amphotere und nicht ionische Detergenzien gezählt. Von diesen sind vor allem die kationischen und die amphoteren Verbindungen wirksam. Die bakterizide Wirkung dieser Substanzen ist gering. Sie wirken nicht gegen Tuberkulosebakterien (Ausnahme: Amphotenside), Endosporen und unbehüllte Viren. Gegen Gram-positive Bakterien sind sie gut wirksam, schlechter gegen Gram-negative Stäbchen. Vorteile sind ihre geringe Toxizität, ihre Geruchlosigkeit, ihre gute Hautverträglichkeit und die Reinigungswirkung.

Schwermetalle und Schwermetallsalze

Silber, Kupfer und Cadmium wirken in Metallform bakterizid (oligodynamischer Effekt). Darunter versteht man die zellschädigende Wirkung der Metallkationen. Quecksilbersalze haben keine sichere bakterizide Wirkung, Sporen und Viren werden nicht angegriffen. Sie besitzen eine chronische Toxizität. Sublimat ($HgCl_2$) wird 0,1%ig für die Händedesinfektion angewandt. Die organische Quecksilberverbindung Merfen ist besser hautverträglich. Der oligodynamische Effekt ist am stärksten beim Cadmium ausgeprägt. Die abnehmende Folge stellt sich wie folgt dar [4]:

$$Cd^{2+} > Ag^{+} > \text{Messing} > Cu^{2+} > Hg^{2+}$$

Sporizide Wirkung

Peressigsäure zeigt ein sehr breites Wirkungsspektrum mit sehr guter Wirkung gegen alle Mikroorganismen. Neben den Aldehyden (z. B. Formaldehyd, Glutaraldehyd) und dem Halogen Chlor wirkt PAA (neben anderen sauerstoffabspaltenden Agenzien wie Ozon, Wasserstoffperoxid) sporizid. Mischungen aus PAA und H_2O_2 werden ebenfalls eingesetzt. Verdampftes Wasserstoffperoxid, *vaporized hydrogen peroxide* (VHP™) genannt, hat ebenfalls eine sporizide Wirkung, die vor allem zum Dekontaminieren von Schleusen und Isolatoren genutzt wird. Chlorverbindungen (Hypochlorit, Chlordioxid) wirken stark sporizid. Calciumchloridhypochlorit („Chlorkalk", $Ca(OCl)_2$) wird zur Desinfektion von Trinkwasser und organischen Materialien wie Fäzes genommen; neben der desinfizierenden Wirkung kommen noch die bleichende und desodorierende Wirkung hinzu. Letztlich ist die Chlorung eine Oxidation, wobei die unterchlorige Säure HClO den Sauerstoff liefert:

$$Cl_2 + H_2O \rightarrow HCl + HClO \quad \text{bzw.} \quad Ca(OCl)_2 + 2H_2O \rightarrow Ca(OH)_2 + 2HClO$$

$$2HClO \rightarrow 2HCl + O_2$$

Grundsätze für die Durchführung der Desinfektion

Die Desinfektion im pharmazeutischen Bereich soll erst nach vorangegangener Reinigung durchgeführt werden. Die Reinigungsutensilien müssen vor dem Desinfizieren gründlich ausgewaschen werden.

Desinfektionsmittel dürfen wegen der Gefahr ihrer zusätzlichen Verdünnung nicht auf nassen Oberflächen aufgebracht werden. Die Desinfektion ist sorgfältig durchzuführen, sodass die Oberflächen komplett benetzt sind.

Desinfektionsmittel müssen genügend lange einwirken, Desinfektionsmittelreste dürfen nicht weggewischt werden.

Reinigungsmaterialien sind bei Nichtgebrauch zu waschen und zu trocknen oder in Desinfektionsmittellösung aufzubewahren.

Tab. 2.3 Biozide Substanzen und ihre Wirkweisen.

Biozide Substanz	Vertreter	Wirkungsweise
Aldehyde R–CHO	Formaldehyd Glutaraldehyd Succindialdehyd	denaturieren Proteine, reagieren mit Nukleinsäuren
Alkohole R–OH	Ethanol 2-Propanol Phenoxyethanol	denaturieren Protein, lösen Fette (Angriff auf Membranen)
Phenolverbindungen $R{-}C_6H_4{-}OH$	Karbolsäurealkylierte, arylierte, halogenierte Phenolderivate wie *p*-Chlor-*m*-kresol, Chloramin-T[a)], Hexachlorophen	denaturieren Proteine,lösen Fette (Angriff auf Membranen)
quaternäre Ammoniumverbindungen	Benzalkoniumchlorid, Cetylpyridiniumchlorid	greifen Membranen an
Oxidationsmittel	Peressigsäure Wasserstoffperoxid Ozon Kaliumpermanganat Peroxyverbindungen	O_2 wird abgespalten, Oxidation
Schwermetalle Ag, Hg, Cu, Cd	Hg: Merthiolat, Sublimat Ag: Silberacetat	binden an SH-Gruppen der Proteine/Enzyme und inaktivieren diese, oligodynamischer Effekt
Amphotenside $R{-}NH{-}CH_2{-}COOH$	anionische oder kationische Amphotenside, z. B. Tego	greifen Membranen an
Halogene Cl, I	Hypochlorid, Iod (Lugol'sche Lösung, Betaisodona)	denaturieren Proteine, Oxidation, Halogenierung
Guanidine $H_2H{-}C(X){=}NH$	Guanidin, Biguanidin: Chlorhexidin	greifen Membranen an, in höheren Konzentrationen Reaktion mit DNA

a) Chloramin-T ist *p*-Toluolsulfonchloramid-Natrium.

Bei der Herstellung der Gebrauchslösung sind die folgenden Punkte zu beachten:

- Flüssigkeitsdichte Handschuhe und Schutzbrille tragen,
- maximal handwarmes Wasser verwenden,
- Gebrauchslösungen täglich frisch zubereiten,
- schmutzbelastete Gebrauchslösungen ersetzen,
- Anwendungskonzentration mit Dosierhilfe (wie Messzylinder) bzw. aus Portionsbeuteln herstellen.

Grundregeln für die Desinfektion der Hände:

- *Ready-to-use*-Desinfektionsmittel vorziehen, um Verdünnung zu vermeiden,
- Mittel in die trockenen Hände einreiben, nicht mit Wasser nachspülen,
- Desinfektionsmittel auf nicht verletzter Haut anwenden,
- zusätzlich Hautpflegeprodukte verwenden (aber: Verträglichkeit mit benutztem Desinfektionsmittel prüfen!).

Grundregeln für die Desinfektion von Flächen:

- möglichst Einmaltücher (in Reinräumen: partikelarme Tücher) verwenden,
- Mehrwegtücher häufig wechseln, bei ≥ 60 °C waschen,
- getrennte Tücher für die einzelnen Bereiche/Räume verwenden.

Womit desinfizieren? Es empfiehlt sich, sogenannte „gelistete" Desinfektionsmittel zu verwenden, z. B. die in der „Liste der vom Robert Koch-Institut geprüften und anerkannten Desinfektionsmittel und -verfahren". Durch Buchstaben werden in der Liste die Wirkungsbereiche gekennzeichnet:

A: Abtötung von vegetativen Bakterien (einschließlich Mykobakterien), Pilzen und Pilzsporen.

B: Inaktivierung von Viren. „Begrenzt viruzid" bedeutet, dass das Mittel nur gegen behüllte Viren wirksam ist. „Viruzid" bedeutet, dass es gegen alle Viren, also behüllte und unbehüllte Viren, wirksam ist.

C: Abtötung von Sporen des Bakteriums *Bacillus anthracis* (Milzbranderreger).

D: Abtötung der Sporen der Erreger von Gasödem (*Clostridium perfringens, C. novyi, C. septicum, C. histolyticum*) und Wundstarrkrampf (*Clostridium tetani*).

Es gibt weitere Desinfektionsmittellisten, die z. B. vom VAH (Verbund angewandte Hygiene e. V., Stand: 1.4.2015), von der DVG (Deutsche Veterinärmedizinische Gesellschaft e. V., 8. Desinfektionsmittelliste für den Lebensmittelbereich, Stand: 21.8.2015) und weiteren Organisationen herausgegeben werden.

Viren können eine oder mehrere Hüllen haben. Die Hülle verleiht dem Virus lipophile Eigenschaften. Unbehüllte Viren dagegen haben meist hydrophile Eigenschaften.

Beispiele für behüllte Viren

Influenza-, Herpes-simplex-, Varicella-zoster-, Epstein-Barr-, FSME-, Hepatitis-B-, Hepatitis-C-, Pocken-, Röteln-, Corona-, SARS-, MERS-, HI- (AIDS-), Ebola-, Masern-, Mumps-, Tollwutviren.

Beispiele für unbehüllte Viren

Adeno-, Hepatitis-A-, Noro-, humane Papilloma-, Rhino- und Rotaviren.

Tab. 2.4 Hitzeinaktivierung von Viren in Lösung am Beispiel von HIV.

Temperatur (°C)	Zeit (min)	Titerabnahme	Bemerkung
37	100 h	1 : 10	
50	24 h	1 : 10	
56	2	1 : 10	
60	20	$1:10^6$	
56	30		für Flüssigkeiten[a)]
60	20 h		für Trockensubstanzen[a)]
80	30		für Blutprodukte[a)]

a) Gemäß Empfehlung des CDC. Trockensubstanzen wie Lyophilisate und virushaltige Krusten besitzen eine deutlich höhere Stabilität [5].

Tab. 2.5 Vom RKI zertifizierte Produkte zur Händedesinfektion, Stand 31.8.2013.

Wirkstoff	Produkte (als Beispiele)	Wirkungsbereich	Einwirkzeit (s)
Alkohole	AHD® 2000	A und B begrenzt viruzid	30
	Aseptoman®	A	30
	Desderman® pure	A	30
	Ethanol 80 % (DAB)	A	30
	2-Propanol 70 %	A	30
	Kodan-Tinktur® forte	A	30
	Poly-Alcohol Hände-Antisepticum®	A und B begrenzt viruzid	30
	Softa-Man® acute	A und B	30 bzw. 60
	Sterillium®	A und B begrenzt viruzid	30
	Sterillium® virugard	A und B	30 bzw. 120[a)]
	Virusept Monarapid Synergy®	A und B	30 bzw. 120
Halogene	Braunol	A	60
	Chloramin-T (2 %)	A und B	60
Sonstige	Wofasteril® (0,5 %)	A und B begrenzt viruzid	60

a) 30 s sind gegen behüllte Viren ausreichend.

Wie werden Hände richtig gewaschen?

Als Erstes wird der gröbste Schmutz durch das Abspülen der Hände unter fließendem lauwarmen Wasser entfernt, dabei kein heißes Wasser verwenden. Danach werden die Handflächen mit einer milden Waschlotion gründlich eingeseift; die Handflächen werden gegeneinander gerieben. Danach die Handfläche der einen Hand gegen die Oberseite der anderen Hand reiben. Nun die Handflächen mit ineinander verschlungenen Fingern aneinander reiben. Die Daumen nacheinander mit der Faust umfassen und rotieren. Finger anwinkeln und mit ihnen kreisförmig über die andere Handfläche reiben. Diese Prozedur benötigt Zeit. In der

Tab. 2.6 Vom RKI zertifizierte Produkte zur Flächendesinfektion, Stand 31.8.2013.

Wirkstoff	Produkt (als Beispiel)	Wirkungsbereich	Verdünnung zum Gebrauch (%)	Einwirkzeit (min)
Alkohole	Bacillol® AF	A	keine, da *ready to use*	15
Biguanide	Incidin® Plus	A und B	8	360
Per-Verbindungen	Wofasteril®	A	2	60
Aldehyde	Incidin® perfekt	A und B	3	240
Phenolderivate	Amocid®	A	3	240
Substanzen mit aktivem Chlor	Chloramin-T (DAB)	A und B	2,5	120

täglichen Praxis ist die Zeit für das Händewaschen recht kurz: Nach einer Untersuchung von Quraishi *et al.* [6] wäscht sich medizinisches Personal die Hände durchschnittlich 8,6 s, medizinisch nicht ausgebildete Personen 4,1 s. Die Hände einschließlich der Fingerzwischenräume gründlich mit Einmalhandtüchern abtrocknen. Ein Föhn ist dafür ungeeignet.

Zur Händedesinfektion wird das Desinfektionsmittel (mindestens 3 ml) in die hohlen, trockenen Hände gegeben. Entsprechend den Fotos aus Abb. 2.4 wird das Desinfektionsmittel in die Hände bis hin zu den Handgelenken eingerieben. Die Bewegungen eines jeden Schritts (wie oben unter Reinigung) werden fünfmal ausgeführt. Die Einwirkzeit muss mindestens 30 s betragen (Merke: **mindestens 3 ml – mindestens 30 s**). Dies sollte in Schulungen geübt werden unter Zuhilfenahme einer Uhr mit Sekundenzeiger – 30 s werden subjektiv als sehr lang empfunden. Bei gründlicher Ausführung der dargestellten Bewegungen und ihrer fünfmaligen Wiederholungen dauert es meist länger als 30 s, was keineswegs dem Desinfektionserfolg abträglich ist, im Gegenteil! Täglich 30–40 Desinfektionen der Hände mit alkoholischen Mitteln werden von der Haut gut vertragen [8].

Resistenzbildungen gegen Desinfektionsmittel

Resistenzbildungen gegenüber Antibiotika sind wohl bekannt. Antibiotika greifen Proteine/Enzyme, die Proteinbiosynthese, die DNA-Replikation, die Transkription, die Zellwand oder bestimmte Zellstrukturen an und zerstören deren Funktion. Beispielsweise verhindern Penicilline/β-Laktamantibiotika die Transpeptidierung in der Zellwand der Gram-positiven Bakterien. Dadurch wird die Zellwandbiosynthese unterbrochen. Viele chemische Agenzien, z. B. Alkohole, sind kleine Moleküle, die leicht in die Bakterienzelle diffundieren können und dort mehrere Angriffsziele haben: Im Falle der Alkohole sind dies der Einfluss auf die Zytoplasmamembran und die koagulierende Wirkung auf Proteine. Dies macht es für Bakterien schwierig, Resistenzen zu entwickeln. Moderne käufliche Desinfektionsmittel sind oft eine Mischung verschiedener Wirkstoffe. Sollte dies

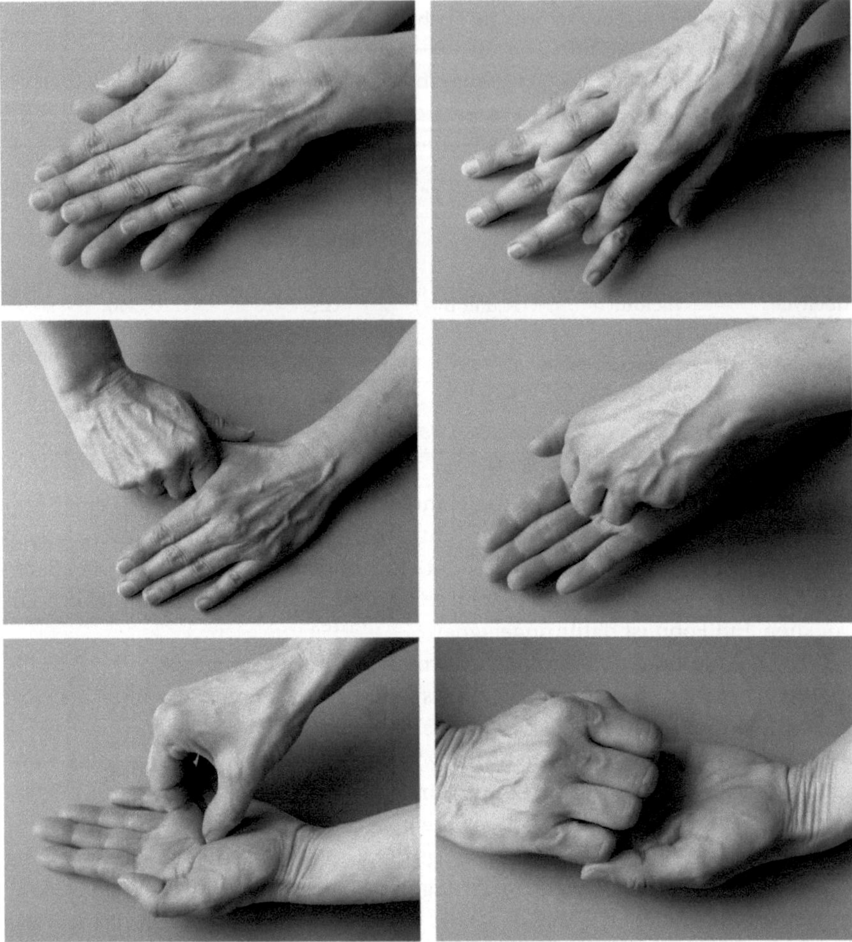

Abb. 2.4 Hygienische Händedesinfektion nach der standardisierten Einreibemethode gemäß der Norm CEN pr.EN 1500. Fotos aus [7].

nicht der Fall sein, so sind zur Vermeidung einer Selektion resistenter Mikroorganismen verschiedenartige Desinfektionsmittel einzusetzen.

Der EU-GMP-Leitfaden schreibt dazu im Annex 1, Kapitel 61 Betriebshygiene: *Wenn Desinfektionsmittel verwendet werden, sollten mehrere Typen eingesetzt werden. Es sollten regelmäßige mikrobiologische Kontrollen erfolgen, um die Entwicklung resistenter Stämme aufzudecken.* Das Handbuch für den Desinfektor [9] weist darauf hin, dass zu niedrige Desinfektionsmittelkonzentrationen auf Dauer zur Resistenz von Mikroorganismen führen können; auch die lang anhaltende Anwendung desselben Desinfektionsmittels bzw. verschiedener Präparate mit identischer chemischer Wirkstoffbasis führen zur Resistenz.

Triclosan, eine halogenierte Bisphenolverbindung, wird in vielen Seifen verwendet. Es hat die Eigenschaft an vielen Zellbestandteilen anzugreifen. In hohen Konzentrationen wirkt Triclosan bakterizid, in niedrigen Konzentrationen hemmt das Molekül nur noch die Fettsäuresynthese und wirkt so bakteriostatisch. Mikroorganismen können eine Resistenz entwickeln, indem sie ein an der Fettsäuresynthese beteiligtes Enzym verändern, an dem Triclosan angreift. Eine weitere Möglichkeit für Mikroorganismen besteht darin, eindiffundierte Substanzen mittels Efflux-Pumpen wieder hinauszubefördern. Beispielsweise vermag *Pseudomonas aeruginosa* verschiedene Biozide, Detergenzien und organische Lösungsmittel aktiv herauszupumpen [10]. Gegen anionenaktive Detergenzien, Ethacridinlactat, Benzalkoniumchlorid (BAC), Chlorhexidin und Tosylchloramidnatrium wurden Resistenzentwicklungen nachgewiesen. Die Resistenz kann durch R-Plasmide codiert werden; dies ist bei Chlorhexidin, Hexachlorophen, Nitrofuran, Formaldehyd, Iod und quecksilberorganischen Verbindungen der Fall [11].

Bakterienspezies des *Burkholderia cepacia* Komplexes (BCC) wurden aus topischen Antiseptika (z. B. Betadine), aus konservierten Nasentropfen und aus Mundwaschlösungen, die 0,2 % Chlorhexidin enthielten, isoliert [12]. Eine plasmidgebundene Resistenz gegen Benzalkoniumchlorid (BAC) ist beschrieben. Das Gram-negative Bakterium *B. cepacia* besitzt drei ringförmige genomische Chromosomen mit 3870, 3217 und 876 kb sowie ein ringförmiges Plasmid zu 93 kb [10]. Es ist darüber hinaus ein multiresistentes Bakterium, das gegen Penicillin, Ticarcillin, Clavulansäure und Aminoglykoside resistent ist [13]. Außerdem bildet es Biofilme. Der natürliche Standort von *B. cepacia* ist in Flusssedimenten, Erdböden und in der pflanzlichen Rhizosphäre. Ursprünglich *Pseudomonas cepacia* benannt, wurde dieses Bakterium von W.H. Burkholder im Jahre 1950 als Verursacher von Pflanzenkrankheiten beschrieben [14].

2.1 Personalhygiene

Kapitel 2 des EU-GMP-Leitfadens bezieht sich auf das Personal. Kapitel 2.13 lautet:

> *Es sollten detaillierte Hygieneprogramme erstellt und den unterschiedlichen Erfordernissen im Betrieb angepasst werden. Darin sollten Vorschriften zu Gesundheit, hygienischem Verhalten und Bekleidung des Personals enthalten sein. Diese Vorschriften sollten von jedem, der bei der Durchführung seiner Aufgaben Herstellungs- und Qualitätskontrollbereiche betritt, verstanden und sehr genau befolgt werden. Hygieneprogramme sollten von der Geschäftsleitung unterstützt und im Rahmen der Schulung eingehend diskutiert werden.*

Kapitel 2.19: *Das Personal sollte angehalten werden, die Handwaschgelegenheiten zu benutzen.*
Kapitel 2.20: *Alle speziellen Erfordernisse bei der Herstellung besonderer Präparategruppen, z. B. steriler Zubereitungen, werden in den Anhängen abgehandelt.*

Das Verb „soll" ist als „muss" zu verstehen.

2.1.1 Hygieneschulungen

Im EU-GMP-Leitfaden Kapitel 2.8 wird gefordert: *Der Hersteller sollte für die Schulung aller Personen sorgen, die Aufgaben in den Produktionsbereichen oder in Kontrolllaboratorien zu erfüllen haben.* [Anmerkung: Dies gilt auch für technisches, Wartungs-, Inspektions- und Reinigungspersonal]. *Auch anderes Personal, dessen Tätigkeit die Produktqualität beeinflussen könnte, sollte geschult werden.*

Alle Mitarbeiter aus den pharmazeutischen Betrieben, die mikrobiologische Monitoring-Muster ziehen, werden von Mitarbeitern aus der Mikrobiologie initial und anschließend regelmäßig geschult (siehe Tabelle 2.7). Die Betriebe stellen der Mikrobiologie aktuell gültige Namenslisten der betroffenen Mitarbeiter zur Verfügung. Die Namenslisten werden im Original in der Mikrobiologie abgelegt und in Kopie in den jeweiligen Betriebsbüros. Die Zulassung zum Musterzug ist davon abhängig, dass die unten aufgeführten Schulungsfrequenzen eingehalten werden. Des Weiteren werden die Mitarbeiter regelmäßig vor Ort überprüft hinsichtlich der richtigen Anwendung der Probenahmetechniken. Die Weiterdelegation durch Betriebsmitarbeiter ist untersagt.

Die stichprobenartige Überprüfung der Probenahmetechniken in den nachfolgend gelisteten Betrieben erfolgt durch die Mikrobiologische Qualitätssicherung in folgenden Intervallen:

- Betriebe Verpackung, Solidaproduktion: quartalsweise
- Sterilproduktion: monatlich.

Die Schulungs- und Überprüfungsbelege werden im Original in der mikrobiologischen Qualitätssicherung abgelegt, als Kopie in den Betriebsbüros der Betriebe.

Tab. 2.7 Vorgeschlagene Mindest-Schulungsfrequenzen für Mitarbeiter der pharmazeutischen Produktion.

Schulungsthema	Betrieb		
	Verpackung	Solida Produktion	Parenteralia Produktion
Allgemeine Hygieneschulung	alle 2 Jahre	alle 2 Jahre	jährlich
Händedesinfektion mit UV-Kontrolle	jährlich	jährlich	jährlich
Musterzug Wasser	jährlich	jährlich	jährlich
Musterzug IPK (Bioburden)	n.a.	n.a.	jährlich
Umgebungsmonitoring (z. B. LKS, Kontakt, Swab)	jährlich	jährlich	halbjährlich

2.1.2 Schulungen zum mikrobiologischen Musterzug

Der Musterzug von Reinigungs- und Desinfektionsmitteln erfolgt mit sterilen Pipetten (25 ml); bei Spendern erfolgt die Probennahme mithilfe eines Dispensers direkt ins Probengefäß. Dies sollte in der Schulung demonstriert und anschließend praktisch geübt werden.

Der Probenehmer notiert auf dem Probengefäß:

- Bezeichnung des Reinigungs- oder Desinfektionsmittels,
- Chargenbezeichnung,
- Haltbarkeitsdatum,
- Anbruchdatum,
- Gebäude/Raum-Nr./evtl. Spender-Nr.,
- Datum, Uhrzeit, Namenskürzel.

Die Schulung zum Wasser-Musterzug ist in Abschn. 8.1.1 dargestellt.

2.1.3 Medizinische Überwachung

Bezüglich der (arbeits-)medizinischen Untersuchung fordert Kapitel 2.14 des EU-GMP-Leitfadens: *Jeder Mitarbeiter sollte bei der Einstellung ärztlich untersucht werden. Der Hersteller muss dafür sorgen, dass Anweisungen vorhanden sind, mit denen sichergestellt wird, dass ihm Änderungen des Gesundheitszustands des Personals, die von Bedeutung für die Produktqualität sein könnten, gemeldet werden. Nach der Einstellungsuntersuchung sollten, wenn aus betrieblichen oder aus Gründen der persönlichen Gesundheit nötig, Folgeuntersuchungen durchgeführt werden.*

Kapitel 2.15: *Es sollten Vorkehrungen getroffen werden, die, soweit es praktisch möglich ist, sicherstellen, dass in der Arzneimittelherstellung niemand beschäftigt wird, der an einer ansteckenden Krankheit leidet oder offene Verletzungen an unbedeckten Körperstellen aufweist.*

Auch die BG Chemie fordert ärztliche Einstellungsuntersuchungen, regelmäßige Folgeuntersuchungen und Untersuchungen aus besonderem Anlass, z. B. nach Aufenthalt (Urlaub, Dienstreise) in Gebieten mit endemisch auftretenden Infektionskrankheiten. Auch auf Verlangen des Mitarbeiters sind ärztliche Untersuchungen durchzuführen. Der Mitarbeiter sollte der Betriebsleitung Erkrankungen mit erhöhter Körpertemperatur und Erkrankungen der sichtbaren Hautbezirke melden. In Zusammenarbeit mit dem Werksarzt oder einem externen Arbeitsmediziner muss dann über die Einsatzmöglichkeiten ohne Kontakt zum Rohstoff oder Arzneimittel entschieden werden.

Der EU-GMP-Leitfaden macht keine Angaben zur Art der ärztlichen Untersuchungen oder zu den Frequenzen der Folgeuntersuchungen. Konkrete Angaben zur Stuhluntersuchung (zur Feststellung einer Salmonellen- oder Shigellen-Ausscheidung) fehlen. Allerdings darf niemand beschäftigt werden, der an einer ansteckenden Krankheit (z. B. Salmonellose, Shigellose u. a.) leidet. Auch symptomlose Mitarbeiter können die genannten Bakterien ausscheiden. Nach IfSG sind Salmonellen- und Shigellen-Infektionen meldepflichtig. Nach §31 IfSG kann die Gesundheitsbehörde Kranken, Krankheitsverdächtigen, Ansteckungsverdächtigen und Ausscheidern die Ausübung bestimmter beruflicher Tätigkeiten ganz oder teilweise untersagen. Abschnitt 7 (ab §37) beschäftigt sich mit der Hygiene des Wassers, Abschnitt 8 (ab §42) mit den gesundheitlichen Anforderungen an das Personal beim Umgang mit Lebensmitteln. Im Lebensmittelbereich wird ein Tätigkeits- oder Beschäftigungsverbot bei Personen ausgesprochen, die Salmonellen, Shigellen, EHEC oder *Vibrio cholerae* ausscheiden. Ein Kapitel oder Paragraf, der explizit auf die Arzneimittelproduktion hinweist, fehlt im Gesetzestext. Man kann allerdings so argumentieren, dass im Pharmabereich strengere Auflagen als im Lebensmittelbereich gelten sollen.

Ein praktikabler Vorschlag für den Pharmabereich sieht bei Neueinstellungen die arbeitsmedizinische Untersuchung und eine Eingangshygieneschulung vor. Diese Hygieneschulung wird durchgeführt von einem autorisierten Betriebsarzt oder Arbeitsmediziner. In der Schulung wird auf bestimmte Symptome sowie auf Durchfallerkrankungen hingewiesen, die dem Vorgesetzten zu melden sind. Die medizinischen Untersuchungen umfassen die Untersuchung von Blut, Urin, HIV-Test, Test auf Hepatitis A. Medizinische Folgeuntersuchungen können alle 2–3 Jahre durchgeführt werden, in sensiblen Bereichen wie Biotechnologie und Impfstoffherstellung (wo mit eukaryotischen Zellkulturen gearbeitet wird) jährlich. Alternativ zu den Folgeuntersuchungen kann mit einem medizinischen Fragebogen gearbeitet werden, den die Mitarbeiter jährlich ausfüllen und beim Werksarzt bzw. Arbeitsmediziner abgeben. Beim Ankreuzen eines „ja" werden medizinische Untersuchungen inklusive Stuhluntersuchung folgen. Dieser Fragebogen sollte auch nach Rückkehr aus Risikogebieten ausgefüllt werden.

Ein Beispiel für einen Fragebogen für Mitarbeiter, Vorgesetzte und Betriebsarzt bzw. Arbeitsmediziner ist in Abb. 2.5 dargestellt.

2.1.4
Bekleidungskonzepte

Generell soll Arbeitskleidung Mitarbeiter vor der Umgebung schützen. Bei Tätigkeiten in Reinräumen soll die Arbeitskleidung, der komplette Schutzanzug, die Umgebung vor dem Menschen schützen. Menschen geben permanent Partikel, Hautschuppen, Haare und daran anhaftende Mikroorganismen sowie Aerosoltropfen beim Sprechen, Ausatmen und Niesen ab. Die Aerosoltropfen enthalten Mikroorganismen. Die menschliche Haut erneuert sich in einem Fünf-Tages-Rhythmus durch Abschuppungen. Je nach Tätigkeit und Art der Bewegungen werden mehr oder weniger Partikel abgegeben (siehe Tab. 2.8). Der Reinraumanzug soll wie ein Filter wirken und selbst auch keine Fasern und Partikel abgeben. Nach VDI 2083 Blatt 15 [15] resultiert die Partikelemission der Reinraumkleidung aus

Name des Mitarbeiters:

Betriebseinheit:

Hygienezone:

Teil 1 Für den fachlichen Vorgesetzten
Vor der Wiederaufnahme der Arbeit ausfüllen.

- Liegt eine Infektionserkrankung vor? ☐ ja ☐ nein
- Nach einer Infektionserkrankung, jetzt symptomfrei? ☐ ja ☐ nein
- Lag eine Durchfallerkrankung vor? ☐ ja ☐ nein
- Sichtbare Erkrankung an unbedeckten Hautstellen? ☐ ja ☐ nein
- Wurde der fachliche Vorgesetzte informiert? ☐ ja ☐ nein
- Bemerkungen:

Datum/Unterschrift Mitarbeiter

Datum/Unterschrift Vorgesetzter

Teil 2 Nur für den Werksarzt/Arbeitsmediziner
Die Angaben unterliegen der ärztlichen Schweigepflicht!

- Lag eine der folgenden Erkrankungen vor?
  - ☐ Hauterkrankungen, auch Furunkel, Hautpilz, Hautausschlag, offene Wunden
  - ☐ Lungenentzündung, auch Bronchitis und Husten
  - ☐ Leber-, Gallen- und Magenkrankheiten, auch Entzündungen
  - ☐ Erkrankungen im Hals-, Rachen-, Nasen- und Ohrenbereich
  - ☐ Darmkrankheiten, auch Durchfall
- Bemerkungen:

Datum/Unterschrift Mitarbeiter

Teil 3 Ärztlicher Entscheid
An die Betriebseinheit:

Leitung:

Mitarbeiter/Mitarbeiterin:

- ______ kann in den Räumen der Herstellung von Wirkstoffen bzw. Arzneimitteln
  - ☐ weiter beschäftigt werden.
  - ☐ weiter beschäftigt werden, jedoch nicht an offenem Produkt oder an produktberührenden Oberflächen.
  - ☐ nicht eingesetzt werden.
  - ☐ Es ist weitere Abstimmung erforderlich.
- Bemerkungen:

Datum/Unterschrift Mitarbeiter

Datum/Unterschrift Arbeitsmediziner

Abb. 2.5 Beispielfragebogen.

- der gebrauchs- und pflegebedingten Aufrauhung des Oberstoffs,
- Rückständen, die bei der Dekontaminationsbehandlung in der Kleidung verbleiben,
- Partikeln, die durch den Stoff der Reinraumbekleidung wandern.

Naturfaserstoffe wie Baumwolle sind ungeeignet, weil sie aus kurzen Fasern bestehen, die sich leicht abspalten. Vorzuziehen sind Materialien aus synthetischen Fasern (meist Polyester). Die Länge dieser Fasern ist sehr lang, so können sie nicht fusseln. Durch spezielle Webtechniken, der Kombination von Fadendicke und Fadenanzahl pro cm entstehen Gewebe mit unterschiedlichen Eigenschaften im Hinblick auf das Partikelrückhaltevermögen und den Tragekomfort. Als Nahttechnik hat sich die gebundene Naht (*bounded seam*) für Reinraumkleidung durchgesetzt. Stärkere und dichtere Nähte werden durch eine doppelte Stichreihe erreicht, wobei die Nähkante abgedeckt wird. Durch Einweben von Kohlenstofffasern in die Garne wird für eine gute elektrostatische Ableitung gesorgt (99 % Polyesterfäden +1 % Carbonfäden). Tyvek® ist ein Vliesstoff aus Polyethylen hoher Dichte (HDPE). Bezüglich seiner Verformbarkeit verhält es sich in etwa wie Papier, fühlt sich auch so an, ist aber reißfest und strapazierbar, außerdem wasserdicht.

Tab. 2.8 Abgabe von Partikeln (Hautschuppen) pro Minute durch verschiedene Tätigkeiten und Bewegungen des Menschen [16].

Tätigkeit	Abgabe von Partikeln (≤ 0,3 mm/min)
Sitzen oder Stehen ohne Bewegung	100 000
Sitzen mit leichter Handbewegung	500 000
Sitzen mit mittleren Körper- und Armbewegungen	1 000 000
abwechselnd Stehen und Sitzen	2 500 000
Spazierengehen (ca. 3,5 km/h)	5 000 000
Spazierengehen (ca. 6 km/h)	7 500 000
schnelles Gehen (ca. 8–9 km/h) oder Treppensteigen	10 000 000
Freiübungen	15 000 000–30 000 000

Werden Mehrwegreinraumanzüge verwendet, so müssen an die Wäsche/Reinigung ebenso hohe Anforderungen an Partikelfreiheit eingehalten werden wie bei ihrer Anwendung. Das Waschwasser muss enthärtet oder entionisiert sein, außerdem mikrogefiltert. Temperatur und pH-Wert müssen überwacht werden. Chlor und Weichspüler dürfen nicht verwendet werden. Die Reinraumkleidung muss in HEPA-gefilterter Luft getrocknet werden. Das Zusammenlegen der Reinraumkleidung und die Prüfung auf Partikelabgabe erfolgen in einer Umgebung, die mindestens RRK B erfüllt.

Die folgenden Bekleidungsstücke – zusätzlich zur reinraumtauglichen Unterbekleidung – sind für die korrekte Reinraumarbeitskleidung im Sterilbereich notwendig:

- Kopfhaube mit Nackenschutz,
- Ganzkörperoverall mit abgeschlossenen Ärmel- und Fußbündchen und Stehkragen, an der Bauchseite verschließbar,
- vollständig geschlossene Schuhe mit Gamaschen, desinfizierbar,
- Socken,
- Mundschutz, bei Bartträgern wird die Bartbinde unter dem Mundschutz getragen,
- sterile Handschuhe, nicht gepudert,
- (weiße) Laborschuhe, desinfizierbar,
- Korbbrille, autoklavierbar.

Die zu verwendende Reinraumkleidung liegt einzeln verpackt und sterilisiert im Schleusenbereich arbeitstäglich bereit.

Reihenfolge beim Ankleiden (das Auskleiden erfolgt in umgekehrter Reihenfolge):

1. Betreten des Schleusenbereichs in (z. B. blauer) Arbeitskleidung und weißen Laborschuhen,
2. direkt hinter der Schleusentür Wechsel auf ein zweites Paar weiße Laborschuhe,
3. Ausziehen der (z. B. blauen) Arbeitskleidung,
4. Schmuck, Armbanduhr, Ringe ablegen, Make-up entfernen, Piercings entfernen oder abkleben, keine künstlichen Fingernägel,
5. Hände und Unterarme waschen (2 min), trocknen mit Einmalhandtüchern und desinfizieren (mindestens 30 s),
6. zum Ankleiden Handschuhe anziehen,
7. Kopfhaube aufsetzen,
8. Mundschutz anlegen (bei Bedarf Bartbinde vorher anlegen),
9. Socken anziehen (vorher weiße Laborschuhe ausziehen),
10. Overall anziehen, Arm- und Fußbündchen schließen, Nackenschutz muss unter den Overall,
11. Schuhe mit Gamaschen anziehen, Gamaschen über die Overallbeine ziehen,
12. Handschuhe ablegen und neue Handschuhe ohne Kontamination der äußeren Oberfläche anziehen und über den Ärmel streifen,
13. Eigenkontrolle im Spiegel auf korrekten Sitz der Reinraumkleidung (Hinweise der Kollegen auf Bekleidungsmängel sind ausdrücklich erwünscht!).

Nachweis des korrekten Kleidungswechsels

Einmal im Jahr muss jeder Mitarbeiter nachweisen, dass der Umkleidevorgang korrekt durchgeführt wird. Dazu zieht sich der Mitarbeiter entsprechend der vorliegenden Arbeitsanweisung (SOP) um und wird anschließend durch Kontaktplatten mikrobiologisch überprüft. Die Akzeptanzkriterien sind in Tab. 2.9 aufgeführt.

Tab. 2.9 Mikrobiologische Akzeptanzkriterien nach Anziehen der Reinraumkleidung.

Bestandteil der Reinraumkleidung	Aktionslimit (KBE/25 cm^2)
Kopfhaube	< 5
Mundschutz	< 5
Overall – Bauch	< 5
Overall – Unterarm	< 5
Overall – Schulter	< 5
Handschuhe – Fingerkuppen	3 KBE/5 Fingerkuppen
Schuhe (rechts, links)	20

Wechsel, Reinigung und Behandlung der Reinraumkleidung ist in Tab. 2.10 dargestellt.

Tab. 2.10 Wechsel, Reinigung und Behandlung der Reinraumkleidung.

Bestandteil der Reinraumkleidung	Wechsel	Behandlung
Kopfhaube	täglich	waschen + autoklavieren
Overall	täglich	waschen + autoklavieren
Schuhe	vor Arbeitsbeginn, nach Arbeitsende	Sprühdesinfektion (autoklavieren ist meist möglich)
Gamaschen	täglich	waschen + autoklavieren
Socken	täglich	waschen + autoklavieren
Handschuhe, Mundschutz, Bartbinde	nach jeder Pause und regelmäßig während der Arbeit	verwerfen, da Einmalartikel
Korbbrille	täglich	autoklavieren

2.1.5 Hygienebeauftragte

Zur Einführung, Aufrechterhaltung, Verbesserung und Überwachung von Hygienemaßnahmen kann der Hygienebeauftragte bestellt werden. Dies kann ein erfahrener Mitarbeiter aus der Produktion sein, der sich auf externen Seminaren auf dem Gebiet der Hygiene weitergebildet hat. Kommerzielle Anbieter solcher Veranstaltungen bieten häufig ein Bündel von Kursen, Workshop oder Seminaren an; bei erfolgreicher Teilnahme von z. B. drei aufeinanderfolgenden Kursen

Tab. 2.11 Kleidungsvorschriften für Mitarbeiter in den verschiedenen Reinraumklassen.

	RRK E	RRK D	RRK C	RRK B
Haarnetz	+	+	+	
Kittel + Hose	+	+		
Overall (Tyvek)			+	+
Laborschuhe	+	+	+	
Mundschutz	+	+	+	
Bartbinde	+	+	+	
Haube mit integrierter Maske				+
Korbbrille			+	+
Gamaschen				+
Handschuhe				+
2. Paar Handschuhe				+

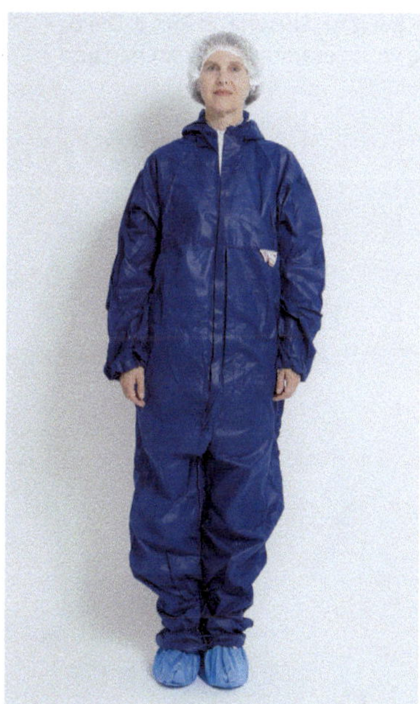

Abb. 2.6 Bekleidung für Besucher in RRK D. Verwendet werden Overall aus Tyvek®, Überschuhe und Haarnetz zum Einmalgebrauch.

wird ein Extra-Zertifikat vergeben, das zur Legitimation als Hygienebeauftragter herangezogen werden kann. Je nach Umfang seiner Tätigkeiten können weitere Kurse oder Berechtigungen nötig sein, beispielsweise auf den Gebieten der Begasung von Räumen oder zur Ungezieferbekämpfung. Die genauen Aufgaben des Hygienebeauftragten werden in einer SOP beschrieben. Seine Hauptaufgaben sind die Mitwirkung bei der Erstellung und Umsetzung von betrieblichen Hygieneplänen sowie bei der Überwachung der Anwendung von Hygienemaßnahmen.

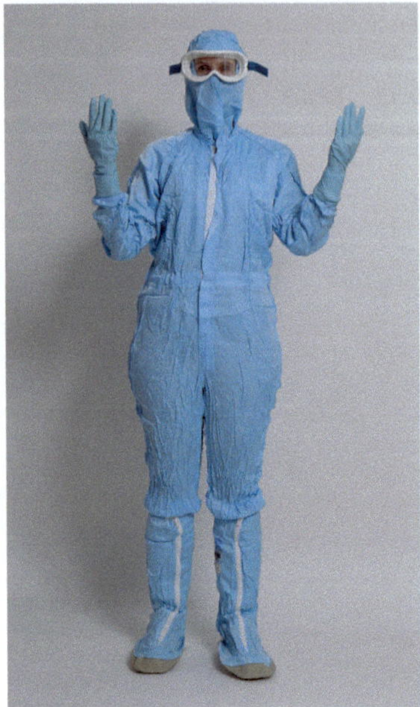

Abb. 2.7 Bekleidung für Personal in RRK B. Die benutzte Kleidung wird gesammelt, gewaschen und sterilisiert.

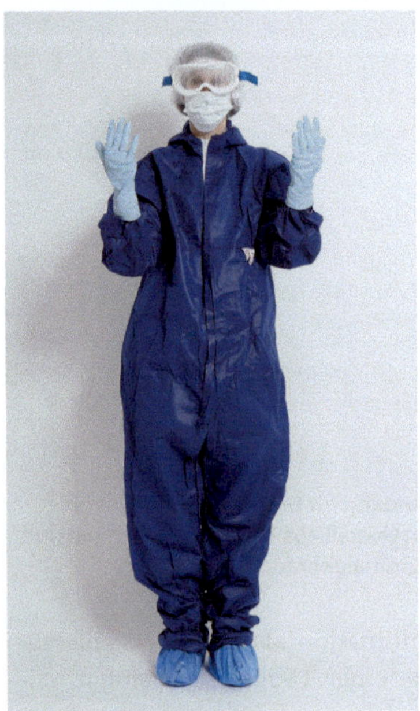

Abb. 2.8 Bekleidung für Personal in RRK C.

Ferner können dazugehören:

- Erstellung von mikrobiologischen Monitoring-Plänen,
- Festlegung von Warn- und Aktionslimits,
- Überwachung des mikrobiologischen Monitorings,

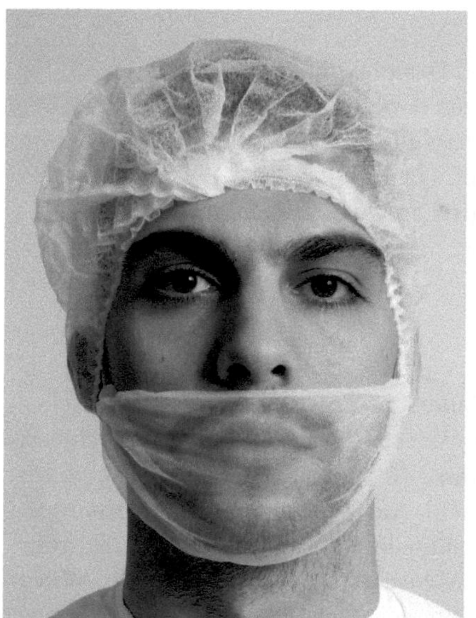

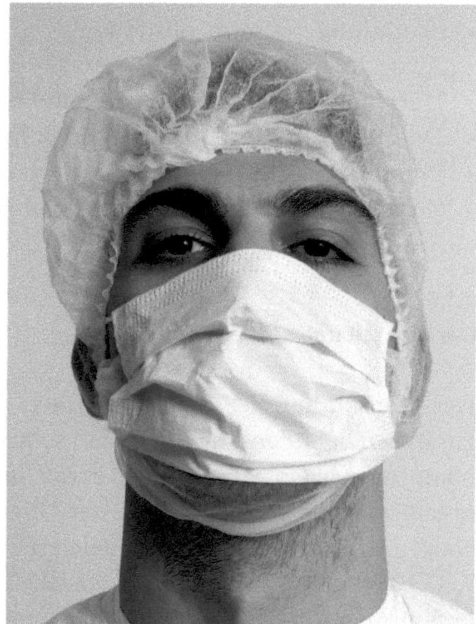

Abb. 2.9 Tragen von Bartbinde und Mundschutz.

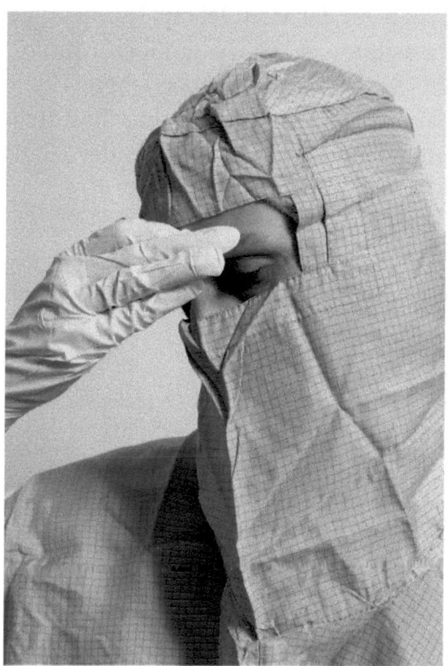

Abb. 2.10 Unwillkürliche Bewegungen wie Berühren und Kratzen am Kopf sollen unterbleiben. Auch dies ist eine Frage des Trainings.

- Dokumentation und Weitergabe von mikrobiologischen Monitoring-Daten,
- Bewertung der mikrobiologischen Monitoring-Daten,
- Erstellen von Trendberichten, auch grafisch,
- Ursachenforschung bei Limitüberschreitungen,

- Ermittlung des Hygienestatus,
- Auswahl und Test von Reinigungs- und Desinfektionsmitteln,
- Durchführung von Schulungen in Fragen der Hygiene und Desinfektion,
- Durchführung von Händedesinfektionsschulungen mit UV-Kontrolle,
- Beratung des Betriebs in allen Hygienefragen,
- Zusammenarbeit mit der mikrobiologischen Qualitätssicherung.

2.1.6 Der Mensch und seine Mikroben

Der Mensch besteht aus 10^{13} eigenen Zellen, davon sind $1{,}1 \cdot 10^{11}$ Hautzellen; zusätzlich befinden sich auf und in seinem Körper (hauptsächlich Haut, Schleimhäute und Magen-Darm-Trakt) in der Summe 10^{14} Mikroorganismen. Die Mikroorganismen sind also 10 : 1 in der Überzahl. Alle Mikroorganismen zusammen wiegen ca. 1 kg [17]. Zum Vergleich: Die aktuelle Weltbevölkerung beträgt (nur) $7{,}3 \cdot 10^9$ Menschen; auf einem einzelnen Menschen leben deutlich mehr Mikroorganismen (ungefähr fünf Zehnerpotenzen mehr) als Menschen auf der ganzen Erde.

Eine Studie der *University of Colorado* aus dem Jahre 2008 ergab, dass ungefähr 4700 genetisch unterschiedliche Bakterientypen auf der Haut leben [18].

Zusätzlich können im „Hotel Mensch" Parasiten wie Haarbalgmilben (*Demodex folliculorum,* 0,04–0,05 mm lang), Läuse, Würmer und Amöben leben [19].

Die Hautfläche der Europäer und Nordamerikaner beträgt durchschnittlich zwischen 1,8 und 2,0 m^2, die der Asiaten ungefähr 1,6 m^2. Die Dicke der Haut kann bis 9 mm betragen.

Berechnung der Körperoberfläche (KOF)

Dazu gibt es eine große Anzahl von Formeln, exemplarisch die folgende Formel nach Mosteller [20]:

$$\text{KOF} = \sqrt{\frac{\text{Größe (cm)} \cdot \text{Gewicht (kg)}}{3600}}$$

Größe 180 cm, Gewicht 80 kg → KOF = 2

Daraus lässt sich der Body-Mass-Index (BMI) berechnen: BMI = 24,7

$$\text{BMI} < 15{,}0 = \text{ausgezehrt}/19{,}0\text{–}24{,}9 = \text{normal}/25{,}0\text{–}29{,}9\ \text{Übergewicht}$$

Die inneren Oberflächen der Magen- und Darmschleimhäute kommen noch hinzu, sie betragen ungefähr 400 m^2 und sind ebenfalls von Mikroorganismen besiedelt.

Ungefähr 700 000 Hautzellen werden stündlich verloren (10^9 pro 24 h).

Haare 90 000 Kopfhaare (Rothaarige) bis 150 000 (Blonde), der Wert für Schwarzhaarige liegt dazwischen. Vorhanden sind weitere ca. 25 000 Körperhaare, ca. 420 Wimpern und ca. 600 Augenbrauenhaare. Täglich verliert der gesunde Mensch zwischen 40 und 100 Kopfhaare [21].

Schuppen werden verursacht durch die Hefe *Pityrosporum ovale.*

Kopfhaut ungefähr $1{,}5 \cdot 10^6$ KBE/cm^2

Achselhöhle $2{,}4 \cdot 10^6$ KBE/cm^2

Rücken $3 \cdot 10^2$ KBE/cm^2

Stirn $2 \cdot 10^5$ KBE/cm^2

Unterarm 10^2–$5 \cdot 10^3$ KBE/cm^2

Hände 1000–6000 KBE/cm^2

Fingerkuppen 20–200 KBE/cm^2

Typische Vertreter sind Staphylokokken, Streptokokken, Mikrokokken, Corynebakterien, Propionibacterium (in den Poren); diese Bakterien sind alle Gram-positiv, nur wenige Gram-negative Stäbchen wie Acinetobacter besiedeln die Haut. Auch Archaeen besiedeln die Haut: Bekannt sind die zu den Thaumarchaeota gehörigen Arten *Nitrososphaera sp.* und die zu den Euryarchaeota gehörigen *Methanosarcina sp.* [22].

Spitzenreiter sind *Staphylococcus epidermidis* unter den Staphylokokken und *Micrococcus luteus* unter den Mikrokokken.

Laut einer alten Arbeit (aus dem Jahre 1900!) sind 90 % aller Hautkeime Staphylokokken [23].

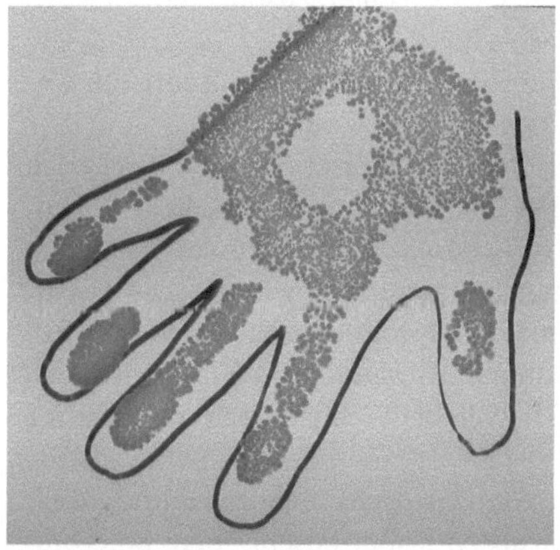

Abb. 2.11 Kontaktabdruck einer ungewaschenen Hand. Nährmedium: TSA.

Magen Die Magensäure wurde 1825 von William Beaumont entdeckt. Ihr pH-Wert beträgt 0,8–1,5 bei leerem Magen.

Füllvolumen des Magens: 1,5 l

10^3–10^5 Bakterien/g

Typische Vertreter: *Sarcina ventriculi, Helicobacter pylori,* Streptokokken, Deinococcus u. a.

Insgesamt wurden bisher 128 Spezies entdeckt; Walter Krienitz entdeckte 1905 (!) erstmalig Bakterien im Magen von Magenkrebspatienten [42].

Helicobacter pylori (ursprünglich CLO = Campylobacter-like organism bzw. *Campylobacter pyloridis*) wurde 1983 entdeckt [24], der Nobelpreis ging 2005 an die beiden australischen Entdecker Barry Marshall und John Robin Warren.

Weltweit sind ca. 50 % der Menschen mit *H. pylori* infiziert, in Deutschland ca. 33 Millionen Menschen, 10–20 % davon entwickeln ein peptisches Geschwür. Weltweit sterben jährlich ca. 750 000 Menschen an Magenkrebs.

Darm Kot: bis zu 10^{11} KBE/g Kot, ca. 1/3 vom ausgeschiedenen Kot sind lebende und tote Bakterien.

Bisher sind ungefähr 400 Arten bekannt, die zu etwa zwei Dutzend Gattungen gehören. Neben den Gram-negativen Bacteriodetes (z. B. *Bacteroides fragilis*) und den Gram-positiven Firmicutes (z. B. Clostridien, Ruminokokken, Roseburia, Butyrivibrio) – beide dominieren die Darmflora – kommen noch Proteobacteria (z. B. *Escherichia coli*), Actinobakterien (z. B. Bifidobakterien) und Archaeen (z. B. *Methanobrevibacter smithii, M. oralis* und *Methanosphaera stadtmanae*) vor, außerdem *Sulfolobus sp.* (Crenarchaeota) und *Nitrososphaera sp.* (Thaumarchaeota); die Archaeen stellen ungefähr 10 % aller anaeroben Darmbakterien [22]. Das Gram-negative Bakterium *Akkermansia muciniphila* ist seit 10 Jahren bekannt; es macht bis zu 5 % der Bakterienmasse im Darm aus [25].

Zu 99 % anaerobe Bakterien wie *Bacteroides vulgatus, Bifidobacterium longum, Eubacterium aerofaculi, Coprococcus eutactus,* Clostridien, Fusobacterium leben im Darm.

Escherichia coli, Enterobakterien und Enterococcus-Arten repräsentieren weniger als 1 % der Darmflora.

Escherichia coli wurde nach dem bayrischen Kinderarzt Theodor Escherich (1857–1911) benannt. Er fand im Jahre 1885 im Stuhl von Säuglingen stäbchenförmige Bakterien, die er als *Bacterium coli commune* bezeichnete. Escherich publizierte seine bakteriologischen Untersuchungen in dem Buch „Die Darmbakterien des Kindes“ sowie in Fachzeitschriften [26]. Ihm zu Ehren wurde 1919 das Bakterium in *Escherichia coli* umbenannt. *Escherichia coli* besiedelt den Darm des Neugeborenen innerhalb von 40 h nach der Geburt. Über die Nahrung gelangt es in den Darm [27].

Escherichia coli ist der häufigste Erreger von Harnwegsinfektionen und Reisediarrhöen. Fünf darmpathogene Stämme wurden bisher beschrieben: Enterotoxische *Escherichia coli* (ETEC), enteropathogene *Escherichia coli* (EPEC), enteroinvasive *Escherichia coli* (EIEC), enterohämorrhagische *Escherichia coli* (EHEC) und enteroaggregative *Escherichia coli* (EAEC).

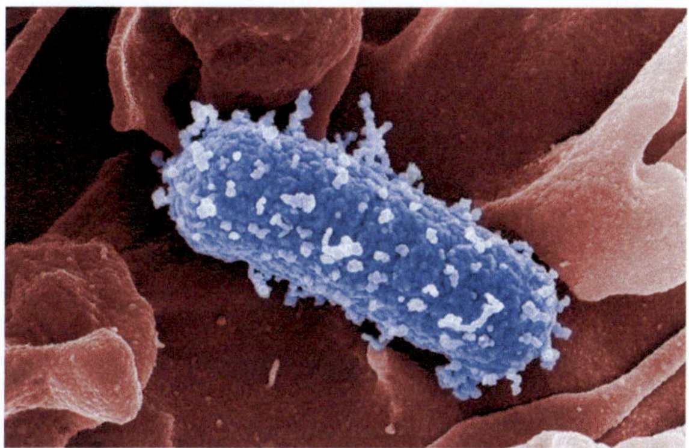

Abb. 2.12 *Escherichia coli* Zelle auf einem Makrophagen. REM-Aufnahme, Vergrößerung 40 000×. Foto: Prof. Dr. Manfred Rohde (HZI), Braunschweig.

Das Mikrobiom (= Lebensgemeinschaft der Mikroorganismen) im Darm von Menschen unterscheidet sich länderspezifisch. Gründe sind Unterschiede in den Lebens- und Ernährungsgewohnheiten sowie genetische Faktoren.

Die Darmbakterien produzieren täglich 24 l Wasserstoff und 6 l Methan. Der Großteil davon wird von anderen Bakterien genutzt, ca. 1 l Gas verlässt den Darm auf natürliche Weise. Produkte der Gärungsprozesse sind ferner Essigsäure, Propionsäure und Buttersäure.

Nase/Nasenschleimhaut 10^6–10^7 KBE/ml Nasensekret

Ca. 30 % der Bevölkerung in Deutschland tragen *Staphylococcus aureus* im vorderen Drittel der Nase; bei Krankenhauspersonal sind dies ca. 70 %.

Beim Niesen werden bis zu 40 000 Aerosoltröpfchen ($d < 10\ \mu m$), die Bakterien und Viren enthalten, herausgeschleudert. Ihre initiale Geschwindigkeit liegt zwischen 30 und 100 m/s. Auch beim Sprechen werden Speicheltröpfchen in die Umwelt freigesetzt [18].

Mund-Rachen-Raum

Speichel 10^6–10^9 KBE/ml

dorsale Zungenoberfläche: 10^7–10^9 KBE/cm^2 (Swab-Methode)

mehr als 700 Arten [17]

Übertragung von Mikroorganismen durch Küssen:

Remco Kort vom Amsterdam Institute for Molecules, Medicine and Systems untersuchte an 21 Paaren, wie viel Mikroorganismen durch Küssen (Dauer exakt 10 s) übertragbar sind. Dazu trank der jeweilige Partner einen Drink (50 ml) mit einer bestimmten Menge an ungefährlichen probiotischen Bakterien. Diese Bakterien wurden im Speichel des anderen Partners bestimmt. Im Durchschnitt waren es $8 \cdot 10^7$ Bakterien [29].

„Top 10“ nach [29]:

Streptococcus, Veillonella, Rothia, Neisseria, Gemella, Haemophilus, Granulicatella, Actinomyces, Porphyromonas, Fusobacterium.

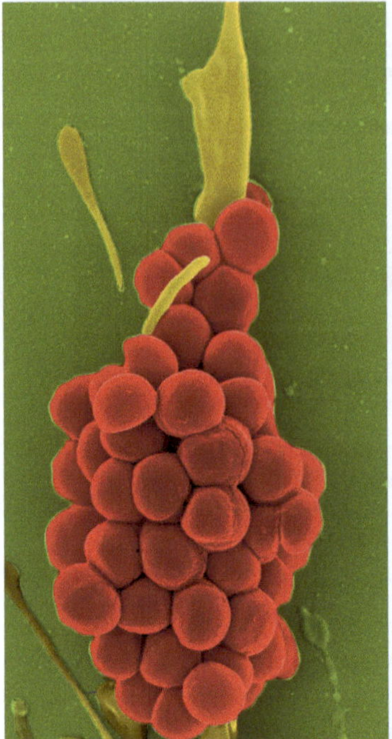

Abb. 2.13 REM-Aufnahme von *Staphylococcus aureus*, Vergrößerung 25 000×. Foto: Prof. Dr. Manfred Rohde (HZI), Braunschweig.

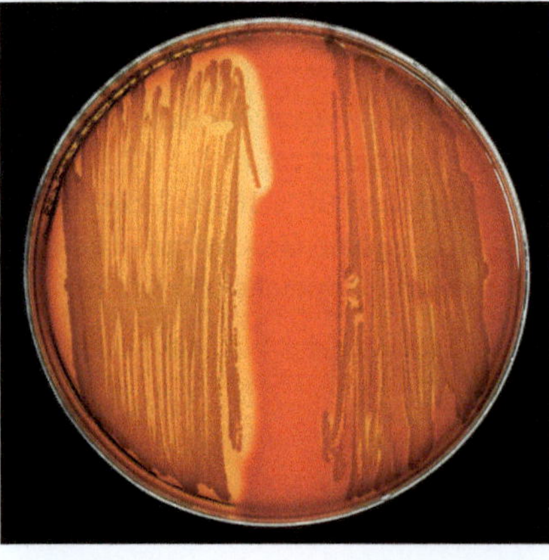

Abb. 2.14 *Staphylococcus aureus*, Ausstrich auf Agarplatte mit Blood Agar Base, enthält 5 % defibriniertes Schafsblut [28]. Links Stamm ATCC 6538 mit Hämolysereaktion, rechts ATCC 6538P ohne Hämolysereaktion.

Karies wird verursacht durch säurebildende Bakterien wie *Streptococcus mutans* und verschiedene Lactobacilli (Milchsäurebakterien), z. B. *Lactobacillus fermentum*.

Zahnbelag („Plaque") = Biofilm, besiedelt von ca. 10^{11} KBE/g Zahnbelag [30].

Die Fähigkeit der Bakterien im Mundraum, sich an die Zahnoberflächen anzuheften, ist sehr ausgeprägt, da es im Überlebensinteresse dieser Mikroorganismen liegt, nicht hinuntergeschluckt und im Magen verdaut zu werden.

Die mechanische Entfernung des Biofilms gelingt am besten durch die Zahnbürste. Nach der Entfernung der Plaque gehören die Streptokokken zu den erneuten Erstbesiedlern der Zähne.

Typische Vertreter: *Streptococcus mutans, Streptococcus sobrinus,* weitere Streptokokken, Lactobacillen (= Milchsäurebakterien), Acinetobacillus, Porphyromonas, *Campylobacter rectus.*

Der erste Mensch, der Bakterien mit dem Mikroskop sehen konnte (ohne genau zu wissen, um was es sich handelte), war der holländische Tuchhändler Antony van Leeuwenhoek (1632–1723). Als Probe kratzte er etwas Material vom Zahnbelag ab. Er schrieb über seine Beobachtung: *Was möchte es nur für eine Wirkung haben, dass mehr lebendige Tierchen in dem Belag auf den Zähnen eines Menschen leben als Leute im gesamten Königreich?* [17].

Auch in der Mundhöhle leben Archaeen: Es sind die zu den Euryarchaeota gehörigen Arten *Methanobrevibacter oralis, M. congolense, M. smithii* und *Methanomethylophilus mazei* sowie Methanosarcina- und Methanosphaera-Arten. Anscheinend korreliert die Anzahl der methanogenen Archaeen mit Peridontalerkrankungen [22].

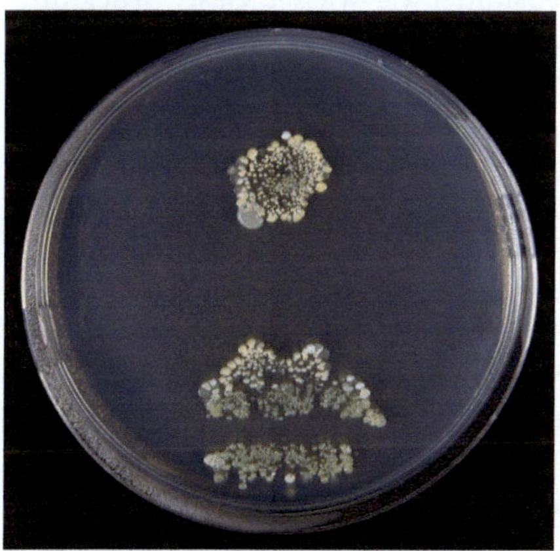

Abb. 2.15 Kontaktabdruck der Lippen und der Nasenspitze auf Hefeextrakt-Pepton-Glukose-Agar. Foto: Dr. Armin Quentmeier, TU Dortmund.

Ohr/äußerer Gehörgang Bis zu 10^8 KBE/g Cerumen (Ohrschmalz)
Typische Vertreter: Staphylokokken, Streptokokken, Pneumokokken.

Blase/Urin Urin: ca. 1–1,5 l täglich
pH 4,6–7,5

Keimzahlen < 10 000/ml → gesund, keine Blasenentzündung
Keimzahlen > 10 000/ml → Blasenentzündung

Pathogene Bakterien: *Escherichia coli, Proteus mirabilis,* Pseudomonaden.
Escherichia coli ist für 80 % aller Zystitis-Fälle verantwortlich.

2.2 Mikrobiologisches Umgebungsmonitoring

Arzneimittel müssen unter mikrobiologisch kontrollierten, d. h. beherrschten, Umgebungsbedingungen hergestellt werden. Werden dabei Abweichungen festgestellt, so muss sofort gegengesteuert werden. Das mikrobiologische Umgebungsmonitoring umfasst schriftlich festgelegte Verfahrensweisen zur Erfassung, Auswertung und Beherrschung von Hygienezuständen in Produktionsbereichen. Das amerikanische Arzneibuch (USP) hält das Monitoring für ein Schlüsselelement der aseptischen Arzneimittelherstellung: *Environmental monitoring is one of several key elements required in order to ensure that an aseptic processing area is maintained in an adequate level of control*, siehe USP Kapitel <1116> [31]. Gemäß Monitoring-Plan, z. B. in Form einer SOP erstellt, werden die Raumluft, produktberührende und nicht produktberührende Oberflächen, Räume mit den Oberflächen Boden, Wände und Decken, Betriebsmittel wie Wasser, Gase, Druckluft, Schmiermittel, Reinigungs- und Desinfektionsmittel, Reinigungsbehälter sowie die Mitarbeiter (Reinraumkleidung, Handschuhe, Mundschutz) mikrobiologisch untersucht. Beschrieben werden die Messstellen, Zeitpunkte der Probennahmen, die Aktions- und Warnlevel, die Verantwortlichkeiten (wer macht wann und wo was?), die verwendete Ausrüstung, Methoden und Techniken und die dazu nötige vollständige Dokumentation einschließlich Trendbetrachtungen. Im Monitoring-Plan werden auch die Untersuchungsfrequenzen festgelegt; gemäß USP und FDA-Ansicht kann man sich nach der Kritikalität der Räume, der verwendeten Apparaturen/Geräte richten, oder sie werden abhängig von den durchgeführten Tätigkeiten definiert, z. B. während jeder Schicht, arbeitstäglich, alle zwei Tage, wöchentlich. Der EU-GMP-Leitfaden verweist in dieser Frage auf die Norm EN/ISO 14644-1 und auf andere Standards.

Unterschieden wird zwischen verfahrensbegleitendem und chargenbegleitendem Monitoring

Verfahrensbegleitende Monitoring-Prüfungen werden unabhängig von der Produktion einer Arzneimittelcharge durchgeführt, um generell den Hygienezustand der Reinräume und der dort arbeitenden Mitarbeiter zu überwachen. Die Ergebnisse dieser Untersuchungen im Ruhezustand (*at rest* oder *static*) sind für die Beurteilung einer Charge ebenfalls in Betracht zu ziehen. Chargenbegleitenden Prüfungen sind solche, die zusätzlich zu den verfahrensbegleitenden Untersuchungen an Messpunkten durchgeführt werden, die in einem direkten Zusammenhang mit kritischen Prozessschritten (wie Kontakt des Produkts mit der Umgebung) bei der Produktion einer Charge im Betriebszustand (*in operation* oder *dynamic*) stehen.

Seit Jahren wird in der Lebensmittelindustrie ein HACCP (*hazard analysis and critical control points*) genanntes Monitoring-System angewendet, welches eine Gefahrenanalyse einschließt [32]. Entwickelt wurde das System ab 1959 von der amerikanischen Weltraumbehörde NASA, um die Astronautennahrung sicher herstellen zu können. Es umfasst sieben Grundsätze:

1. Gefahrenanalyse (*hazard analysis*) durchführen,
2. kritische Kontrollpunkte bestimmen (*critical control points*),
3. Grenzwerte festlegen (*critical limits*),
4. kontinuierliches Überwachungsverfahren festlegen (*monitoring*),
5. Korrekturmaßnahmen bei Überschreitungen (*loss of control*) festlegen,
6. Verfahren zur regelmäßigen Verifizierung festlegen (ist die HACCP erfolgreich?),
7. komplette Dokumentation.

Diese Grundsätze können auch von der Arzneimittelindustrie übernommen werden. Den zuständigen Arzneimittelüberwachungsbehörden ist das HACCP-Konzept bekannt.

Durch die mikrobiologischen Umgebungskontrollen werden geprüft:

- Raumluft,
- Oberflächen (Räume, Arbeitstische, Gerätschaften, Werkzeuge u. a.),
- Betriebsmittel (Wasser, Reinstdampf, Gase, Schmiermittel, Desinfektionsmittel),
- Mitarbeiter (Reinraumkleidung, Handschuhe).

Mikrobiologische Methoden

Prüfung der Raumluft

Die Luft kann mittels passiver und aktiver Verfahren geprüft werden.

Passiv:

Ohne Zuhilfenahme von Geräten werden herabfallende, d. h. sedimentierende Partikel mit den dort anhaftenden Mikroorganismen auf offen exponierten Petrischalen kulturell erfasst. Nach der Inkubation im Brutschrank sind die Kolonien sichtbar und können gezählt werden.

- Sedimentationsplatten: Petrischalen mit Nähragar offen exponieren über einen definierten Zeitraum, gemäß EU-GMP-Leitfaden maximal 4 h,
- Sedimentationsflaschen mit Nährbouillon offen exponieren.

Aktiv:

Elektrisch betriebene Luftkeimsammelgeräte (*air sampler*) saugen das gewünschte Luftvolumen ein; hierbei sind verschiedene technische Verfahren möglich:

- Aufschleuderverfahren (Impaktion) mittels Zentrifugal-, Sieb- oder Schlitzsammelgeräten,
- Filtration,
- Impingement (Abscheidung in Flüssigkeiten).

Weitere aktive Verfahren sind Elektropräzipitation, Abscheidung durch den thermophoretischen Effekt und Lasertechnologien.

Sedimentation

Dieses Verfahren ist recht alt. Bereits Louis Pasteur (1860) und Robert Koch (1881) benutzten Sedimentationsplatten bzw. Sedimentationsflaschen. Walther Hesse, ein Mitarbeiter von Robert Koch, publizierte im Jahre 1894 in den „Mitteilungen aus der Kaiserlichen Gesellschaft Berlin" den Artikel „Über die quantitative Bestimmung der in der Luft enthaltenen Mikroorganismen" [33]. Nach Einsatz der Sedimentationsplatten wird das Ergebnis in KBE bezogen auf Expositionszeit und Plattenfläche angegeben. Im Falle der Flaschen kann nach Inkubation nur eine optische Trübung der Nährbouillon festgestellt werden; danach können die Mikroorganismen-Arten auf verschiedene Weisen bestimmt werden.

Im Jahre 1906 führte Dr. M.H. Gordon im britischen Unterhaus folgendes Experiment durch: Er legte dort eine Anzahl von Sedimentationsplatten offen aus; danach gurgelte er mit einer Bakterienlösung und hielt anschließend eine Rede. Als Testbakterium wählte Gordon *Serratia marcescens*, ein Gram-negatives Bakterium, welches mit auffällig roten Kolonien wächst. Nach Ende der Rede sammelte Gordon die Petrischalen ein, verschloss mit dem Deckel und inkubierte sie in seinem Labor: Auf allen im Raum verteilten Petrischalen wuchsen nach einigen Tagen rote Kolonien [34]!

Die Vorteile dieser Methode sind:

1. Einfach durchzuführen,
2. in geschlossenen Räumen wird die zu untersuchende Atmosphäre nicht durch Ansaugen und Ausstoßen von Luft beeinflusst,
3. USP 35 empfiehlt *settling plates*, wenn die aktiven Probennahmen die aseptischen Operationen gefährden könnten.

Die Nachteile sind:

1. Wegen der Ungenauigkeit dieser Methode erhält man nur ungefähre Messwerte.
2. Es besteht die Gefahr von falsch negativen Ergebnissen.

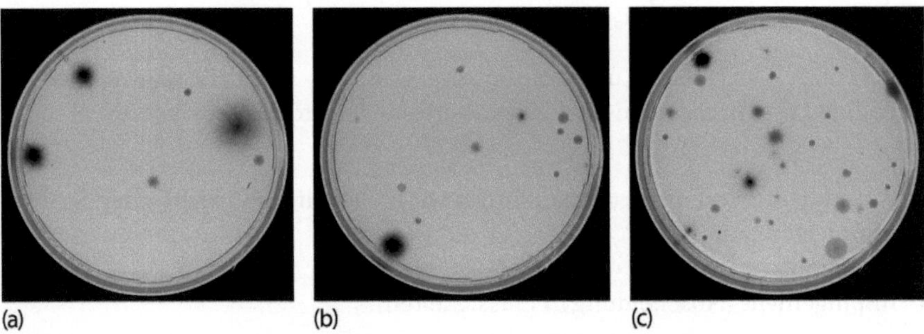

Abb. 2.16 Sedimentationsplatten (TSA), 1 h (a), 2 h (b), 3 h (c) offen exponiert.

Als Nährmedium wird meist Caseinpepton-Sojamehlpepton-Agar (CaSo, TSA) verwendet und 2–3 Tage bebrütet. USP 35 schlägt dieses Nährmedium vor mit folgender Begründung: *A general … medium such as soybean-casein digest medium is suitable for environmental monitoring in most cases because it supports the growth of a wide range of bacteria, yeasts, and moulds.*

Sollen gezielt Pilze und Hefen nachgewiesen werden, so empfehlen sich die folgenden Nährmedien:

- RBC-Agar (Rose Bengal Chloramphenicol-Agar),
- DRBC-Agar (Dichloran Rose Bengal Chloramphenicol-Agar),
- DG 18-Agar (Dichloran-Glycerin-Agar),
- Potatoe-Dextrose-Agar,
- Malzextrakt-Agar,
- Sabouraud-Agar.

Die Inkubation ist meist 5–7 Tage bei 20–25 °C (laut Ph. Eur.), während USP 37 den Temperaturbereich 26–30 °C vorschlägt.

Der Sabouraud-Agar wird seit 1910 verwendet; er wird von Ph. Eur. als Nährmedium für Pilze und Hefen vorgeschlagen, obwohl die anderen oben genannten Medien geeigneter sind, einen breiten Bereich von Pilzen zu detektieren.

Für das Monitoring im Krankenhaus wird auch Blut-Agar verwendet, der zum Nachweis von humanpathogenen Bakterien geeignet ist.

Impaktion

Die Luft wird angesogen, beschleunigt und auf feste Nährmedien geleitet. USP 37 <797> schreibt dazu: *Impaction shall be the preferred method of volumetric air sampling*. In der älteren USP 34 <1116>nuklei stand: *Using a slit-to-agar-sampler or equivalent*, ab USP 35 gibt es keine Präferenz: *The selection, appropriateness, and adequacy of using any particular sampler are in the responsibility of the user.*

Bei der STA-Methode (*slit-to-agar*) wird die Luft auf eine rotierende Agarplatte gesogen. Der Vorteil ist, dass zeitliche Abhängigkeiten ermittelt werden können. Nachteilig sind das unhandliche, schwere Gerät und die Verwendung von großen Spezialplatten (Durchmesser 15 cm).

Bei der Messung mit dem MAS-100 NT®, einem typischen Impaktionssammler, wird die Luft (USP 37: *400 to 1000 liters … to maximize sensitivity*) und mit dieser Partikel und anhaftende Mikroorganismen angesogen und durch eine Lochplatte auf eine Nährmedienplatte (Petrischale mit d = 9 cm bis maximal 10 cm, befüllt mit mindestens 18 ml Nähragar) geblasen. Die Aufprallgeschwindigkeit auf der Agaroberfläche beträgt 11 m/s. Dies entspricht der Stufe 5 des Anderson Air-Samplers [35]. Die gewählte Aufprallgeschwindigkeit gewährleistet, dass alle Partikel der Größe > 1 µm gesammelt werden. Länger als 10 min darf die Sammelzeit nicht betragen, anderenfalls besteht die Gefahr der Austrocknung des Agars. Isokinetische Messungen unter *laminar flow* sind möglich (siehe auch den folgenden Absatz über „Filtration“). Der Luftkeimsammler enthält eine Lochplatte mit $N = 300$ Löchern, Durchmesser 0,6 mm. Mit zunehmender Partikelzahl nimmt die Wahrscheinlichkeit zu, dass zwei Partikel durch das gleiche Loch gesogen werden. Zwei dicht beieinander oder gar übereinander liegende Mikroorganismen würden auf der Agaroberfläche nur eine sichtbare Kolonie bilden. Statistisch korrigieren lässt sich dies durch eine 1950 von William Feller publizierte Formel [36], wobei zu jeder auf der Petrischale ausgezählten Koloniezahl r sich die statistisch korrekte Gesamtkoloniezahl P_r (auch „mögliches statistisches Total" genannt) errechnen lässt:

$$P_r = N\left(\frac{1}{N} + \frac{1}{N-1} + \frac{1}{N-2} + \cdots + \frac{1}{N-r+1}\right)$$

Zur leichteren Anwendung wird mithilfe einer Korrekturtabelle ausgewertet, die dem Gerät in einer plastifizierten Hülle beiliegt. Bis zu einer Koloniezahl von $r =$ 17 KBE ist keine Korrektur nötig. 18 KBE werden auf $P_r = 19$ KBE korrigiert. Mit ansteigender ausgezählter Koloniezahl steigt überproportional der P_r-Wert. Der ausgezählte Koloniewert $r = 300$ KBE wird auf $P_r = 1885$ KBE korrigiert.

Filtration

Bei Filtrationssammlern wird die Luft entweder durch einen trockenen (Glasfaser-, Membranfilter) oder einen feuchten Filter (Gelatinefilter) gesogen. Die Filtermedien sind mit Porengrößen zwischen 0,01 und 10 µm erhältlich. Der trockene Filter kann den Nachteil haben, dass elektrostatische Effekte die Probennahme erschweren oder sogar unmöglich machen. Mit feuchten Gelatinefiltern wird dieser Nachteil vermieden. Nach der Luftkeimsammlung wird der Gelatinefilter im mikrobiologischen Labor dem Sammelkopf entnommen und auf die Agaroberfläche gelegt. Die Petrischale muss mit dem Deckel nach oben inkubiert werden, da sonst der Filter abtropft. Vorteilig ist, dass mit Filtrationssammlern isokinetische Messungen unter *laminar flow* möglich sind; dazu wird die Ansauggeschwindigkeit gleich der Anströmgeschwindigkeit eingestellt. Dadurch wird die unidirektionale Luftströmung unter *laminar flow* nicht gestört. Nachteilig ist das Handling: Der Gelatinefilter muss ohne Kontamination eingelegt, entnommen und auf die Petrischale überführt werden. Dies wird am besten mit einer sterilisierten abgeflachten Pinzette bewerkstelligt und unter *laminar flow* durchgeführt.

Impingement

Bei diesem Verfahren wird die angesogene Luft durch eine Flüssigkeit (z. B. physiologische Kochsalzlösung, phosphatgepufferte Saline o. ä.) geleitet, in der sich die Partikel abscheiden. Der Zusatz von 0,01 % v/v Polysorbat kann die Abscheideleistung des Impingers deutlich erhöhen [38]. Durch Membranfiltration im mikrobiologischen Labor werden anschließend die KBE gestimmt. Wird eine niedrige KBE-Zahl erwartet, so kann z. B. 0,1 ml Sammelflüssigkeit direkt auf der Nährbodenplatte ausgestrichen werden. Erhältlich sind einfache Luftwäscher sowie Hochgeschwindigkeitsimpinger wie den Coriolis®µ Sampler (Bertin Technologies) und den SAS-PCR (VWR-pbi).

Tab. 2.12 Korrekturtabelle für den Impaktionssammler MAS 100 NT®, der im Sammelkopf eine Siebplatte mit $N = 300$ Löchern, Lochdurchmesser 0,6 mm, enthält [37].

r	P_r	r	P_r	r	P_r	r	P_r	r	P_r	r	P_r
1	1	51	56	101	123	151	209	201	332	251	541
2	2	52	57	102	124	152	211	202	335	252	547
3	3	53	58	103	126	153	213	203	338	253	553
4	4	54	59	104	127	154	216	204	341	254	560
5	5	55	61	105	129	155	218	205	344	255	566
6	6	56	62	106	131	156	220	206	347	256	573
7	7	57	63	107	132	157	222	207	350	257	580
8	8	58	64	108	134	158	224	208	353	258	587
9	9	59	66	109	135	159	226	209	357	259	594
10	10	60	67	110	137	160	228	210	360	260	601
11	11	61	68	111	138	161	230	211	363	261	609
12	12	62	69	112	140	162	232	212	367	262	616
13	13	63	71	113	142	163	235	213	370	263	624
14	14	64	72	114	143	164	237	214	374	264	632
15	15	65	73	115	145	165	239	215	377	265	641
16	16	66	74	116	146	166	241	216	381	266	649
17	17	67	76	117	148	167	243	217	384	267	658
18	19	68	77	118	150	168	246	218	388	268	667
19	20	69	78	119	151	169	248	219	391	269	677
20	21	70	80	120	153	170	250	220	395	270	686
21	22	71	81	121	155	171	253	221	399	271	696
22	23	72	82	122	156	172	255	222	403	272	707
23	24	73	83	123	158	173	257	223	407	273	717
24	25	74	85	124	160	174	260	224	410	274	728
25	26	75	86	125	161	175	262	225	414	275	740
26	27	76	87	126	163	176	264	226	418	276	752
27	28	77	89	127	165	177	267	227	422	277	765
28	29	78	90	128	167	178	269	228	427	278	778
29	30	79	92	129	168	179	272	229	431	279	791
30	32	80	93	130	170	180	274	230	435	280	805
31	33	81	94	131	172	181	277	231	439	281	820
32	34	82	96	132	174	182	279	232	444	282	836
33	35	83	97	133	175	183	282	233	448	283	853
34	36	84	98	134	177	184	284	234	452	284	871
35	37	85	100	135	179	185	287	235	457	285	889
36	38	86	101	136	181	186	289	236	462	286	909
37	39	87	103	137	183	187	292	237	466	287	931
38	41	88	104	138	184	188	295	238	471	288	954
39	42	89	105	139	186	189	297	239	476	289	979
40	43	90	107	140	188	190	300	240	481	290	1006
41	44	91	108	141	190	191	303	241	486	291	1036
42	45	92	110	142	192	192	306	242	491	292	1069
43	46	93	111	143	194	193	308	243	496	293	1107
44	47	94	113	144	196	194	311	244	501	294	1150
45	49	95	114	145	198	195	314	245	507	295	1200
46	50	96	115	146	200	196	317	246	512	296	1260
47	51	97	117	147	202	197	320	247	518	297	1336
48	52	98	118	148	203	198	323	248	523	298	1436
49	53	99	120	149	205	199	326	249	529	299	1585
50	55	100	121	150	207	200	329	250	535	300	1885

Der Vorteil des Impingements ist, dass es ein mechanisch schonendes Verfahren für die Mikroorganismen ist. Bakterien, die aneinanderhaften (z. B. Tetraden), werden in der Flüssigkeit getrennt.

Elektropräzipation

Geräte dieser Bauart laden die Zellen der Mikroorganismen in einer Ionenwolke negativ auf und scheiden sie in einem starken elektrischen Feld ab.

Thermophoretischer Effekt

Durch Temperaturdifferenzen lassen sich Teilchen abtrennen. Der thermophoretische Effekt bewirkt, dass in partikeltragender Luft um einen sehr heißen Körper eine partikelfreie Zone entsteht. Kalte Körper dagegen ziehen Partikel an; dort können sie gezählt werden.

Lasertechnologien: Die Partikel werden mittels Laserstrahlen detektiert. Hier gibt es Real-Time Sampler wie den BioLaz® von Particle Measuring Systems und den BioTrak® der Firma TSI.

Luftkeimsammlungen (aktiv oder passiv) werden im „letzten Raum" der Personalschleusen, in dem die Mitarbeiter die im Betrieb vorgeschriebene, komplette Reinraumkleidung tragen, durchgeführt. Sollte ein solcher „letzter Raum" nicht vorhanden sein (z. B. in kleinen Schleusen), so werden die Luftkeimsammlungen im ersten Raum nach der Personalschleuse durchgeführt.

Mikrobiologische Prüfung von Oberflächen

Direkte Kontaktverfahren

Bei direkten Kontaktverfahren wird die Oberfläche mit Kontaktplatten in Berührung (salopp „Abklatsch") gebracht. Kontaktplatten sind z. B. RODAC®-Platten (*Replicate Organism Detection and Counting*) oder OMIKO®-Platten (Oberflächen-Mikroorganismen-Kollektor). Weitere direkte Kontaktverfahren sind die Benutzung von Dip-Slides (agarbeschichtete Objektträger), Agarflex (Methode nach Kanz), Agarzylindertechnik, Nähragar auf anderen Trägermaterialien.

Indirekte Kontaktverfahren

Als indirektes Kontaktverfahren bezeichnet man die sogenannte Abstrichtechnik (mit Watte-, Alginat-, Schaumstoff-, Rayon-, Dacron- oder *Nylon™ flocked*-Tupfern, engl. *swabs*).

Baumwollswabs wurden in den 1920er-Jahren von dem Amerikaner Leo Gerstenzwang erfunden; er nannte sie *Q-Tips*, wobei Q für *quality* steht.

Die sogenannten *flocky swabs* oder *Nylon™ flocked swabs* (z. B. *Quantiswab™*) sind eine neuere Entwicklung mit einer „haarig-flockigen" und somit auch größeren Oberfläche, die dadurch mehr Mikroorganismen von der zu untersuchenden Oberfläche aufnehmen und zur Untersuchung auch wieder abgeben kann; dadurch erhöht sich die Wiederfindungsrate von ca. 20 % (wie bei traditionellen *Rayon™ Swabs*) auf ca. 60 % [39].

Die Abstrichtechnik ist quantifizierbar durch den Einsatz von Schablonen (z. B. 10 cm × 10 cm); innerhalb des Schablonenfeldes wird dann in systematischen Bahnen abgestrichen und das Ergebnis auf die Fläche 100 cm^2 bezogen.

- Abklatschfolie (z. B. mit Klebefilm, *tape*),
- Abschabeverfahren: Oberfläche wird mit einem sterilen Messer abgeschabt (destruktive Verfahren),
- Abspülen (*rinsing*).

Im Falle der Abspültechnik muss die sterile Spülflüssigkeit (z. B. Wasser für Injektionszwecke, physiologische Natriumchloridlösung = 0,85 bis 0,90 % w/v NaCl, phosphatgepufferte Saline PBS, NaCl-Pepton-Puffer, Ringer-Lösung, Thiosulfat-Ringer-Lösung, LP-Lösung) in einem sterilen Behälter aufgefangen und im Labor mittels Membranfiltration analysiert werden.

LP-Lösung:	
Caseinpepton	1,0 g
Sojamehl-Lecithin	0,7 g
Polysorbat 80	1,0–20,0 g
Wasser	1000 ml
pH-Wert nach Sterilisation im Autoklaven = 7,2	

Ringer-Lösung, 1/4 konzentriert:	
NaCl	2,25 g
KCl	0,105 g
$CaCl_2 \cdot 2H_2O$	0,16
Wasser	1000 ml
pH-Wert nach Sterilisation im Autoklaven = 7,0	

Thiosulfat-Ringer-Lösung:	
Natriumthiosulfat-Pentahydrat	0,8 g
Ringer-Lösung, 1/4 konz.	1000 ml
pH-Wert nach Sterilisation im Autoklaven = 6,6	

Die Spülflüssigkeiten LP-Lösung, Ringer-Lösung und Thiosulfat-Ringer-Lösung werden von JP XVI, S. 2215, empfohlen.

Prüfung der Mitarbeiter

Die sterilen Einmalhandschuhe werden regelmäßig geprüft. Dies geschieht entweder

- durch Abdruck der Finger beider Hände auf eine Nähragarplatte, oder

- durch Waschen beider Hände in 1 l steriler physiologischer Natriumchloridlösung;

anschließend Bestimmung der Gesamtkeimzahl der Lösung mittels Membranfiltration.

Mittels Kontaktplatten ist die Untersuchung kritischer Regionen der Schutzkleidung möglich, z. B. Abklatsch des Overalls in der Bauchregion, wenn der Mitarbeiter an einem Arbeitstisch steht.

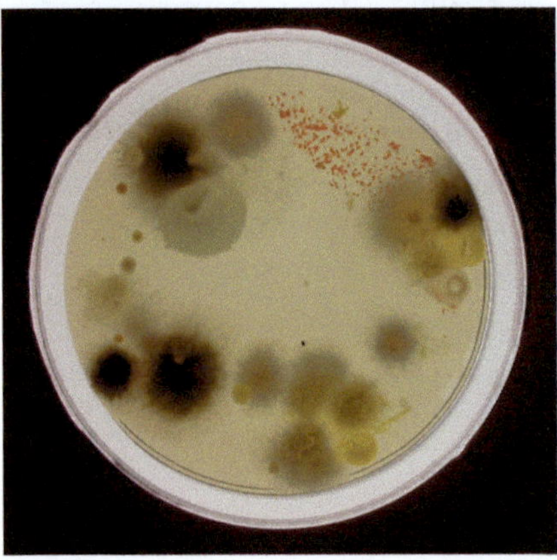

Abb. 2.17 Abklatsch mithilfe einer Kontaktplatte (25 cm^2) von einer Bürofensterbank. Nährmedium ist TSA.

Wird eine Kontaktplatte auf eine frisch desinfizierte Oberfläche gedrückt, so können Desinfektionsmittelreste auf den Nährboden übertragen werden und das Ergebnis verfälschen. Daher müssen dem Nährmedium sogenannte „Enthemmer“ zugesetzt werden. Diese Enthemmer neutralisieren die Wirkstoffe des Desinfektionsmittels. Vorteilhaft ist eine Kombination von Enthemmern, da nicht immer bekannt ist, welche Desinfektionsmittel vorher eingesetzt wurden. Bei Nährmedien, denen der Enthemmer Tween 80 zugegeben wird, ist der Agargehalt auf mindestens 2 % w/v zu erhöhen.

Die Wiederfindungsrate (*recovery rate*) von glatten Oberflächen liegt zwischen 30 und 50 % und ist geringer bei rauen Materialien wie Holz und Textilien. Für Vergleichsuntersuchungen und Verlaufskontrollen spielt dies nur eine untergeordnete Rolle. Bei Kontaminationsraten größer 100 KBE/25 cm^2 erzielt man mit Swabs höhere Wiederfindungsraten als mit Kontaktplatten.

Kontaktplatten sollen mit einem leichten konstanten Andruck über einen gewissen Zeitraum auf die Oberfläche gedrückt werden. Die Norm ISO/CD 14698-1, Annex D fordert … *at least 10 seconds by applying constant pressure.* Eine französische Norm fordert 10 s ,die Publikation von Pittet [40] 5–10 s. Der Applikatorsssaa für die RODAC®-Platte sorgt für einen konstanten Andruck von ca. 20 g/cm^2 für 10 + 1 s. Diese Parameter werden ab Erwerb des Applikators vom Hersteller für ein Jahr garantiert. Da sich der Applikator nicht kalibrieren

Tab. 2.13 Enthemmer zur Neutralisation von Desinfektionsmitteln. Tween und Polysorbat sind Synonyme.

Wirkstoffe	Enthemmer
Halogene	0,1–0,5 % Natriumthiosulfat + 0,5 % Tween 80
Alkohole	0,1–0,5 % Lecithin oder 0,5–3 % Tween 80
Phenole, Tego-Verbindungen	0,5–3 % Tween 80
Formaldehyd	0,1 % Histidin + 1–3 % Tween 80
quaternäre Ammoniumverbindungen, Biguanide	0,1–0,3 % Lecithin + 0,5–3 % Tween 80
metallorganische Verbindungen	0,1–0,3 % Cystein

Tab. 2.14 Medien für direkte Kontaktverfahren.

Medium	Durchmesser (cm)	Fläche (cm^2)	Volumen (ml)
Petrischale	9,0	64	18–40
OMIKO	8,4	55	22–24
AES-Schale[a)]	6,5	33	10–20
RODAC®[a)]	5,5	25	16–18
Agarflex (Kanz)		7 cm · 10 cm = 70	

a) Applikatoren für den konstanten Andruck sind erhältlich.

lässt, muss er nach einem Jahr neu gekauft werden. Nach Ablauf der Andruckzeit ertönt automatisch ein akustisches Signal. Der Applikator wird dann von der Oberfläche genommen, der Deckel wird auf die Kontaktplatte aufgesetzt und die Platte wird aus dem Applikator entnommen.

Für den manuellen Andruck ist es sinnvoll, die Art und Weise der Probenahme in einer SOP zu beschreiben, z. B. durch den Hinweis, dass die Platte mit Daumen und Ringfinger gehalten und mit dem Zeigefinger ein leichter Andruck über z. B. mindestens 5 s ausgeführt wird. Die Zeitspanne soll durch langsames Zählen von 21–25 ermittelt werden. JP XVI (S. 2214) fordert *…for several seconds by applying uniform pressure without circular or linear movement.*

Vergleichende Untersuchungen wurden mit und ohne Applikator durchgeführt und von Seyfarth [41] publiziert: Das Ergebnis war, dass bei geübtem Monitoring-Personal keine signifikanten Unterschiede im Ergebnis der Koloniezahl festzustellen waren.

Ein (mehr oder weniger) „anaerobes“ Monitoring kann durch die Verwendung von Nährmedien, die für die Kultivierung von anaeroben Bakterien wie Clostridien geeignet sind, durchgeführt werden, beispielsweise mit RCA oder mit Schafsblut-Agar. Nach der Probenahme wird die Kontaktplatte im Anaerobentopf bei

30–35 °C ≥ 5 Tage inkubiert. Neben Clostridien wachsen auch *Escherichia coli, Bacillus cereus, Bifidobacterium sp.* und *Staphylococcus aureus* auf RCA gut. JP XVI (S. 2213) nennt neben RCA noch drei weitere Nährmedien, räumt aber ein, dass *generally, anaerobes are not targets for the monitoring.*

Tab. 2.15 Rezeptur für RCA (*reinforced clostridial agar*), pH 6,8 + 0,2. Das Nährmedium enthält als reduzierendes Agenz L-Cysteinhydrochlorid-Monohydrat.

Bestandteile des Nährmediums	**Konzentration (g/l)**
Fleischextrakt	10,0
Caseinpepton	10,0
Hefeextrakt	3,0
D-(+)-Glukose	5,0
Stärke, löslich	1,0
NaCl	5,0
Natriumacetat-Trihydrat	3,0
L-Cysteinhydrochlorid-Monohydrat	0,5
Agar-Agar	12,5

2.3 Pest Control

Im Kapitel 3 *Räumlichkeiten und Ausrüstung* des EU-GMP-Leitfadens wird unter Punkt 3.4 gefordert: *Die Räumlichkeiten sollten so ausgelegt und ausgestattet sein, dass der größtmögliche Schutz gegen das Eindringen von Insekten oder anderen Tieren gewährleistet ist.* Die Schädlingsbekämpfung (*pest control*) muss zwingend durchgeführt werden, da Schädlinge wie Insekten, Spinnen, Würmer, Schnecken, Nagetiere u. a. die unterschiedlichsten Schäden an Materialien, Pharmarohstoffen und Arzneimitteln verursachen können:

- Fraßschäden,
- Verschmutzungen durch tote Tiere, Kot, Haare, Häutungsreste, Gespinste, Insektenteile, Larven, Eier,
- sensorische Veränderungen,
- Zerstörung von Material, Verpackungen, Dichtungen,
- Gesundheitsschäden durch Übertragung von Mikroorganismen und Parasiten.

In unseren Breiten finden sich unter den Schädlingen die folgenden Krankheitserreger, Krankheitsüberträger, Vorratsschädlinge und Lästlinge.

Krankheitserreger

Läuse: Kopfläuse, Filzläuse, Kleiderläuse
Milben: Krätzmilbe

Krankheitsüberträger

Fliegen, Ameisen, Schaben: indirekte Überträger von pathogenen Bakterien (z. B. Salmonellen, Shigellen, Fäkalbakterien)
Zecken: direkte Überträger von Borrelien (Borreliose) und Viren (FSME)
Wespen: übertragen Bakterien, die sich von Aas und Abfällen ernähren
Ratten: übertragen Trichinen, Leptospiren (Morbus Weil), *Yersinia pestis* (über den Rattenfloh *Xenopsylla cheopis*), Maul- und Klauenseucheviren, *Bacillus anthracis* (Milzbrand) u. a.

Vorratsschädlinge

Käfer, Motten: befallen hauptsächlich Getreideprodukte
Milben: befallen hauptsächlich Süßwaren, Zucker
Silberfischchen: befallen hauptsächlich stärke- und zellulosehaltige Materialien
Fliegen: befallen hauptsächlich tierische Produkte
Schaben: Allesfresser
Mäuse: Allesfresser

Lästlinge

Bremsen, Mücken und Bettwanzen können durch Stiche lästig sein.

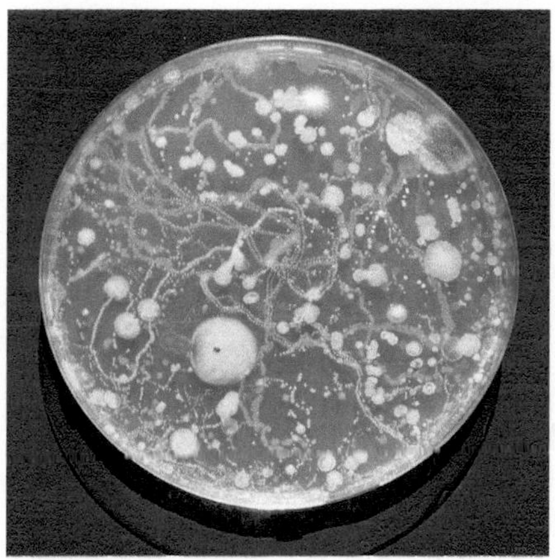

Abb. 2.18 Laufspuren eines Insekts auf einer Agarplatte. Foto: Dr. Armin Quentmeier, TU Dortmund.

Vorsorgemaßnahmen

Baulicherseits sollten von vornherein insektendichte Verfugen, Fliegengitter, Klimaanlagen mit insektendichten Vorfiltern und gegenseitig verriegelbare Schleusentüren vorgesehen werden. Vogelnester an den Gebäuden müssen entfernt werden.

Um sich einen Überblick über nötige Maßnahmen zu verschaffen, sollten Indikatoren (Nagetierindikatoren) und Köder (Insektenklebefallen, Nagetierfallen, Köderfallen mit Pheromonen) aufgestellt und kontrolliert werden. Die Begehung der Räumlichkeiten mit einem Fachmann ist sinnvoll, da er das Verhalten der Tiere kennt und die besten Aufstellplätze für Fallen und Köder vorgeben kann.

Bei Befall sollte vor der Bekämpfung die Schädlingsart ermittelt werden. Zur Bekämpfung stehen chemische, physikalische und biologische Methoden zur Verfügung. Die chemischen Methoden umfassen den Einsatz von Bioziden. In der EU sind ca. 1000 Biozidpräparate mit ca. 200 bioziden Wirkstoffen zugelassen.

Beispiel: Einsatz von Pyrethroiden gegen Insekten

Pyrethroide werden aus den Blüten von *Chrysanthemum*-Arten gewonnen und wirken als Kontaktinsektizid. Für Warmblüter sind Pyrethroide wenig toxisch (die orale LD_{50} bei der Ratte beträgt 600–900 mg/kg), aber die Gefahr der allergenen Wirkung besteht. Pyrethroide zerfallen in Innenräumen innerhalb weniger Tage. Vom Kartoffelkäfer (*Leptinotarsa decemlineata*) ist bekannt, dass sich nach 12 Jahren Kontaktzeit der Larven und Käfer mit den eingesetzten Pyrethroiden Resistenzen entwickeln.

Physikalische Methoden

Ultraschall; elektrische Insektenvernichtung; Bestrahlung; Fallen, in denen die durch Pheromonköder angelockten Insekten mittels Klebefolien fixiert werden.

Biologische Methoden

Einsatz natürlicher Feinde, Einsatz von Insektenviren, Einsatz von Giften wie dem Bti-Toxin aus dem Bakterium *Bacillus thuringiensis* zur Bekämpfung von Insekten und deren Larven. Die Wirkung von Bti wurde erstmals 1911 bei der Bekämpfung der Mehlmottenraupe nachgewiesen.

Nachsorge

Zur Nachsorge gehören Schutz vor Neubefall oder Wiederaufleben. Dies wird durch verstärkte Kontrollmechanismen (Monitoring, Anwendung des HACCP-Konzepts) erreicht.

Literatur

1 Römermann, H.D. und Schlieper, M. (2007) *Betriebshygiene. Eine Einführung für Facility Manager*, Expert Verlag, Renningen.

2 Schülke & Mayr (2014) *Industriehygiene*, Schülke & Mayr, Norderstedt.

3 Hildebrandt, H. *et al.* (Hrsg.) (2007) *Pschyrembel® Klinisches Wörterbuch*, 261. Aufl., Walter de Gruyter, Berlin, New York.

4 Wallhäußer, K.H. (1988) *Praxis der Sterilisation, Desinfektion, Konservierung*, 4. Aufl., Thieme Verlag, Stuttgart, S. 576.

5 Mölling, K. (1988) *Das AIDS-Virus. Edition medizin*, VCH, Weinheim, S. 149.

6 Quraishi, Z.A. *et al.* (1984) Duration of handwashing in intensive care units: A descriptive study. *Am. J. Infect. Control*, **12**, 83.

7 Rieth, M. (2012) *Pharmazeutische Mikrobiologie*, Wiley-VCH, Weinheim, S. 108.

8 Borneff, J. und Borneff, M. (1991) *Hygiene*, 5. Aufl., Thieme, Stuttgart, S. 471.

9 Bodenschatz, W. (Hrsg.) (1993) *Handbuch für den Desinfektor*, 2. Aufl., Gustav Fischer Verlag, Stuttgart, S. 286.

10 Slonczewski, J. und Foster, J.W. (2012) *Mikrobiologie. Eine Wissenschaft mit Zukunft*, Springer-Spektrum, Berlin, Heidelberg, S. 205 f.

11 Kramer, A. und Assadian, O. (Hrsg.) (2008) *Wallhäußers Praxis der Sterilisation, Desinfektion, Antiseptik und Konservierung*, Thieme, Stuttgart, S. 636.

12 Moldenhauer, J. (2012) The Problem of *Burkholderia cepacia*, in *Environmental Monitoring. A Comprehensive Handbook*, Bd. 6, (Hrsg. J. Moldenhauer), PDA, S. 203–209.

13 Uhl, D. (2009) *Burkholderia cepacia* auf der Intensivstation. *Dt. Apoth. Z.*, **149** (50), 5728–5731.

14 Burkholder, W.H. (1950) Sour skin, a bacterial rot of onion bulbs. *Phytopathology*, **40**, 115–117.

15 Verein Deutscher Ingenieure (2007) Reinraumtechnik. Personal am Reinen Arbeitsplatz, VDI 2083, Blatt 15, April 2007.

16 Hauff, G. (1999) Strenges Reglement. Personal in Reinräumen: Rahmenbedingungen und Verhaltensgrundsätze. *Pharma + Food*, **2** (3), 16–22.

17 Blech, J. (2010) *Leben auf dem Menschen. Die Geschichte unserer Besiedler*, Rowohlt Taschenbuch Verlag, Reinbek.

18 Schlenger, R. (2009) Desinfektion: Infektionen im Keim ersticken. *Dt. Apoth. Z.*, **149** (41), 54–57.

19 Walochnik, J. (2011) *Hotel Mensch*, Ueberreuter Verlag, Wien.

20 Mosteller, R.D. (1987) Simplified calculation of body-surface area. *NEJM*, **317**, 1098–1099.

21 Flindt, R. (2000) *Biologie in Zahlen*, 5. Aufl., Spektrum Akad. Vlg., Heidelberg.

22 Moissl-Eichinger, C. (2015) Humane Archaeen: salutogen statt pathogen? *Biospektrum*, **21** (7), 709–711.

23 Koch, J. (1900) Über das Vorkommen pathogener Staphylokokken auf der Körperoberfläche des Menschen und seiner Umgebung. *Z. F. Hyg.*, **LVIII**, 287–326.

24 Roth, K. (2012) *Helicobacter pylori*. Einem Leib- und Magenfeind zum Abschied. *Chem. Zeit*, **46**, 378–387.

25 Gottschalk, G. (2015) *Welt der Bakterien, Archaeen und Viren*, Wiley-VCH, Weinheim, S. 304–306.

26 Escherich, T. (1885) Die Darmbacterien des Neugeborenen und Säuglings. *Fortschr. Med.*, **3**, 515–522, 547–554.

27 Steverding, D. (2010) Die Geschichte der Kolibakterien. *Biol. Zeit*, **40** (3), 194–201.

28 Merck KGaA (2005) *Microbiology Manual*, 12. Aufl., Darmstadt, S. 193.

29 Kort, R. *et al.* (2014) Shaping the oral microbiota through intimate kissing. *Microbiome*, **2**, 41 f.

30 Fuchs, G. (Hrsg.) (2014) *Allgemeine Mikrobiologie*, Thieme, Stuttgart, S. 643 ff.

31 United States Pharmacopeial Convention (2015) USP 38/NF 33.

32 Joh, H. und Kretschmar, H. (Hrsg.) (o. J.) *HACCP leicht gemacht. Leitfaden*, Behr's Verlag, Hamburg.

33 Hesse, W. (1894) Über die quantitative Bestimmung der in der Luft enthaltenen Mikroorganismen. *Mitt. a. d. Kaiserl. Gesh. Berlin*, **2**, 182–207.

34 Dixon, B. (1989) *Der Pilz, der John F. Kennedy zum Präsidenten machte*, Spektrum Akad. Verlag, Heidelberg.

35 Andersen, A.A. (1958) New sampler for the collection, sizing and enumaration of viable airborne particles. *J. Bacteriol.*, **76**, 471–484.

36 Feller, W. (1950) *An Introduction to the Probability Theory and its Application*, John Wiley and Sons, Inc., New York, Rockville, S. 174–175.

37 MBV AG (2006) Bedienungsanleitung MAS-100, Stäfa, Schweiz.

38 Kämpfer, P. und Weißenfels, W.D. (Hrsg.) (o. J.) Luftgetragene Mikroorganismen in Abfallbehandlungsanlagen. Vereinigung für Allgemeine und Angewandte Mikrobiologie e. V. (VAAM), Fachgruppe Umweltmikrobiologie, Lieskau.

39 Dalmaso, G. *et al.* (2008) Qualification of high-recovery, flocked swabs as compared to traditional Rayon swabs for microbiological environmental monitoring of surfaces. *PDA J. Pharm. Sc. Techn.*, **62** (3), 191 f.

40 Pittet, D. *et al.* (2000) Bakterielle Kontamination der Hände des Pflegepersonals. *Hyg. Med.*, **3**, 68–74.

41 Seyfarth, H. (2010) Mikrobiologisches Monitoring. Teil 5: Oberflächen/Personal: Methoden. *Pharm. Ind.*, **72** (4), 713–724.

42 Krienitz, W. (1906) Über das Auftreten von Spirochaeten verschiedener Form im Mageninhalt bei Carcinoma ventriculi. *Dt. Med. Wochenschr. Bad.*, **32**, 872 f.

3 Herstellung flüssiger, steriler Arzneiformen

Gemäß EU-GMP-Leitfaden, Annex 1 müssen für die Herstellung steriler Arzneimittel besondere Anforderungen zwecks Vermeidung einer Kontamination mit Partikeln, Mikroorganismen und Pyrogenen/Endotoxinen gelten. Daher muss die Herstellung in reinen und kontrollierten Bereichen erfolgen. Hier gelten hohe Anforderungen an die Umgebungsluft. Die in der Luft allgegenwärtigen Partikel müssen auf ein Minimum begrenzt werden. Entsprechend der maximal zulässigen Partikelzahl werden die Reinräume klassifiziert. Klassifizierungssysteme existieren nach DIN EN ISO 14644-1, VDI 2083, US Fed 209D, US Fed 209E und EU-GMP-Leitfaden. Die Einstufungen gemäß US Fed 209D/209E sind seit Ende 2001 ungültig. Ein Kubikmeter Luft in einer Stadt (Zone 30) enthält bis zu 500 000 Partikel der Größe > 0,5 μm; sogar am Nordpol enthält 1 m^3 Luft noch bis zu 10 000 Partikel > 0,5 μm. Zum Vergleich enthält 1 m^3 Luft in einem Reinraum der Klasse 100 (ISO 5, RRK „A") maximal 3520 Partikel > 0,5 μm. Ein Reinraum der ISO-Klasse 2 enthält nur noch 4 Partikel > 0,5 μm/m^3 Luft.

Zur Definition der ISO-Klassen: In einem Reinraum der ISO-Klasse *n* befinden sich nicht mehr als 10^n Partikel der Größe > 0,5 μm/m^3. Für die ISO-Klasse 2 bedeutet das 10^2 Partikel der Größe > 0,1 μm/m^3. Werden die Kubikmeterwerte aus den ISO-Klassen mit dem Faktor 0,028 317 multipliziert und auf ganze Zahlen gerundet, so ergeben sich die Werte bezogen auf 1 Kubikfuß (ft^3). Im Falle von ISO 2 sind dies 100 Partikel × 0,028 317 = 2,83 Partikel, aufgerundet auf 3 Partikel/ft^3.

In den Reinräumen der im EU-GMP-Leitfaden genannten Klassen A, B, C und D werden die folgenden Umgebungsparameter überwacht:

- Partikelbelastung,
- Luftdruck/Überdruck,
- Raumtemperatur,
- relative Luftfeuchte,
- Luftgeschwindigkeit unter LF (= RRK A),
- mikrobiologische Parameter,
- nur bei der Verarbeitung fotosensitiver Wirkstoffe: spektrale Zusammensetzung des Lichts beachten („Gelbräume").

Hygiene in der Arzneimittelproduktion, 1. Auflage. Michael Rieth und Norbert Krämer.
© 2016 WILEY-VCH Verlag GmbH & Co. KGaA. Published 2016 by WILEY-VCH Verlag GmbH & Co. KGaA.

Tab. 3.1 Richt- und Alarmwerte der physikalischen Parameter.

Parameter	Richtwert	Alarmwert	Anforderung
Raumtemperatur	20 ± 5 °C	< 15 °C, > 25 °C	intern
relative Luftfeuchte	0–90 %	> 90 %	intern
Überdruck	10–15 Pa	≤ 0 Pa Alarmverzögerung 2 min	EU-GMP-Leitfaden
Luftgeschwindigkeit	0,45 m/s ± 20 %	< 0,36 m/s, > 0,54 m/s, Alarmverzögerung 2 min	EU-GMP-Leitfaden

Tab. 3.2 Einschätzung der Kritikalität von Alarmen und Reaktionen darauf.

Alarm	Kritikalität	Reaktionen
Temperatur zu niedrig oder zu hoch	wenig kritisch	Temperatur regulieren
Luftfeuchte zu hoch	unkritisch	keine
Überdruck unterschritten	kritisch	Klimaanlage regulieren, Verbindungen zur niedrigeren RRK schließen (*mouse-hole*? Tür?). Prüfung weiterer Monitoring-Daten
Überdruck überschritten	unkritisch	Klimaanlage regulieren
Luftgeschwindigkeit unter LF zu niedrig	sehr kritisch	Luftgeschwindigkeit regulieren. Prüfung weiterer Monitoring-Daten (Partikel, Keimzahlen) unter LF
Luftgeschwindigkeit unter LF zu hoch	kritisch	Luftgeschwindigkeit regulieren. Prüfung weiterer Monitoring-Daten (Partikel, Keimzahlen) unter LF

Der Richtwert (*guidance value*) für die Geschwindigkeit der unidirektionalen Verdrängungsströmung beträgt laut EU-GMP-Leitfaden 0,45 m/s ± 20 % (= 0,36–0,54 m/s). Aus technischer Sicht ist eine akzeptable Verdrängung der Luft und der in ihr vorhandenen Partikel im Luftgeschwindigkeitsbereich von 0,2–0,8 m/s gegeben; es könnten also in der Praxis durchaus mehr als ± 20 % akzeptiert werden.

Gemäß EU-Leitfaden der Guten Herstellungspraxis ergibt sich für die RRK B im Ruhezustand die Partikelreinheit der Luft als Klassifikation ISO 5 für die in der Pharmaproduktion relevanten Partikelgrößen 0,5 und 5,0 μm. RRK C (im Ruhe-

Tab. 3.3 Reinraumklassifikation nach ISO EN DIN 14644-1. Angegeben sind die Partikelzahlen pro Kubikmeter.

RRK	0,1 µm	0,2 µm	0,3 µm	0,5 µm	1,0 µm	5,0 µm
ISO 1	10	2				
ISO 2	100	24	10	4		
ISO 3	1 000	237	102	35	8	
ISO 4	10 000	2 370	1 020	352	83	
ISO 5	100 000	23 700	10 200	3 520	832	29
ISO 6	1 000 000	237 000	102 000	35 200	8 320	293
ISO 7				352 000	83 200	2 930
ISO 8				3 520 000	832 000	29 300
ISO 9				35 200 000	8 320 000	293 000

Tab. 3.4 RRK nach EU-GMP-Leitfaden, Annex 1. Angegeben sind die maximal erlaubten Zahlen von Partikeln pro m^3 (gleich oder höher als).

RRK	Ruhezustand		Betriebszustand	
	0,5 µm	5,0 µm	0,5 µm	5,0 µm
A	3 520	20	3 520	20
B	3 520	29	352 000	2 900
C	352 000	2 900	3 520 000	29 000
D	3 520 000	29 000	nicht festgelegt	nicht festgelegt

bzw. im Betriebszustand) entspricht ISO 7 bzw. ISO 8. RRK D entspricht im Ruhezustand ISO 8.

Tab. 3.5 Anzahl der Messpunkte aus der ISO EN DIN 14644-1.

Fläche (m^2)	Messpunkte	Fläche (m^2)	Messpunkte	Fläche (m^2)	Messpunkte
1	1	36	9	116	18
2	1	52	10	148	19
4	2	56	11	156	20
6	3	64	12	192	21
8	4	68	13	232	22
10	5	72	14	276	23
24	6	76	15	352	24
28	7	104	16	436	25
32	8	108	17	500	26

Tab. 3.6 Auflistung von Luftwechselraten (technische Empfehlung), Überdruck und Erholzeiten, Filtertyp für die Versorgungs- und Umluft in den vier RRK.

RRK K	Luftwechselrate/h	Überdruck (Pa)	Erholzeit (min)	Filter
A	300–500fach	40–60	–	HEPA
B	60–80fach	30–45	5	HEPA
C	30–35fach	20–30	10	HEPA
D	15–20fach	10–15	20	nicht definiert

Tab. 3.7 Suggested Initial Contamination Recovery Rates in Aseptic Environments. USP 38/NF 33 (2015) chapter <1116>.

RRK	aktive Luftkeimsammlung (%)	Sedimentationsplatte (9 cm), 4 h Exposition (%)	Kontaktplatte oder Swab (%)	Handschuhe oder Kleidung (%)
Isolator/geschlossenes RABS (ISO 5 oder besser)	< 0,1	< 0,1	< 0,1	< 0,1
ISO 5	< 1	< 1	< 1	< 1
ISO 6	< 3	< 3	< 3	< 3
ISO 7	< 5	< 5	< 5	< 5
ISO 8	< 10	< 10	< 10	< 10

In Bereichen mit einer unidirektionalen Verdrängungsströmung sollen isokinetisch messende optische Partikelzähler verwendet werden. Gemessen wird auf Arbeits- oder Produkthöhe oder 1,2 m über dem Fußboden. Die Mindestanzahl der Messpunkte ist der ISO EN DIN 14644 zu entnehmen. Die Partikelwerte für den Ruhezustand sollen nach einer *clean-up*-Zeit von 15–20 min (Richtwert) in einem unbemannten Zustand nach Beendigung der Arbeiten erreicht werden. Angrenzende Räume unterschiedlicher RRK sollen einen Druckunterschied von 10–15 Pa (Richtwert) aufweisen. Die Druckunterschiede müssen regelmäßig aufgezeichnet oder dokumentiert werden. Ferner muss ein Warnsystem vorhanden sein, das Störungen in der Luftzufuhr meldet (siehe „Ergänzende Leitlinie für die Herstellung steriler Arzneimittel. Überarbeitung November 2008").

Im Kapitel <1116>, Tabelle 3, der USP 38/NF 33 (2015) werden *Initial Contamination Recovery Rates* für die ISO-Klassen 5–8 vorgeschlagen. Falls die Nachweisraten die Werte in der Tab. 3.7 überschreiten, müssen korrektive Maßnahmen ergriffen werden. Dazu gehören:

Tab. 3.8 Zusammenfassung der physikalischen Prüfungen in Pharmareinräumen, nach [1], verändert.

Prüfung	Objekte	Messgeräte
Differenzdruck	benachbarte Reinräume	Differenzdruckmanometer
Strömungstest (Luftgeschwindigkeit)	Filter, Clean Bench, Reinraum	Anemometer (Hitzdraht)
Filterintegrität (Lecktest)	Filter	Aerosolgenerator, Partikelzähler
RRK-Bestimmung	Clean Bench, Reinraum	Aerosolgenerator, Partikelzähler
Temperatur	Clean Bench, Reinraum	Thermometer
relative Luftfeuchte	Clean Bench, Reinraum	Feuchtemesser
Erholzeit	Reinraum	Aerosolgenerator, Partikelzähler
clean-up-Test	Reinraum	Partikelzähler

- Revision des Desinfektionsprogramms (Auswahl der Desinfektionsmittel, Methode, Frequenzen),
- verstärkte Überwachung der Tätigkeiten der Mitarbeiter in den Reinräumen (aseptische Methoden, Reinraumverhalten),
- Überprüfung der angewandten mikrobiologischen Probenahmetechniken.

Werden höhere Keimzahlen als typisch an den Handschuhen und an der Reinraumkleidung beobachtet, so ist ein zusätzliches Training zum Kleidungswechsel in den Schleusen nötig.

Die für die Reinräume üblichen physikalischen Prüfungen sind in der Tab. 3.8 zusammengestellt.

3.1 Hygienepläne

Hygienepläne sollen die Häufigkeiten von Reinigung und Desinfektion, die verwendeten Mittel und Methoden und die zu reinigenden bzw. desinfizierenden Gegenstände beschreiben. Der Hygieneplan zusammen mit regelmäßigen protokollierten Kontrollen entspricht dann den Forderungen des EU-GMP-Leitfadens.

Reinigungen und Desinfektionen erfolgen mit dem Ziel, eine Weitergabe von Schmutz, Produktresten und Mikroorganismen aus der Umgebung (Anlagen, Maschinen, Werkzeuge, Hände der Mitarbeiter) auf das Produkt zu verhindern. Dadurch soll die Kontaminationskette unterbrochen werden. Durch die Reinigung wird eine möglichst vollständige Trennung einer unerwünschten Substanz von einer Fläche oder von einem Gegenstand erreicht. Durch die Entfernung des Schmutzes wird den Mikroorganismen Nährsubstrat entzogen. Durch Desinfektion erfolgt eine Entkeimung mit dem Zweck, die Übertragung unerwünschter Mikroorganismen zu verhindern.

Verschiedenen Faktoren wie die Beschaffenheit der zu reinigenden Oberflächen ist für den Reinigungserfolg von Bedeutung, da raue Oberflächen dem Schmutz bessere Haftung ermöglichen. Kenntnisse über die Art des Schmutzes und des Vorkommens bestimmter Mikroorganismen bestimmen die Wahl des Reinigungsmittels, seiner Einsatzkonzentration und Temperatur, der Methode, und der Einwirkzeit.

Großflächige Räume werden mit Reinigungsmaschinen gereinigt. Hier sollten der Reinigungsmitteltank und die Bürsten Teil des regelmäßigen mikrobiologischen Monitorings sein, um zu verhindern, dass die Maschine zur Brutstätte von Mikroorganismen wird. Kleinflächige Räume werden meist manuell nach der Drei-Eimer-Methode gereinigt. Zum Einsatz kommen hierbei Eimer 1 mit Reinigungs- oder Desinfektionsmittel, Eimer 2 mit sauberem Wasser und Eimer 3, der leer ist. Die drei Eimer sind verschiedenfarbig. Mit einem Wischmopp (*sooger*) wird die in Eimer 1 befindliche Reinigungs- oder Desinfektionsmittellösung aufgenommen und in gleichmäßigen Bahnen über dem Boden verteilt, danach wird der Wischmopp im Eimer 3 („Schmutzeimer") mithilfe eines Wringers ausgepresst. Vor dem erneuten Eintauchen in Eimer 1 wird der Wischmopp in Eimer 2 mit Wasser ausgespült. Bei der Zwei-Eimer-Methode wird der Eimer 2 weggelassen. Alternativ können Einwegmopps verwendet werden [2].

In Produktionsbereichen, in denen mit starken Verschmutzungen zu rechnen ist, wird vor der Desinfektion eine Reinigung durchgeführt. Bei geringen Verschmutzungen ist der Einsatz eines Desinfektionsmittels, das eine gut reinigende Wirkung hat, ausreichend.

In den RRK A bis D muss alles desinfiziert werden, was sich in den Räumen befindet, sofern es eine Gefahr für das Produkt darstellen kann. Dazu gehören Wände, Decken, Fußböden, Arbeitsflächen, Maschinen, Behälter, Kessel, Arbeitsgeräte und Transporteinrichtungen wie Rohrleitungen, Schläuche und Transportbänder, außerdem Gegenstände, die über Schleusen in die Räume gelangen können; sie müssen daher zuvor gereinigt und desinfiziert werden. Zu diesen Gegenständen gehören Roh- und Hilfsstoffe, Verpackungen, Werkzeuge. Auch Mitarbeiter, Reinigungs- und Wartungspersonal, Inspektoren, Besucher müssen sich in den Personalschleusen nach vorgeschriebenen Prozeduren „wandeln", d. h. die der entsprechenden RRK angemessene Reinraumkleidung anlegen und Hygienerichtlinien befolgen.

Die Auswahl der Desinfektionsmittel erfolgt nach ihrem Einsatzzweck, dem geforderten Wirkspektrum, der Art der Desinfektion (Methode), der Materialverträglichkeit und der Verträglichkeit für die Mitarbeiter (z. B. Hautverträglichkeit, Reizung der Atemwege, allergene Wirkung), der Abspülbarkeit und der Sicherheit für das Produkt hinsichtlich der Desinfektionsmittelrückstände. Des Weiteren spielt der Grad der Reinheit der zu desinfizierenden Fläche eine Rolle, weil die Reinigungswirkung, die Eiweißbelastbarkeit („Eiweißfehler") und ein möglicher „Seifenfehler" berücksichtigt werden müssen. Die Auswahl der Methoden richtet sich nach dem Verwendungszweck.

Beim Umgang mit Desinfektionsmitteln müssen die Unfallverhütungsvorschriften berücksichtigt werden. Beim Einsatz von alkoholhaltigen Mitteln muss in schlecht belüfteten Räumen damit gerechnet werden, dass sich explosionsfähige Luft-Gas-Gemische bilden können. Zusätzlich zum Tragen der Schutzkleidung/Reinraumkleidung müssen Handschuhe und Schutzbrillen getragen werden.

Beim Einsatz von Desinfektions- und Reinigungsmitteln dürfen keine nachteiligen Beeinflussungen für das Produkt erfolgen. Flächen, die nach der Desinfektion mit dem Produkt in Berührung kommen, müssen mit klarem Wasser oder gegebenenfalls mit einem 2-Propanol-Wasser-Gemisch nachgespült werden.

Behördliche Anforderungen an Desinfektionsmittel

Im EU-GMP-Leitfaden wird die Verwendung steriler Desinfektionsmittel in den RRK A und B gefordert. Mehr als ein Wirkstofftyp soll eingesetzt werden. Der regelmäßige Wechsel von Wirkstoffen wie Aldehyde, Alkohole, quaternäre Ammoniumverbindungen, Halogenverbindungen oder Sauerstoffabspalter wird üblicherweise durchgeführt, um eine Adaptation oder gar Resistenzbildung der Mikroorganismen gegenüber einem Wirkstoff zu vermeiden. Bekannt ist die plasmidcodierte Resistenz von *Burkholderia cepacia* gegenüber Benzalkoniumchlorid [3].

Anforderungen an das Personal

Die GMP-Richtlinien stellen Anforderungen an die Mitarbeiter. In den Grundregeln der WHO vom 1.12.1977 heißt es im Abschnitt *Personal im Herstellbetrieb*:

> *Es sollte niemand bei der Herstellung von Arzneimitteln eingesetzt werden, von dem bekannt ist, dass er an einer ansteckenden Krankheit leidet, Überträger einer solchen ist oder offene Wunden an freien Körperstellen hat. Das in der Herstellung beschäftigte Personal sollte regelmäßig auf seinen Gesundheitszustand untersucht werden.*

Der EU-GMP-Leitfaden, Kapitel 2.14, äußert sich sehr ähnlich:

> *Jeder Mitarbeiter sollte bei der Einstellung ärztlich untersucht werden. Der Hersteller muss dafür sorgen, dass Anweisungen vorhanden sind, mit denen sichergestellt wird, dass ihm Änderungen des Gesundheitszustands des Personals, die von Bedeutung für die Produktqualität sein könnten, gemeldet werden. Nach der Einstellungsuntersuchung sollten, wenn aus betrieblichen oder aus Gründen der persönlichen Gesundheit nötig, Folgeuntersuchungen durchgeführt werden.*

Kapitel 2.15:

> *Es sollten Vorkehrungen getroffen werden, die, soweit es praktisch möglich ist, sicherstellen, dass in der Arzneimittelherstellung niemand beschäftigt wird, der an einer ansteckenden Krankheit leidet oder offene Verletzungen an unbedeckten Körperstellen aufweist.*

Auch das IfSG und die Schriften der BG Chemie argumentieren mit gleicher Zielrichtung (siehe dazu auch Abschn. 2.1.3 Medizinische Überwachung in diesem Buch).

Händedesinfektion

Ziel der Händedesinfektion ist, mögliche pathogene Mikroorganismen, die an der Hand anhaften sowie die residente Hautflora zu inaktivieren und deutlich zu reduzieren. Ein direkter Kontakt mit der Hand wird durch das Tragen von Handschuhen vermieden. Auch die behandschuhte Hand muss regelmäßig (z. B. alle 30 min) desinfiziert werden.

Vor dem Einschleusen in die verschiedene RRK sind Hände und Unterarme zu waschen, mit Einmalhandtüchern zu trocknen und zu desinfizieren. Die Hände müssen mit dem Desinfektionsmittel vollständig benetzt werden. Das Einreiben soll sorgfältig, nach einem bestimmten Schema und mindestens 30 s erfolgen. Die Rationale dafür ist, dass alkoholhaltige Hautdesinfektionsmittel eine Einwirkzeit von mindestens 20 s benötigen, um einen Desinfektionserfolg zu erzielen. Eine längere Einwirkzeit ist natürlich nicht nachteilig, im Gegenteil. Die chirurgische Hände- und Unterarmdesinfektion liegt im vielminütigen Bereich.

Reinraumkleidung

Schutzkleidung muss überall dort getragen werden, wo eine Übertragung von Mikroorganismen vom Menschen auf das Produkt möglich ist. Die Anforderungen an die Reinraumkleidung hängen von der jeweiligen RRK ab. Das Umkleiden erfolgt in der Personalschleuse. Auf den Boden gefallene Handschuhe, Kopfbedeckungen, Mund- und Bartschutz dürfen nicht angelegt werden. Die Schutzkleidung ist den Arbeitsgängen angepasst und kann sich farblich innerhalb der RRK unterscheiden. Die Schutzkleidung muss verschiedenen Anforderungen genügen: Sie muss haltbar, für die RRK A und B sterilisierbar, hautverträglich und angenehm zu tragen sein, und sie darf keine Partikel, Fäden und Flusen an die Umgebung abgeben. Die Schutzkleidung wird regelmäßig gewechselt; die Frequenz des Wechselns hängt von der RRK und von der jeweiligen Verschmutzung ab. Zur Arbeitskleidung gehören die Kopfbedeckung, die Arbeitsschuhe, Handschuhe und Mundschutz (plus Bartschutz bei Bartträgern). Getragene Arbeitskleidung wird in gekennzeichnete Behälter gegeben. Einmalartikel werden nach Gebrauch der geregelten Entsorgung zugeführt. Die Kleidung ist regelmäßig auf ihre Tauglichkeit zum Einsatz in bestimmten RRK zu prüfen.

Hygienisches Verhalten und Schulungen

Produktionsmitarbeiter haben Zugang zu ihren Produktionsräumen. Das Instandhaltungs- und Wartungspersonal kann nach planmäßiger Abstimmung oder nach Aufforderung die Reinraumzonen betreten und hat sich entsprechend den Hygienevorschriften umzukleiden. Reinraumgerechtes Verhalten ist zu beachten. Dies gilt auch für Besucher, Mitarbeiter von Kalibrier- und Eichdiensten und Inspektoren. Besucher sind hygienebedingt nicht für den Zutritt zu allen Bereichen der Reinräume zugelassen.

Die Übertragung von Mikroorganismen durch die Mitarbeiter erfolgt oft durch mangelhaftes, nachlässiges hygienisches Verhalten. Zu den Hygieneregeln gehört, dass in allen Hygienezonen, in denen mit offenem Produkt gearbeitet wird, die Benutzung Kosmetika und das Tragen von Schmuck verboten ist. Dekorative Kosmetika geben Partikel ab, unter Ringen, Armbändern und Armbanduhren bildet sich ein feuchtes Subklima auf der Haut, wo dann Mikroorganismen gut gedeihen können. Neben Rauchen (starke Partikelabgabe) sind Essen, Trinken, Kauen, Lutschen von z. B. Bonbons und die Einnahme von Medikamenten verboten. Die Mitnahme von persönlichen Gegenständen wie Portemonnaie, Schlüsselbund, Haarkämme, Zeitungen usw. ist nicht gestattet. Zur sicheren Aufbewahrung persönlicher Gegenstände einschließlich des Schmucks empfehlen sich abschließbare Spindfächer in den Schleusen.

Reinraumgerechtes Verhalten

Reinraumgerechtes Verhalten der Mitarbeiter ist von großer Bedeutung, um die Emission von Partikeln und Mikroorganismen zu vermeiden. Beim Arbeiten unter einer laminaren Luftströmung (= unidirektionale Verdrängungsströmung) muss die Entstehung von Turbulenzen vermieden werden. Dies erreicht man durch langsame und überlegte Bewegungen der Arme und des Körpers. Hektische Bewegungen zerstören die laminare Luftströmung. In Reinräumen sollte man langsam gehen. Kratzen am Kopf muss vermieden werden, ebenso das Berühren weiterer Mitarbeiter. Zu vermeiden ist auch das Anlehnen mit dem Körper an Tische, Wände oder Equipment. Das Sprechen (auch Niesen und Husten) in Richtung offenem Produkt ist zu unterlassen. Bei Überwachungstätigkeiten sollen die Mitarbeiter möglichst weit vom kritischen Bereich entfernt sein. Generell soll nur das wirklich notwendige Personal anwesend sein, ebenso nur die wirklich benötigten Werkzeuge und Gerätschaften. Papier soll wegen der Gefahr der Partikelabgabe nicht in den Reinraum gebracht werden. Sind Notizen unumgänglich, so sind reinraumgeeignetes Spezialpapier und sterile Schreiber erhältlich. Konventionelle Filzstifte, z. B. vom Typ Edding, lassen sich – verpackt in Alufolie – mehrfach autoklavieren. Die Mitarbeiter sind angehalten, gegenseitig den korrekten Sitz der Reinraumkleidung zu kontrollieren.

Korrektes Reinraumverhalten bedeutet:

- korrekt anziehen (Reinraumkleidung),
- korrekt bewegen,
- korrekt verhalten,
- korrekt arbeiten.

Die oben genannten Bedingungen müssen durch regelmäßige Schulungen den Mitarbeitern immer wieder vermittelt werden. Besucher sind vor Betreten der Hygienebereiche ebenfalls zu schulen. Alle Schulungen werden schriftlich mit Inhalt, Namen des Schulenden und der Teilnehmer, Unterschrift, Datum, Dauer der Schulung und einigen Fragen zur Verständniskontrolle dokumentiert.

Räume und Hygienezonen

Für die einzelnen Betriebsräume gelten verfahrensabhängig unterschiedliche Anforderungen hinsichtlich der Belastung durch Mikroorganismen und Partikel. Hinzu kommen physikalische Parameter wie Temperatur, relative Luftfeuchte, Überdruck, Luftwechselrate und gegebenenfalls Beleuchtung (spektrale Zusammensetzung des Lichts bei fotosensitiven Produkten). Der Reinraum ist mehr als ein nur staubfreier Raum! Die Betriebsräume sind nach ihrer Funktion, baulichen Qualität und Art der Lüftung in vier RRK eingeteilt.

Der ordnungsgemäße Übergang zwischen den verschiedenen RRK erfolgt über Schleusen, wobei die Personalschleusen von den Materialschleusen getrennt sind. In den Schleusen werden für die Zielzone entsprechende aufbauende oder abbauende Maßnahmen durchgeführt, die in SOPs beschrieben werden.

Zeitpunkt und Art der Reinigung und Desinfektion werden in Reinigungs-SOPs festgelegt. In den Reinigungs-/Desinfektionsprotokollen oder Logbüchern werden die durchgeführten Arbeiten schriftlich dokumentiert und abgezeichnet. Diese Dokumente sind Teil der Herstellungsdokumentation.

Maßnahmen zur Schädlingsbekämpfung (zur *pest control* siehe Abschn. 2.3) werden durch eine SOP geregelt.

Zur Überwachung des Hygienestatus werden regelmäßige mikrobiologische Umgebungskontrollen (*environmental monitoring* siehe Abschn. 2.2) in Verbindung mit einem physikalischen Monitoring durchgeführt.

Produktionshygiene

Die Produktionshygiene ist zusammen mit der Personalhygiene Teil der Betriebshygiene. Ziel der Betriebshygiene ist es, potenzielle Kontaminationsquellen unter Kontrolle zu bringen und einen definierten Reinheitszustand zu erreichen und zu halten. Dazu ist es neben weiteren Maßnahmen nötig, dass die Produktionsmitarbeiter in der für die Produktion vorgeschriebenen Kleidung und Schutzausrüstung arbeiten. Alle Hilfsmittel und Geräte werden regelmäßig gewartet, materialgerecht gereinigt und desinfiziert. Alle Materialien dürfen nur über die vorgesehenen Schleusen in die jeweilige Reinraumzone gebracht werden. Die Reinigung und Desinfektion erfolgt mit festgelegten Reinigungs- und Desinfektionsmitteln nach festgelegten Methoden. Geschulte Mitarbeiter reinigen und desinfizieren die Geräte und Materialien gemäß schriftlicher Arbeitsanweisungen (SOPs). Nach Durchführung der Reinigung wird visuell auf Sauberkeit kontrolliert; die erfolgreiche Reinigung wird schriftlich protokolliert. Hygienebeauftragter, GMP-Koordinator, *Supervisor* oder speziell geschulte, erfahrene Mitarbeiter bestätigen schriftlich in regelmäßigen Intervallen die durchgeführten Maßnahmen. Die Reinigungsvalidierungen erfolgen nach schriftlichem Validierungsplan.

3.2 Zonenkonzept

Der hier beschriebene Parenteraliabetrieb besitzt mit seinen vier RRK eine Gesamtfläche von 987 m^2, die sich so aufteilen: D: 430 m^2, C: 157 m^2, B: 320 m^2, A (= Fläche unter *laminar flow*): 80 m^2. Ungefähr 70 000–75 000 mikrobiologische Monitoring-Daten werden jährlich erhoben.

Im EU-GMP-Leitfaden sind im Annex 1 die erlaubten Limite (Aktionslevel, AL) publiziert für die RRK A–D [2], siehe auch Tab. 3.9. Im Gegensatz zur USP sind

Tab. 3.9 Mikrobiologische AL entsprechend EU-GMP-Leitfaden plus WL und Frequenzen für RRK A–D. S = schichtweise, T = täglich, W = wöchentlich, M = monatlich, Q = quartalsweise, HJ = halbjährlich, J = jährlich, # = andere Frequenz gemäß Risikoanalyse.

		RRK A Abfüllung steriler Produkte	**RRK B** Hintergrund für A, Schleusen, Verkehrsflächen		**RRK C** Einwaage und Herstellung von Ansatzlösungen, Musterziehung von Ausgangsstoffen, Schleusen, Verkehrsflächen		**RRK D** Reinigung von Equipment, Bördeln, Schleusen, Verkehrsflächen	
		Produktions-räume	**Produktions-räume**	**Schleusen Verkehrs-flächen**	**Produktions-räume**	**Schleusen Verkehrs-flächen**	**Produktions-räume**	**Schleusen Verkehrs-flächen**
Betriebs-mittel	Desinfektions-, Reinigungsmittel	--	HJ	HJ	J	J	J	J
	AL (Desinfektionsmittel, Reinigungsmittel)	--	0 KBE/ 10 ml, 10 KBE/ml		0 KBE/ 10 ml, 10 KBE/ml		0 KBE/10 ml, 10 KBE/ml	
	Schmiermittel	HJ	--	--	--	--	--	--
	AL [KBE/ml]	1	--	--	--	--	--	--
	Druckluft, Gase	über Media Fill	über Media Fill	--	--	--	--	--
	WL/AL [KBE/m³]	--/0	--/0		20 /100		20 /100	
Ober-flächen (Kontakt-platte] [KBE/25 cm²]	Equipment und produktnahe Oberflächen	C	--	--	2xW #	--	M	--
	WL/AL	--/< 1	--	--	15/25	--	25/50	--
	produktferne Oberflächen (z. B. Stühle, Telefone)	--	T	T	--	--	--	--
	WL/AL	--	3/5	3/5	--	--	--	--
	Räume (Wände, Böden, Ablagen, Türen, Lamellen)	C	T	T	2xW #	2xW #	M	M
	WL/AL restliche Abklatsche	--/< 1 --/< 1	3/5 3/5	3/5 3/5	15/25 15/25	15/25 50/100	25/50 25/50	25/50 100/200
Luft	aktiv	S	S	T	2xW #	2xW #	M	M
	WL/AL [KBE/m³]	--/< 1	5/7	5/7	50/100	50/100	100/200	100/200
	passiv	S	S	T	S	2xW	M	M
	WL/AL [KBE/64 cm²]	--/< 1	2/3	2/3	20/50	20/50	50/100	50/100
Personal [KBE/25 cm²]	Fingerprint (in A u. B) oder Hand	S	S	--	S	--	M	--
	WL/AL	--/< 1	3/5	--	5/10	--	5/10	--
	Kleidung: Bauch, Schulter, Unterarm	--	S	--	2xW	--	M	--
	WL/AL	--	3/5	--	50/100	--	100/200	--
	Mundschutz:	--	M	--	--	--	--	--
	WL/AL	--	3/5	--	--	--	--	--

für die Aktionslevel Durchschnittswerte gestattet. Qualitative Vorgaben bezüglich der Mikroorganismenflora gibt der EU-FMP-Leitfaden nicht. Bezüglich der Prüffrequenzen wird auf die Norm EN/ISO 14644-1 verwiesen.

3.2.1
Mikrobiologisches Umgebungsmonitoring

Ausgewertet wird beispielhaft das Monitoring eines Jahres, entsprechend vier Quartalen. Die Ergebnisse von aktiven und passiven Luftkeimsammlungen zeigen im Vergleich zum Monitoring der Oberflächen deutlich höhere Artenvielfalt. Dominierend sind mit aufgerundet 69 % die Gram-positiven Bakterien. Dabei handelt sich meist um Staphylokokken, also typische Bewohner der menschlichen

Haut und der Schleimhäute sowie um Mikrokokken (als *air borne bacteria* typische Umgebungsbakterien, die luftgetragen verbreitet werden, auch zur humanen Hautflora gehörend). Unter den Staphylokokken wird *Staphylococcus epidermidis*, unter den Mikrokokken *Micrococcus luteus* am häufigsten gefunden. Mehr als die Hälfte aller gefundenen Mikrokokken werden als *Micrococcus luteus* identifiziert. *Staphylococcus aureus* wird zu ungefähr 1 % unter allen Staphylokokken identifiziert. Der Fachliteratur folgend tragen in Deutschland ca. 30 % der Bevölkerung diese Bakterien in der Nasenschleimhaut des vorderen Nasenbereichs und weitere 30 % haben eine passagere Besiedlung mit *Staphylococcus aureus*; ca. 70 % des Krankenhauspersonals sind Träger dieses Bakteriums [3]. Ursache für das geringe Auffinden im Monitoring ist, dass in den RRK A, B und C sterile Einmalmasken und desinfizierte Korbbrillen von den Mitarbeitern getragen werden. Typische *water borne bacteria* werden zu 20 % gefunden. Oft werden solche „Feuchtkeime" – ein Begriff aus der medizinischen Mikrobiologie [4] – nach Reinigungsmaßnahmen im Luftmonitoring gefunden. Aerobe endosporenbildende Bakterien liegen bei ungefähr 5 %; identifiziert werden neben verschiedenen Bazillus-Arten häufig verwandte Arten wie Paenibacillus (meist die Art *Paenibacillus glucanolyticus*) und Lysinibacillus. Schimmelpilze und Hefen liegen ebenfalls bei ungefähr 5 %, wobei die Hefen, die in der Natur auf Pflanzenblüten, aber auch auf der menschlichen Haut und Schleimhaut leben, zu 1,4 % vorkommen.

Die mikrobielle Artenvielfalt in der Auswertung des Monitorings der Oberflächen ist deutlich geringer als im Monitoring der Luft. Identifiziert werden zu 85,4 % Gram-positive Bakterien (Staphylokokken zu 29,6 %, Mikrokokken zu 17,6 %, Kocuria-Arten zu 5,9 %). *Staphylococcus epidermidis* ist die häufigste Art unter den Staphylokokken, *Staphylococcus aureus* ist zu 10 % vertreten. Spitzenreiter unter den Mikrokokken ist *Micrococcus luteus* mit mindestens 50 %, unter den Kocuria-Arten ist es *Kocuria kristinae*. Fasst man die eng verwandten Micrococcus- und die Kocuria-Arten zusammen, erhält man einen Wert von knapp 24 %. Somit liegt diese Bakteriengruppe an dritter Stelle im Monitoring der Oberflächen. Die weiteren identifizierten Mikroorganismen sind im einstelligen Prozentbereich. Wasserbakterien liegen bei knapp 6 % Häufigkeit. Das ist ein Wert, der deutlich niedriger ist als in der Luftkeimsammlung. Die Probennehmer sind geschult, die Kontaktplatten nicht auf feuchte Oberflächen zu drücken. Im Monitoring der Oberflächen werden keine Schimmelpilze und Hefen (zumindest in dem betrachteten Jahr) gefunden. Zurückzuführen ist das auf die Verwendung der bakteriziden Desinfektionsmittel, die auch über eine gute mykozide Wirkung verfügen. Zu knapp 30 % werden unerwünschte aerobe Endosporenbildner gefunden (meist Bazillus-, Lysinibazillus- und Paenibazillus-Arten). Daraus ist zu schließen, dass öfter sporizide Desinfektionsmittel verwendet werden müssen. Die Verminderung der Sporenbildner wird durch den Gebrauch von wasserstoffperoxidhaltigen und peressigsäurehaltigen Desinfektionsmitteln erreicht.

Zur Definition von Aktionslevel (*action level*) und Warnlevel (*alert level*):

USP-Definition (Kapitel <1231> Water for Pharmaceutical Purposes):

Alert levels are levels or ranges that, when exceeded, indicate that a process may have drifted from is normal operating condition.

Tab. 3.10 Auswertung der aktiven und passiven Luftkeimsammlungen. Identifizierungen werden nach WL- und AL- Überschreitungen durchgeführt. pos. = Gram-positiv, neg. = Gram-negativ. Daten aus [5].

Mikroorganismen	Gram-Färbung	Prozentuale Häufigkeit (%)			
		Q I	Q II	Q III	Q IV
Acinetobacter	neg.	15,8	4,3	7,4	10,9
Aerococcus	pos.			0,6	0,8
Aeromonas	neg.			1,1	
Alloicoccus	pos.			1,1	
Bacillus, Paenibacillus	pos.	5,3	4,3	8,5	2,5
Brachybacterium	pos.				1,6
Brevibacterium	pos.	5,3	4,3		0,8
Brevundimonas	neg.		4,3		0,8
Corynebacterium	pos.			0,6	2,5
Dermacoccus	pos.			1,1	
Gemella	pos.			0,6	
Gordonia	pos.			0,6	
Hefen					5,9
Janibacter	neg.			0,6	
Kocuria	pos.	5,3	17,4	2,8	4,2
Leuconostoc	pos.		4,3		
Micrococcus[a)]	pos.	31,6	39,1	17,0	16,8
Moraxella	neg.			8,5	3,7
Paracoccus	neg.	5,3		2,3	
Pilze		10,5		3,4	1,6
Pseudomonas	neg.	5,3		7,4	12,6
Roseomonas	neg.			1,7	
Sphingomonas	neg.			1,1	5,9
Staphylococcus[b)]	pos.	21,0	21,9	30,7	25,2
Stenotrophomonas	neg.			1,7	0,8
Sonstige				1,1	3,4
Prokaryonten (Bakterien)	pos.	63,2	87,0	63,6	53,6
Prokaryonten (Bakterien)	neg.	26,3	13,0	29,6	38,9
Eukaryonten (Pilze, Hefen)	n. a.	10,5	0	7,4	7,5

a) Meist *Micrococcus luteus.*

b) Meist *Staphylococcus epidermidis,* darunter *Staphylococcus aureus* 3 %.

Alert Levels constitute a warning and do not necessarily require a corrective action.
Action levels are levels or ranges that, when exceeded, indicate that a process has drifted from its normal operating range.

Tab. 3.11 Auswertung des Monitorings der Oberflächen nach WL- und AL- Überschreitungen summiert über vier Quartale in den RRK A–D. Daten aus [5].

Mikroorganismen	Gram-Färbung	Prozentuale Häufigkeit (%) pro 4 Quartale	Bemerkungen
Acinetobacter	neg.	5,9	
Aerococcus	pos.	2,9	
Bacillus, Lysinibacillus, Paenibacillus	pos.	29,4	meist *Paenibacillus glucanolyticus*
Enterobacteriaceae	neg.	2,9	
Janibacter	neg.	2,9	
Kocuria	pos.	5,9	meist *Kocuria kristinae*
Micrococcus	pos.	17,6	meist *Micrococcus luteus*
Paracoccus	neg.	2,9	*Paracoccus yeei*
Staphylococcus	pos.	29,6	meist *Staphylococcus epidermidis*, zu 10 % *Staphylococcus aureus*
Bakterien	pos.	85,4	
Bakterien	neg.	14,6	

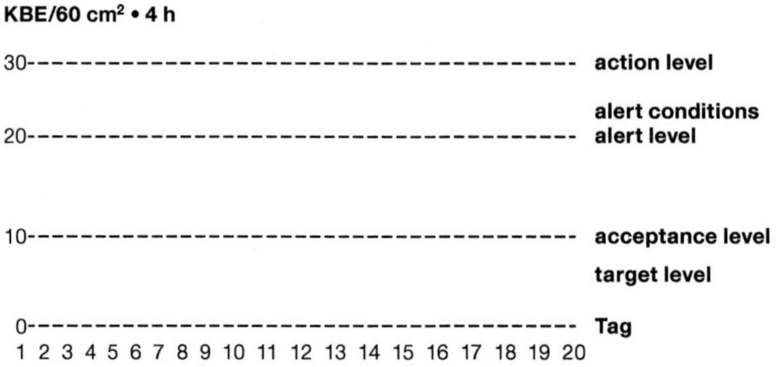

KBE/60 cm² • 4 h

```
30----------------------------------------  action level
                                            alert conditions
20----------------------------------------  alert level

10----------------------------------------  acceptance level
                                            target level
0-----------------------------------------  Tag
 1 2 3 4 5 6 7 8 9 10 11 12 13 14 15 16 17 18 19 20
```

Abb. 3.1 Beispiel passive Luftkeimsammlung mit einem Aktionslevel 30 KBE/60 cm^2 · 4 h, Warnlevel 20 KBE/60 cm^2 · 4 h (beide Werte errechnet) und Akzeptanzlevel (Toleranzlevel) auf 10 KBE/60 cm^2 · 4 h festgesetzt.

Formeln zur Berechnung der Warn- und Aktionslevel gemäß Entwurf der DIN 1632 [6]:

c	Durchschnitt aller Werte (der DIN-Entwurf empfiehlt mindestens 30 Werte heranzuziehen).
Warnlevel	$\mathrm{WL} = c + 3\sqrt{c}$
Aktionslevel	$\mathrm{AL} = \mathrm{WL} + 3\sqrt{c}$

Die DIN-Norm existiert seit 1995 als Entwurf, sie ist bisher nicht gültig und nicht veröffentlicht worden, jedoch sind die beiden Formeln den deutschen Überwachungsbehörden bekannt, und sie wurden auf Fachtagungen auch vorgestellt [7]. In der klinischen Chemie wird der Aktionslevel als 3σ (Standardabweichung Sigma) und der Warnlevel als 2σ definiert [8]. Das setzt eine Normalverteilung voraus, die bei mikrobiologischen Daten, die in grafischer Auftragung häufig „linksschief" sind, meistens nicht gegeben ist. Eine neuere Publikation bestätigt, dass die Normalverteilung nach Gauss und die Poisson-Verteilung mikrobiologischer Monitoring-Daten nicht gegeben sind [9].

Rechenbeispiel

Luftkeimsammlungen mittels Sedimentationsplatten in einem Reinraum der Klasse D (AL = 100 KBE/64 cm^2 · 4 h laut EU-GMP-Leitfaden); Monitoring-Frequenz täglich.

Der arithmetische Mittelwert c, gebildet aus den 54 Monitoring-Daten, beträgt 10 KBE/64 cm^2 · 4 h. Die Monitoring-Daten wurden über einen Zeitraum von 54 Arbeitstagen erhoben.

$$\mathrm{WL} = \frac{10\,\mathrm{KBE}}{64\,\mathrm{cm}^2} \cdot 4\,\mathrm{h} + 3\sqrt{10} = \frac{19{,}6\,\mathrm{KBE}}{64\,\mathrm{cm}^2} \cdot 4\,\mathrm{h}\,, \quad \text{aufgerundet } 20$$

$$\mathrm{AL} = \mathrm{WL} + 3\sqrt{36} = \frac{29\,\mathrm{KBE}}{64\,\mathrm{cm}^2} \cdot 4\,\mathrm{h}\,, \quad \text{aufgerundet } 30$$

Mit der Berechnung aus historischen Daten erhält man mit dem gewählten Beispiel einen AL-Wert kleiner als im EU-GMP-Leitfaden angegeben. Der errechnete WL-Wert beträgt 67 % vom errechneten AL. Gängige Praxis ist oft, den WL auf 50 % des AL zu setzen, allerdings fehlt hierfür letztendlich die Rationale.

Die Berechnungen über die Standardabweichung σ_n ergeben für WL und AL mehr als doppelt so hohe Werte als die Berechnungen nach dem DIN-Entwurf 1632:

$$2\sigma_n = 47 \quad \text{(aufgerundet)}$$
$$3\sigma_n = 70 \quad \text{(abgerundet)}$$

Sinnvoll ist, unterhalb des Warnlevels einen Akzeptanzwert (auch Schwellenwert oder Toleranzwert genannt) zu definieren. Dies sollte man dann tun, wenn historische Daten deutlich unterhalb des Warnlevels liegen, die Situation also viel besser ist als der berechnete oder vorgegebene Warnlevel. Bei Erreichen des Akzeptanzwerts muss dann entsprechend früher reagiert werden. In dem gewählten Beispiel ist der Akzeptanzlevel (Toleranzlevel) auf 10 KBE/64 cm^2 · 4 h festgesetzt, da 83 % der Ergebnisse kleiner 10 KBE/64 cm^2 · 4 h betragen und der Toleranzbereich (*target level*) überwiegend getroffen wird. Bei Überschreitung des Akzeptanzlevels sollte bereits gegengesteuert werden, z. B. durch Desinfektionsmaßnahmen.

Software zur Erfassung von Monitoring-Daten und deren Aufbereitung/Auswertung ist erhältlich, z. B. von Lonza (MODA™), Novatek International (Nova-

Tab. 3.12 Messwerte der täglichen passiven Luftkeimsammlungen in einem Reinraum der Klasse D. Der arithmetische Mittelwert x_m beträgt 10 KBE/64 $cm^2 \cdot 4$ h. Ein Messwert ist über dem *Action Level* von 100 KBE/64 $cm^2 \cdot 4$ h und damit OOL.

Probe	Passive Luftkeimsammlung (KBE/64 $cm^2 \cdot 4$ h)	Probe	Passive Luftkeimsammlung (KBE/64 $cm^2 \cdot 4$ h)
1	0	28	3
2	0	29	0
3	1	30	1
4	1	31	2
5	0	32	1
6	0	33	89
7	0	34	1
8	1	35	0
9	9	36	2
10	4	37	0
11	0	38	0
12	4	39	2
13	1	40	2
14	0	41	55
15	2	42	3
16	1	43	1
17	1	44	3
18	2	45	2
19	2	46	0
20	21	47	0
21	3	48	0
22	1	49	7
23	53	50	47
24	18	51	0
25	30	52	0
26	37	53	126 (= OOL)
27	0	54	6

Tab. 3.13 Zusammenfassung aller Ergebnisse aus den Messwerten von Tab. 3.12. Die Einheit für die Werte ist KBE/64 $cm^2 \cdot 4$ h.

	AL	WL	WL min % vom AL
EU-GMP-Guideline	100	50	50
Berechnung der Standardabweichung	70	47	67
DIN 1632 Entwurf	30	20	67

tek EM), PharMonitoring (PharmQuest), SmartLab EM (VelQuest) und Biosciences (www.biosciences.ch). Die Software MiniTab®, die bei der Durchführung von Six-Sigma-Projekten verwendet wird, ist zur Berechnung und Darstellung von Trends geeignet. Statistikprogramme wie Spotfire und R Studio können verwendet werden.

3.3 Herstellung mit terminaler Sterilisation

Die terminale Sterilisation bietet den höchsten Grad an Sterilisationssicherheit und wird daher weltweit von den Zulassungsbehörden gefordert, wenn bei einem Produkt diese Möglichkeit besteht. Der Sterilisationsprozess erfolgt mit dem Produkt bzw. der Produktlösung im Autoklaven im geschlossenen Endbehältnis. Die terminale, d. h. abschließende Sterilisation wird in der pharmazeutischen Praxis meist mittels feuchter Hitze im Autoklaven (Dampfsterilisator) durchgeführt. Anwendbar ist diese Form der Sterilisation für wasserbenetzbare Materialien und wässrige Lösungen.

Wasserdampf hinterlässt nach seiner Einwirkung keine gesundheitsschädlichen Rückstände. Die Standardtemperatur im Autoklaven ist 121 °C in einer gespannten Wasserdampfatmosphäre. In einer geschlossenen Kammer steigen die Siedetemperatur des Wassers und auch die Temperatur des Wasserdampfs sowie der Druck. Temperatur und Druck sind abhängig voneinander. Bei 121 °C beträgt der Dampfdruck ungefähr 2 atm, d. h., der Überdruck beträgt ungefähr 1 atm. Bei 135 °C liegt der Dampfdruck bei ungefähr 3 atm, d. h., der Überdruck beträgt ungefähr 2 atm.

Tab. 3.14 Dampfdruck des Wassers im Sättigungszustand (1 bar = 10^5 Pa).

Temperatur (°C)	Druck (bar)	Druck (atm)
0	0,0061	0,0062
20	0,0235	0,0240
30	0,0427	0,0436
40	0,0742	0,0757
80	0,4766	0,4861
100	1,0198	1,0402
110	1,4419	1,4707
120	1,9982	2,0382
130	2,7190	2,7734

Die letale Wirkung der Hitze auf Mikroorganismen beruht auf der Koagulation der Zellproteine. Injektions- und Infusionslösungen, Augentropfen, Lösungen für Blasenspülungen müssen steril sein. Ist die Voraussetzung gegeben, dass diese pharmazeutischen Produkte einschließlich ihrer Behältnisse (Glasampulle, Glasvial, Fertigspritze) hitzestabil sind, so kann die Autoklavierung angewendet werden. Wasserdampf ist die preiswerteste, bequemste und vor allem sicherste Art zur Abtötung von Mikroorganismen.

Als Varianten der terminalen Sterilisation werden eingesetzt:

- Strahlensterilisation (γ-Strahlen) zur Anwendung bei hitzeempfindlichen Materialien und Produkten,
- Ethylenperoxidgas oder Wasserstoffperoxiddampf (VHP™); jedoch nur, wenn andere geeignete Verfahren nicht zur Verfügung stehen.

Der aseptische Prozess bietet im Vergleich zur terminalen Sterilisation einen geringeren Sicherheitsgrad und wird vor allem bei Produkten mit chemischer Instabilität eingesetzt. Hier müssen alle individuellen Komponenten *im Voraus*, vor Zusammenfügung der Einzelkomponenten, sterilisiert bzw. die Lösungen steril filtriert werden.

3.3.1
Qualifizierung von Dampfsterilisatoren

Eine sachgerechte Qualifizierung erbringt den dokumentierten Nachweis, dass der zu qualifizierende Dampfsterilisator entsprechend der Spezifikation installiert wurde und eine adäquate und reproduzierbare Sterilisation gewährleistet werden kann. Bei der Durchführung von Qualifizierungsmaßnahmen an Dampfsterilisatoren werden folgende vier Stufen unterschieden:

- Designqualifizierung (DQ) einschließlich Risikoanalyse,
- Ausgangsqualifizierung,
- regelmäßige Requalifizierung,
- Requalifizierung nach signifikanten Änderungen am Sterilisator.

Die Ausgangsqualifizierung unterteilt sich in die wichtigen drei Abschnitte: Installationsqualifizierung (IQ), Funktionsqualifizierung (OQ) sowie die Leistungsqualifizierung (PQ) mit der eigentlichen Validierung des Sterilisationsprozesses.

Installationsqualifizierung (IQ): Zur verlässlichen Registrierung, Steuerung und Regelung des Dampfsterilisators ist eine Kalibrierung der internen Messstellen essenziell. Alle Temperatur- und Druckmessstellen sind vor Start kalibriert.

Zu diesem Zeitpunkt werden die routinemäßigen Maßnahmen nach erfolgreicher Qualifizierung in einem VI- und Kalibrierplan festgelegt und in ein VI-System eingepflegt.

Funktionsqualifizierung (OQ): Zum Nachweis der Funktion aller Alarmierungen werden die Alarme überprüft. Alarme werden bei Überschreitung der im Voraus eingestellten Grenzwerte ausgelöst, korrekt angezeigt und dokumentiert. Der Nachweis der Kammerdichtheit während der Vakuumphasen erfolgt mittels Dichtigkeitsprüfung der Sterilisationskammer durch einen Vakuumhaltetest. Gemäß DIN EN 285 darf der Druckanstieg innerhalb der Prüfzeit von 10 min bei 1,3 mbar/min nicht übersteigen.

Der Nachweis der Integrität der Belüftungsfilter stellt sicher, dass die Belüftung des Sterilisators nach der Qualifizierung das Sterilisationsgut nicht kontaminiert.

Der Nachweis einer stabilen Temperaturverteilung in der Kammer erfolgt durch eine in der Regel dreimalige Temperaturverteilungsmessung in der leeren Sterilisationskammer bei 121,1 °C. Alle Temperaturfühler zeigen eine Temperatur von $\geq$ 121,1 °C in der Sterilisationsphase. Alle externen und internen Druckfühler zeigen > 2 bar während der Sterilisationsphase.

Informativ sollte die kälteste Stelle in der leeren Kammer ermittelt werden. Dabei wird kein *cold spot* (Temperaturfühler mehr als 1 K niedriger als der ermittelte Mittelwert aller Fühler) gemessen.

Leistungsqualifizierung (PQ): Sie soll belegen, dass die festgelegte Sterilisationstemperatur an jeder Position in der Beladung reproduzierbar erreicht werden kann. Der Nachweis erfolgt mittels Temperaturverteilungsmessung und durch Einbringen von Bioindikatoren (BIs) in Sterilisiergut und Sterilisationskammer. Die einzelnen Beladungsschemata zur Durchführung werden in der Leistungsqualifizierung im Voraus festgelegt.

Der Nachweis, dass ein definierter und reproduzierbarer Sterilisationserfolg erreichbar ist, wird für eine dreimalige Temperaturverteilungsmessung, mit BIs für jede definierte Beladung und *Worst-Case*-Bedingungen sowie eine Temperaturverteilungsmessung mit BIs für jedes eingesetzte Programm unter Routinebedingungen durchgeführt. Zum Nachweis der intakten Belüftungsfilter im vorgesehenen Programm wird dreimal die Filter-Inline-Sterilisation bei Temperaturen $\geq$ 121,1 °C unter *Worst-Case*-Bedingungen und einmal bei $T \geq$ 121,1 °C unter Routinebedingungen durchgeführt. Als Akzeptanzkriterien werden folgende Parameter definiert: Programme alle bei $T \geq$ 121,1 °C; die Thermocouples sowie alle Temperaturfühler zeigen während der Sterilisationsphase $\geq$ 121,1 °C; die externen und internen Druckfühler > 2 bar während der Sterilisationsphase.

Als F_0-Wert ist mindestens 18 zu erreichen, und alle BIs sind abgetötet. Zwei Positivkontrollen bei den BIs müssen Wachstum zeigen.

Bei der Beladung unterscheidet man zwischen festen Beladungen und variablen Beladungen.

Bei einer festen Beladung ändern sich Art und Umfang des eingebrachten Sterilisationsgutes im Routinefall nicht.

Bei einer variablen Beladung können Art und Umfang der eingebrachten zu sterilisierenden Elemente variieren. Alle Elementtypen sind jedoch für die Beladung definiert. Bei einer variablen Beladung sind in der Qualifizierung Maximalbeladung (Elemente jeden Elementtyps bei vollständiger Kammerfüllung) und Minimalbeladung (geringe Anzahl von kritischen Elementen einer Beladung) zu überprüfen.

Kritische zu sterilisierende Elemente werden durch die niedrigsten F_0-Werte aus den *Worst-Case*-Läufen der Ausgangsqualifizierung identifiziert. Dazu gehören poröse Elemente mit großen Oberflächen wie Filter, lange dünne Schläuche und Elemente mit großer Masse.

Unter *Worst-Case*-Bedingungen sind erschwerte Bedingungen zu verstehen. Durch z. B. Reduktion der Sterilisationszeit um 20 % ist zu zeigen, dass die festgelegten Akzeptanzkriterien für den Routineprozess, auch unter den erschwerten Bedingungen, erreicht werden. *Worst-Case*-Beladungen sind durch niedrige F_0-Werte im Vergleich zu anderen Beladungen gekennzeichnet und können sowohl Minimal- oder auch Maximalbeladungen sein. *Worst-Case*-Beladungen werden nach Abschluss der Ausgangsqualifizierung festgelegt.

Gemischte Beladungen (*mixed loads*) werden mit dem Ziel, die Routinerequalifizierung zu vereinfachen, zusammengestellt. Dabei werden – abgeleitet von den *Worst-Case*-Beladungen – weitere Elemente aus anderen Beladungen ergänzt oder unkritische Elemente durch kritische ersetzt.

Vor Start jeder Qualifizierungsaktivität sind die prozessrelevanten internen Temperatur- und Druckfühler zu kalibrieren.

Vor und nach Installation der externen Temperaturfühler und nach der Qualifizierung ist ein Dichtigkeitstest bei leerer Kammer durchzuführen. Dabei ist darauf zu achten, dass die Kammertemperatur auf unter 40 °C abgesunken ist.

Routinerequalifizierung

Ausgangspunkt der regelmäßigen jährlichen Leistungsrequalifizierung ist der festgelegte Kalibrierplan. Um den requalifizierten Status zu erreichen, sind die *Worst-Case*-Beladungen unter *Worst-Case*-Bedingungen zu überprüfen. Darüber hinaus wird die angestrebte Funktionalität des Sterilisators mittels einer Beladung unter Routinebedingungen nachgewiesen.

Die Prüfpunkte und die entsprechenden Akzeptanzkriterien leiten sich aus der Funktionsqualifizierung (OQ-Test) bzw. aus der Leistungsqualifizierung (PQ) ab.

Durchzuführen sind die Dichtigkeitsprüfung der Sterilisatorkammer (Vakuumhaltetest), Temperaturverteilungsmessungen in der leeren Kammer sowie für die in der Ausgangsqualifizierung definierten *Worst-Case*-Beladungen und Routinebeladung. Jede Requalifizierung schließt die Überprüfung der Filter-Inline-Sterilisation unter *Worst-Case*-Bedingungen mit einem Temperaturprogramm bei $T \geq 121{,}1\,°C$ mit ein.

Alle Abweichungen und Auffälligkeiten während der Requalifizierung, Prüfergebnisse vor und nach durchgeführten Korrekturmaßnahmen sind zu dokumentieren und zu bewerten.

Typisches Sterilisiergut ist in den folgenden drei Abbildungen (Abb. 3.2–3.4) fotografisch dargestellt.

3.3.2 Bioindikatoren

Das Europäische Arzneibuch definiert „Sterilität“ folgendermaßen:

> *Sterilität ist die Abwesenheit von lebensfähigen Mikroorganismen. Sterilität muss durch die Anwendung eines geeigneten und validierten Herstellverfahrens gewährleistet werden.*

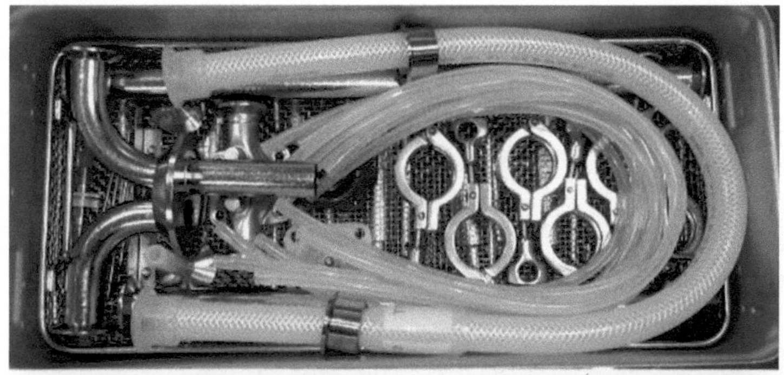

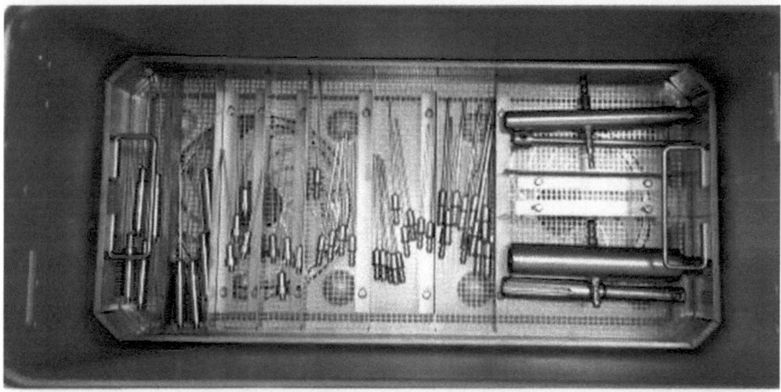

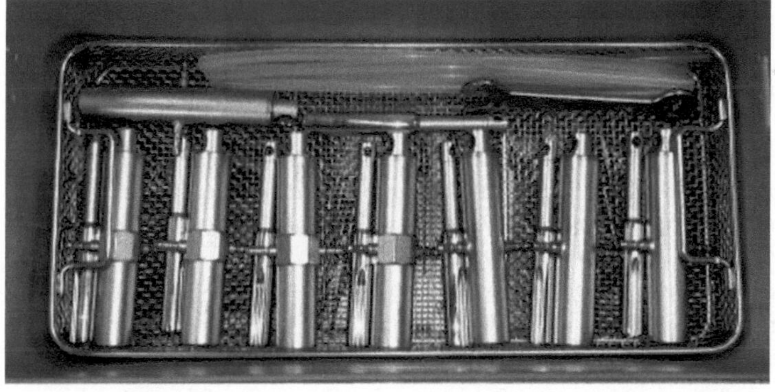

Abb. 3.2 Sterilcontainer, Pumpen und Anschlussteile in drei Ebenen. Foto: Udo Zachert.

Gefordert wird die Reduktion um sechs log-Stufen, zu erreichen beispielsweise durch feuchte Hitze im Autoklaven ($\geq$ 121 °C für mindestens 15 min) oder durch trockene Hitze im Heißluftsterilisator ($\geq$ 160 °C für mindestens 2 h). Andere Verfahren zur Sterilisation sind der Einsatz von Gasen und ionisierenden Strahlen.

Der EU-GMP-Leitfaden [5] fordert:

Für alle Sterilisationsverfahren sollten validierte Beladungsmuster festgelegt werden. Biologische Indikatoren sollten als zusätzliche Methode der Sterilisationskontrolle angesehen werden. Sie sollten entsprechend den Angaben des

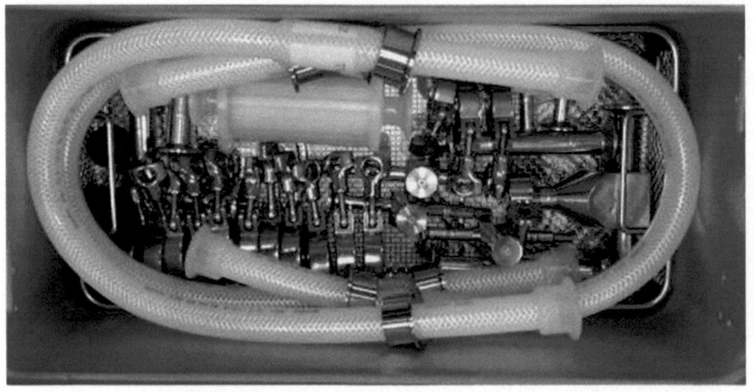

Abb. 3.3 Sterilcontainer, Ventile und Capsule. Foto: Udo Zachert.

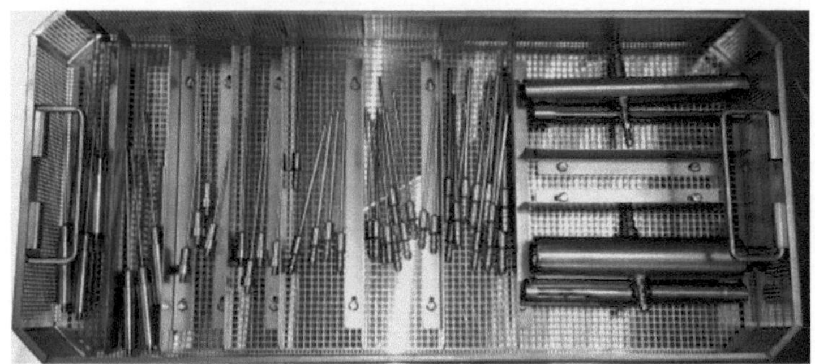

Abb. 3.4 Sterilcontainer, Füllnadeln und Pumpe. Foto: Udo Zachert.

Herstellers gelagert und verwendet werden und ihre Qualität durch Positivkontrollen sollte überprüft werden. Werden biologische Indikatoren eingesetzt, sollten strenge Vorkehrungen getroffen werden, um jede mikrobiologische Kontamination durch die Indikatoren zu verhindern.

Die Norm DIN EN ISO 14161:2009 vom März 2010 definiert biologische Indikatoren wie folgt:

Ein biologischer Indikator ist ein lebensfähige Mikroorganismen enthaltendes Prüfsystem, das gegenüber einem festgelegten Sterilisationsverfahren eine definierte Resistenz aufweist.

Das Kapitel 5.1.2 des Ph. Eur. befindet sich momentan in der Überarbeitung. Die Neufassung des Drafts wurde am 23.6.2015 in Pharmeuropa 27.3 veröffentlicht [10].

Die ersten Angaben über die Dampfresistenz von Milzbrandsporen kamen 1881 von Robert Koch (1843–1910), Georg Gaffky (1850–1918) und Friedrich Löffler (1852–1915). In der Folgezeit wurden Päckchen mit pasteurisierter Gartenerde verwendet, um die Wirksamkeit der Sterilisation mit Autoklaven zu belegen. Gartenerde ist reich an bakteriellen Endosporen dank des Vorhandenseins von Bazil-

Tab. 3.15 Bioindikatoren gemäß Ph. Eur. 8, Kapitel 5.1.2. Die Behandlung mit VHP™/H_2O_2 ist nicht in der Ph. Eur. beschrieben.

Behandlung	Bioindikator	ATCC™-Nr.	Anzahl der Sporen	*D*-Wert
Dampf (Autoklav)	*Geobacillus stearothermophilus*	z. B. 7953	$> 5 \cdot 10^5$	$\geq$ 1,5 min bei 121 °C
trockene Hitze	*Bacillus atrophaeus*	z. B. 9372	$> 1 \cdot 10^6$	$\geq$ 2,5 min bei 160 °C
ionisierende Strahlen	*Bacillus pumilus*	z. B. 27 142	$> 1 \cdot 10^7$	$\geq$ 1,9 kGy
Ethylenoxid	*Bacillus atrophaeus*	z. B. 9372	$> 1 \cdot 10^6$	$\geq$ 2,5 min bei 600 mg Ethylenoxid pro Liter bei 54 °C/60 % relativer Feuchte
VHP™/H_2O_2	*Geobacillus stearothermophilus*	z. B. 7953	$> 5 \cdot 10^5$	keine Angabe

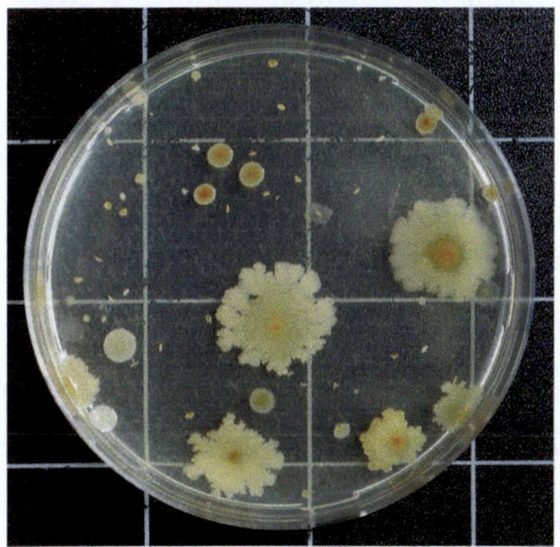

Abb. 3.5 Kolonien von *Bacillus atrophaeus* ATCC™ 9372 auf TSA. Vor seiner Umbenennung hieß die Bazillusart *Bacillus subtilis (globigii)*.

lus- und Clostridium-Arten. Erst 1970 wurden Bioindikatoren zur Sterilisationskontrolle in die USP XVIII und in die Pharmacopoea Nordica aufgenommen.

Definitionen

F_0-Wert: Nach Ph. Eur. 8, Kapitel 5.1.5 ist der F_0-Wert eines Sterilisationsverfahrens mit gesättigtem gespanntem Wasserdampf die Letalität bezogen auf Mikro-

Tab. 3.16 Inaktivierungszeiten von bakteriellen Endosporen durch feuchte Hitze. Zum Vergleich sind die Inaktivierungszeiten/-temperaturen für Pilzsporen und Prionen (TSE/BSE-Erreger) angegeben. Zusammengestellt aus [11].

Bakterielle Endosporen	**Inaktivierungszeiten (min) bei 121 °C**
Clostridium welchii, Clostridium tetani	5
Bacillus subtilis	5–10
Bacillus anthracis	1 (5–10 bei 100 °C)
Geobacillus stearothermophilus	8–12
Clostridium botulinum	5–10
Clostridium nigrificans	10
Clostridium sporogenes	15
Pilz: Sporen des *Aspergillus niger*	30 bei 55 °C
Prionen	60 bei 134 °C/3 bar

organismen, die einen *Z*-Wert von 10 besitzen, bei einer Temperatur von 121 °C. Der F_0-Gesamtwert eines Verfahrens berücksichtigt die Anheiz- und Abkühlphasen des Zyklus. Der Wert kann durch Integration der Letalitätsraten unter Berücksichtigung der Zeit von getrennten Temperaturintervallen berechnet werden. Der Wert gibt die Behandlungszeit in Minuten an, die erforderlich ist, um die vorhandene Ausgangskeimzahl (Sporenpopulation) N_0 mit einem bestimmten *D*-Wert und einem *Z*-Wert von 10 °C bei 121 °C, um die gewünschte Anzahl von Zehnerpotenzen zu reduzieren.

$$F_0 = D_{121\,°\mathrm{C}} \cdot \log N_0$$

Beispielrechnung mit einem Bioindikator (*Geobacillus stearothermophilus*) mit $D_{121\,°\mathrm{C}} \geq 2{,}0$ min und einer Sporenpopulation $N_0 \geq 10^6$:

$$F_0 = 2{,}0\,\mathrm{min} \cdot \log 10^6 = 2{,}0\,\mathrm{min} \cdot 6 = 12\,\mathrm{min}$$

D-Wert: Dezimaler Reduktionswert in Minuten bei einer bestimmten Temperatur, um die Ausgangskeimzahl um eine Zehnerpotenz herabzusetzen; dies entspricht einer Abtötungsquote von 90 %.

D-Werte werden in einem Resistometer bestimmt, z. B. im BIER-Vessel (*biological indicator evaluation resistometer*). Laut USP und ISO 11138 darf der ermittelte *D*-Wert um ±20 % von der Herstellerangabe auf dem Zertifikat abweichen. Die JP XVI lässt ±30 % zu.

Z-Wert: Der *Z*-Wert gibt die Temperaturerhöhung in °C an, die erforderlich ist, um den *D*-Wert um den Faktor 10 zu vermindern. Die *Z*- und *D*-Werte sind speziesspezifisch.

Beispiel mit *Geobacillus stearothermophilus*, der einen *Z*-Wert von 6 °C und einen $D_{121\,°\mathrm{C}}$-Wert von 1,5 min (= 90 s) hat:

Sterilisiert man diesen Bioindikator bei 121 °C + 6 °C = 127 °C, dann verringert sich der *D*-Wert um den Faktor 10 auf 9 s.

Nach der ISO-Norm soll der *Z*-Wert des verwendeten Bioindikators mindestens 6 °C betragen. Der *Z*-Wert soll aus drei oder mehr *D*-Werten berechnet werden.

Overkillverfahren

Nach DIN EN ISO 14161 ist dies ein Verfahren über das übliche Maß hinaus; es basiert auf den folgenden Annahmen:

- Der Bioindikator stellt eine größere Schwierigkeit als die tatsächliche Keimbelastung dar.
- Das gesamte Sterilisationsverfahren erzielt mindestens eine 12-log-Reduktion des Bioindikators oder einen *F*-Wert von 12.
- Nach einem halben Zyklus wird mindestens eine 6-log-Reduktion nachgewiesen.

Sterility Assurance Level (SAL): *Das allgemein anerkannte Mindeststerilitätssicherheitsniveau ist* 10^{-6} *oder eine Chance von weniger als eins zu einer Million, dass eine nicht sterile Einheit vorhanden ist* (Definition laut DIN EN ISO 14161).

Tab. 3.17 *D*-Werte für Bakterienendosporen in Wasser. B. = Bacillus, G. = Geobacillus, C. = Clostridium, D. = Desulfotomaculum. Zusammenstellung aus Lehrbüchern der Mikrobiologie.

Bakterienspezies	$D_{105\,°C}$ **(min)**	$D_{121\,°C}$ **(min)**	$D_{130\,°C}$ **(min)**
B. polymyxa		0,005	
B. megaterium		0,04	
B. subtilis		0,4–0,8	
B. cereus		0,03–2,3	
G. stearothermophilus	48	1,5–5,0	0,15
C. botulinum		0,1–0,2	
C. sporogenes		0,1–1,5	
C. thermosaccharo-lyticum		69–70	
D. nigrificans		2,0–3,0	

Es gibt eine Reihe von Methoden zur Bestimmung der Resistenz von Bioindikatoren (siehe DIN EN ISO 14161):

- Ermittlung der Überlebenskurve (Verfahren der direkten Auszählung): Dies ist die älteste und ungenaueste Methode.
- Fraktion-Negativ-Verfahren (Alles-oder-Nichts-Verfahren):
  - begrenzte (*limited*) Holcomb-Spearman-Karber-Prozedur (LHSKP),
  - Holcomb-Spearman-Karber-Prozedur (HSKP),
  - Stumbo-Murphy-Cochran-Prozedur (SMCP).
- Ermittlung des Überlebens- und Abtötungsbereichs: Diese Methode ist ein Fraktion-Negativ-Verfahren unter Angabe unterer und oberer Grenzwerte.

Tab. 3.18 *D*- und *Z*-Werte einiger endosporenbildender Bakterien-Arten. Zusammenstellung aus Lehrbüchern der Mikrobiologie.

Bakterium	$D_{121\,°C}$ (min)	*Z*-Wert (min)
G. stearothermophilus	2,0	6
C. botulinum	0,2	10
C. sporogenes	0,8–1,4	13
C. histolyticum	0,01	10
B. subtilis	0,5	10
B. cereus	0,007	10
B. megaterium	0,04	7

Beispiel für die chargenweise Rezertifizierung von Bioindikatoren

Zur *D*-Wert-Bestimmung des Bioindikators (Sporenstreifen mit *Geobacillus stearothermophilus* ATCC 7953) im BIER-Vessel wird das Fraktion-Negativ-Verfahren angewendet. Dazu werden sieben Sterilisationszeiten von maximal 30 min mit je zehn Sporenstreifen pro Lauf eingesetzt (= 70 BIs). Zur Bestimmung der Ausgangspopulation werden drei BIs und als Positivkontrollen zwei BIs benutzt. In der Summe werden also 75 BIs benötigt.

Beispiel für *D*-Wert-Bestimmungen von im mikrobiologischen Umgebungsmonitoring eines Sterilbetriebs gefundenen aeroben Endosporenbildnern

Die isolierten Reinkulturen werden auf ein Nährmedium überimpft, das die Sporulation anregt. Bei Vorliegen einer Sporulationsrate von > 80 % (ermittelt durch Sporenfärbung) werden die Sporensuspensionen auf Papierstreifen aufgebracht, getrocknet (≥ 48 h unter *laminar flow*) und in Pergamintüten verpackt. Die Lagerung geschieht bei Raumtemperatur im Exsikkator.

Tab. 3.19 Aus Monitoring-Platten isolierte aerobe Endosporenbildner. Die ermittelten *D*-Werte liegen im niedrigen, einstelligen Sekundenbereich. Bei *Bacillus fusiformis* ist die Zeit so kurz, dass eine sichere Ergebnisangabe nicht möglich ist.

Bakterienspezies	$D_{121\,°C}$ (min)
Bacillus horikoshii	im niedrigen Sekundenbereich
Bacillus fusiformis	keine sichere Bestimmung möglich
Bacillus simplex	im niedrigen Sekundenbereich
Bacillus sp.	im niedrigen Sekundenbereich
Paenibacillus sp.	im niedrigen Sekundenbereich

Arzneibuchanforderungen an Bioindikatoren
Ph. Eur. 8 fordert im Kapitel 5.1.2 die Ermittlung des Überlebens-/Abtötungsbereichs:

$$121\,^\circ\text{C} \pm 1\,^\circ\text{C}, 6\,\text{min}: \quad \text{Endosporen überleben}$$
$$121\,^\circ\text{C} \pm 1\,^\circ\text{C}, 15\,\text{min}: \quad \text{keine überlebenden Endosporen nachweisbar}$$

Diesen Überlebens-/Abtötungsbereich definiert DIN EN ISO 14161:2010-03 wie folgt:

> *Ausmaß der Exposition gegenüber einem Sterilisationsverfahren unter festgelegten Bedingungen, wo ein Übergangsstadium zwischen allen Wachstum aufweisenden biologischen Indikatoren (Überlebenszeit) und allen kein Wachstum aufweisenden biologischen Indikatoren (Abtötungszeit) besteht.*

Im Kapitel <37> der USP werden die folgenden Anforderungen an Bioindikatoren erhoben:

Bezüglich *D*-Wert-Bestimmung im BIER-Vessel: *The requirements of the test are met if the determined D value is within 20 % of the labeled D value for the selected sterilizing conditions …* Die JP XVI ist hier strenger: Der ermittelte *D*-Wert darf um höchstens 30 s vom zertifizierten Wert abweichen.

Sporenpopulation: *The requirements for this test are met if the total viable spore count within the suspension is within* ±1 log *of the value stipulated by the manufacturer.*

Identität des verwendeten Bakteriums: *The manufacturer should identify the species used.*

Die Bearbeitung/Bebrütung der Bioindikatoren in mikrobiologischen Labor soll innerhalb von 4 h nach Einsatzende geschehen (siehe USP Kapitel <55>). Die FDA fordert diese Untersuchung innerhalb von 8 h. Die Norm DIN EN ISO 14161 fordert, dass innerhalb einer vorher ermittelten und festgelegten Zeitspanne die Untersuchung starten soll. Caputo *et al.* [12] fanden, dass Endosporen von *Geobacillus stearothermophilus* und *Bacillus subtilis* nach ihrem Einsatz als Bioindikator unter sublethalen Bedingungen im Kühlschrank bei 2–8 °C über sieben Tage stabil blieben, während die Lagerung bei Raumtemperatur (20–25 °C) innerhalb 48 h zu einer Reduktion der überlebenden Endosporenzahl von 90 % führte.

Es empfiehlt sich, die Vorgehensweise und die erlaubten Zeitspannen in einer SOP festzulegen.

Es gibt vier Arten von Bioindikatoren:

1. Inokulierte Träger (Streifen, Plättchen und Scheiben aus Edelstahl, Kunststoff, Glas und Papier, Drähte aus Edelstahl, Baumwollfäden u. a.),
2. Bioindikatoren in Ampullen, Röhrchen oder Vials (*self contained indicators*),
3. selbst hergestellte Bioindikatoren,
4. charakterisierte und stabile Sporensuspensionen definierter Spezies.

Tab. 3.20 Arten und Einsatzzwecke von Bioindikatoren.

Art des Bioindikators	Einsatzzweck
Sporenstreifen	Qualifizierung von Sterilisationsprozessen, in denen keine Fertigampullen eingesetzt werden können; Dampfdurchdringung gefordert
Fertigampullen	Sterilisation von flüssigen Fertiggütern in Vials oder Ampullen; Sterilisationsprozesse in der Herstellung mikrobiologischer Nährmedien; Dampfdurchdringung nicht gefordert

Lagerung von Bioindikatoren

USP 37 fordert *protect … from light, toxic substances and excessive heat.*

DIN EN ISO 14161: *Die Empfehlungen des Herstellers zur Anwendung und Lagerung der biologischen Indikatoren sollten stets befolgt werden.*

Da die Herstellerempfehlungen sehr unterschiedlich sein können, empfiehlt es sich genau nachzufragen.

Lieferant 1	Lagerung trocken bei 15–27 °C/30–70 % relativer Feuchte, Sonnenlicht und UV-Licht vermeiden, nicht in der Nähre von Desinfektionsmitteln lagern.
Lieferant 2	Lagerung bis maximal 30 °C/70 % relativer Feuchte, nicht zusammen mit Sterilisationschemikalien.
Lieferant 3	Lagerung im Kühlschrank (2–8 °C).
Lieferant 4	Lagerung bei 2–24 °C/30–80 % relativer Feuchte.
Lieferant 5	Lagerung im Exsikkator bei Raumtemperatur.

Auswertung der Bioindikatoren

Sporenstreifen Nach der Sterilisation werden die Sporenstreifen im mikrobiologischen Labor unter aseptischen Bedingungen aus ihrer Umhüllung mithilfe einer sterilen Pinzette entnommen und in Röhrchen, die ungefähr 10–15 ml CSB enthalten, überführt. Bebrütet wird sieben Tage bei 55–60 °C. Die tägliche Kontrolle der Röhrchen einschließlich der Positiv- und Negativkontrollen wird dokumentiert. Bei Sterilität bleibt die Nährbouillon klar. Ein nicht sterilisierter Bioindikator dient als Positivkontrolle (= Nährbouillon muss trüb werden), Nährbouillon ohne Zugabe des Bioindikators dient als Negativkontrolle (= Lösung bleibt klar).

Fertigampullen Die Fertigampullen am Beispiel der Sterikon® plus-Ampullen werden 48 h bei 58–62 °C bebrütet. Bleibt die Flüssigkeit in den Ampullen klar bei leicht rötlicher Farbe, so bedeutet dies Sterilität. Zwei mitlaufende Positivkontrollen müssen eine trübe, gelblich bis orangefarbene Färbung zeigen. Die Sterikon® plus-Ampullen enthalten eine Nährbouillon mit Peptonen, Zucker und Caseinhydrolysat, dem pH-Indikator Bromkresolpurpur und Endosporen von *Geobacillus stearothermophilus* ATCC 7953 bei einem Gesamtvolumen von

2 ml. Bei ungenügender Sterilisation im Autoklaven überleben die Endosporen. Der Ampulleninhalt zeigt dann bereits nach 24 h Inkubation den Farbumschlag nach gelb/orange. Der Farbindikator reagiert auf die Säurebildung infolge der Verstoffwechselung des Zuckers in der Nährlösung.

Nicht benutzte Ampullen sollen im Kühlschrank bei 2–8 °C aufbewahrt werden. Eine kurzfristige Aufbewahrung (1–2 Wochen) bei Raumtemperatur bis maximal 25 °C ist möglich. Die Fertigampullen sind für Autoklavierungstemperaturen größer 125 °C nicht geeignet. Bewachsene Ampullen können im ungeöffneten Zustand bei 123 °C für mindestens 15 min im Autoklaven vernichtet werden.

3.3.3 Bowie-Dick-Test

Der Bowie-Dick-Test, beschrieben 1963 [13] und benannt nach den beiden englischen Mikrobiologen I.H. Bowie und J. Dick, ist ein etabliertes Verfahren zur vorgeschrieben Leistungsprüfung von Dampfsterilisatoren mit fraktionierten Vorvakuum (i. d. P. 3- bis 5-mal). Dieser Test simuliert die erschwerte Dampfdurchdringung mithilfe eines fest gepressten Pakets von 7 kg ± 10 % Textilien (glatte, weißgebleichte Baumwolltücher, 220 × 300 mm gefaltet). Er dient dem Nachweis der Konformität mit der DIN EN 285 und ist arbeitstäglich, am besten am Arbeitsanfang durchzuführen. Die eigentliche Testdurchführung erfolgt bei 134 °C mit einer Haltezeit von 3,5 min oder alternativ bei 121 °C und 15 min Haltezeit. Für beide Bedingungen sind geeignete Indikatorpapiere zu verwenden.

Die in der Textilmitte platzierten chemischen Indikatorpapiere zeigen durch einen deutlichen Farbumschlag den Erfolg der Sterilisation. Um die vollständige Durchdringung von kritischen Hohlräumen und porösem Sterilisationsgut zu erreichen, wird die Luft vor dem Einleiten des Sattdampfes abgepumpt. Bei unvollständigem Absaugen der Luft wird die Dampfsättigung im Testgut nicht erreicht bzw. alternatives Sterilisationsgas (Ethylenoxid, Formaldehyd, Wasserstoffperoxid) kann nicht vollständig eindringen, schlägt der Indikator nicht um und macht eine mangelhafte Funktion des Sterilisators optisch sichtbar.

Es handelt sich hierbei um eine indirekte Kontrolle, da eine zerstörungsfreie direkte Überprüfung am Endprodukt nicht möglich ist.

Prüfkörper für den Dampfdurchdringungstest werden als *process challenge device* (PCD) bezeichnet; bei oben beschriebenen Verfahren somit Bowie-Dick-PCD. Während des Sterilisationsprozesses dürfen sich keine nicht kondensierbaren Gase (NKG) in den schwer zugänglichen Hohlräumen befinden, da diese Stellen zu unerwünschten „Luftinseln“ führen können.

Der Bowie-Dick-Test sollte nur von qualifiziertem Personal durchgeführt werden. Alle Ergebnisse sind zu dokumentieren und über einen Zeitraum von 30 Jahre aufzubewahren. Bei Auffälligkeiten bzw. Abweichungen bei den Tests ist der Autoklav zu sperren und eine technische Überprüfung durchzuführen.

Der Bowie-Dick-Test ist aufgrund des 7 kg schweren Textilpakets für Kleinsterilisationen ungeeignet (Beladung max. 5 kg). In diesem Fall sind kleinere und vor allem leichtere alternative Hohlkörper zu verwenden.

3.4 Aseptische Herstellung

In einem aseptischen Herstellungsprozess werden das Produkt, das Behältnis sowie mögliche Verschlussteile zunächst separat sterilisiert und anschließend final zusammengebracht. Da es im Anschluss keinen weiteren keimabtötenden Sterilisationsschritt mehr gibt, ist es ganz besonders erforderlich, dass die Abfüllung des Produkts und das Verschließen der Endbehältnisse in der höchsten pharmazeutischen Reinraumklassenumgebung stattfinden.

Jeder dieser individuellen Sterilisationsschritte wie *Heißluftsterilisation* von Ampullen und Vials, *Dampfsterilisation* von Equipment und Gummistopfen, *Sterilfiltration* bei wässrigen Lösungen und *Bestrahlung* von festen Pulvern erfordern eine gründliche Validierung und lückenlose Kontrolle während der praktischen Durchführung. Jede Form von manuellen oder maschinellen Eingriffen der sterilisierten Bestandteile (Produkt, Behältnis, Stopfen) vor oder während der Abfüllung birgt die Gefahr einer mikrobiellen Kontamination und bedarf einer sehr sorgfältigen Kontrolle in Form von Monitoring.

Die häufigste Vorgehensweise ist die Herstellung einer Produktlösung, welche durch einen Membranfilter (Porengrößen 0,22 oder 0,45 µm) steril filtriert und anschließend in sterilisierte Endbehältnisse abgefüllt wird. Eine Variante bei der aseptischen Pulverabfüllung ist zunächst die Herstellung einer sterilfiltrierten Lösung mit darauffolgender aseptischer Kristallisation oder Präzipitation des Produkts und anschließender Abfüllung.

Ziel aller aseptischen Operationen ist die Aufrechterhaltung der erforderlichen Sterilität des Produkts im gewählten Endbehältnis unter definierten Umgebungsbedingungen, die jede mikrobiologische Kontamination ausschließen.

Tab. 3.21 Typische aseptische Prozessschritte und deren Reinraumqualität [14].

Verwiegung von Rohstoffen, Ansatzherstellung und Produktfiltration	Ansatzräume RRK C/ISO 8
Waschen von Behältnissen	Waschmaschine RRK C/ISO 8
Depyrogenisieren/Sterilisieren von Produktbehältnissen (Ampullen/Vials)	Heißlufttunnel RRK C/ISO 8
Produktabfüllung und Verschließen von Vials mittels Stopfen, Produktabfüllung und Verschließen von Ampullen	Abfüllung + Verschluss RRK A/ISO 5
Gefriertrocknung einer sterilen Bulk-Lösung	Lyophilisation RRK A/ISO 5
Verschluss der Behältnisse mittels Kappen	Verbördelung RRK A/ISO 5 Luftversorgung

3.4.1 Filterintegritätstests

Während der Herstellung von sterilen Produktlösungen ist es gemäß der europäischen Guideline vorgeschrieben, den Produktfilter vor und nach Einsatz einem Integritätstest zu unterziehen.

Der ultimative Integritätstest für Sterilfilter ist der *Bacterial Challenge Test*, bei dem der Filter auf der unsterilen Seite mit einem Testmikroorganismus geringer Größe, meist *Brevundimonas diminuta*, mit mindestens 10^7 KBE/cm^2 Filterfläche beaufschlagt wird. Dieses stäbchenförmige, Gram-negative Bakterium besitzt ein einziges polares Flagellum, welches mit der ungewöhnlich kurzen Wellenlänge von 0,6 µm oszilliert. Es wurde 1967 von Bowman *et al.* als Kontaminante aus einer Proteinlösung isoliert [15]. Die Autoren beschrieben das Bakterium als eine kleine Pseudomonadenart (0,2–1,5 µm), die bei hohen Zellkonzentrationen die Eigenschaft hat, durch 0,45 µm-Membranfilter „durchzuschlagen", und sie hinterlegten es bei der amerikanischen Stammsammlung, die dem damals *Pseudomonas diminuta* genannten Mikroorganismus die ATCC™-Nummer 19146 gaben. Später erfolgte die Umbenennung in *Brevundimonas diminuta.*

Leider ist der *Bacterial Challenge Test* eine destruktive Prüfung, und der so geprüfte Filter kann anschließend nicht für weitere Produktfiltrationen eingesetzt werden. Es gibt jedoch mehrere nicht destruktive Tests, um die erforderliche Integrität eines Membranfilters zu testen:

- *Bubble Point Test,*
- *Forward Flow Test,*
- Wasserintrusionstest.

Alle genannten Tests basieren auf dem gleichen physikalischen Phänomen, den Fluss eines Gases oder einer Flüssigkeit durch eine mit Flüssigkeit benetzten Membran unter einem bestimmten Druck.

3.4.1.1 Bubble Point Test

Der *Bubble Point Test* oder Blasendrucktest ist so aufgebaut, dass der Druck eines konstanten Blasenstroms durch eine benetze Filtermembran bestimmt werden kann. Dafür wird eine Seite des Membranfilters mit einem steigenden Gasdruck beaufschlagt bis auf der Gegenseite der Membran das Gas wieder freigesetzt wird. Der Druck, bei dem ein konstanter Gasblasenstrom zu erkennen ist, wird als *Bubble Point* (BP, engl. *bubble* = Blase, *point* = Punkt) bezeichnet [16]. Die Angabe des Prüfergebnisses erfolgt in der Einheit mbar.

Dieser Integritätstest ist eine sehr aussagekräftige Testmethode, um die maximale Porengröße einer Filterfläche sowie kritische Beschädigungen einer Filterfläche nachzuweisen.

Für die ordnungsgemäße Durchführung sind wichtige Testvoraussetzungen zu beachten:

1. Die Filtermembran muss vollständig mit der verwendeten Flüssigkeit benetzt sein, was durch eine längere Benetzungszeit erreicht wird. Eine unvollständige Benetzung führt zu einem zu niedrigen BP und somit zu einer Fehlmessung.
2. Auch bei geringeren Drücken kann es zur Blasenbildung kommen, jedoch ist der Endpunkt erst mit einem kontinuierlichen Blasenstrom erreicht.
3. Eine stabile Prüftemperatur (in der Regel Raumtemperatur) ist einzuhalten, da die Temperatur die Viskosität des Fluids beeinflusst und dadurch die Oberflächenspannung.
4. Die Auswahl der Testflüssigkeit hat unmittelbaren Einfluss auf die Testbedingungen. Eingesetzt wird reines Wasser, 2-Propanol oder die zu filtrierende Produktlösung.
   2-Propanol wird aufgrund seiner geringeren Oberflächenspannung ($\sigma = 21{,}7\,\mathrm{mN\,m^{-1}}$) im Vergleich zu reinem Wasser ($\sigma = 72{,}75\,\mathrm{mN\,m^{-1}}$) gerne eingesetzt, da hier die angestrebte vollständige Benetzung leichter erreicht wird.
   In der Praxis werden bei der Testung von rein wässrigen Lösungen aufgrund der hohen Oberflächenspannung die höchsten Werte beim BP ermittelt. Im Gegensatz hierzu erhält man bei Lösungen, welche Tenside wie Tween (= Polysorbat) enthalten (häufig in Formulierungen von proteinhaltigen Biotechprodukten zu finden) deutlich niedrigere BP-Werte.

Mit dem BP-Test wird eine vom Filtermaterial, der Filterstruktur und dem Benetzungsmittel abhängige Kenngröße bestimmt, die von der größten Pore, d. h. der schwächsten Stelle des Filters, abhängig ist. Der Differenzdruck Δp ist reziprok proportional zum Porenradius (Kapillarradius):

$$\Delta p = \frac{2\sigma \cdot \cos\theta}{r}$$

Δp – BP-Differenzdruck, σ – Oberflächenspannung der Flüssigkeit, θ – Benetzungswinkel, r – Porenradius.

3.4.1.2 **Forward Flow Test**

Bei einer Luftdruckdifferenz zwischen zwei Seiten einer vollständig benetzten Sterilfiltermembran löst sich kontinuierlich das eingesetzte Gas mit einer konstanten Geschwindigkeit in der Flüssigkeit auf der Hochdruckseite, diffundiert durch den Flüssigkeitsfilm durch das vorhandene Porensystem und entweicht auf der Niederdruckseite. Diese Gasdiffusion ist in kleinen Filterflächen gering. Bei Systemen mit größeren Flächen ist diese jedoch ausgeprägt und die Grundlage des *Forward Flow Test*. Bei diesem Test, der auch als Gasdiffusionstest bekannt ist, wird ein bestimmter Prüfdruck unter dem BP-Druck (in mbar) auf eine benetzte Membran aufgebracht (meist zwischen 70 und 80 % des BP). Im Verlauf des Tests wird die Gasdiffusionsrate durch den Filter gemessen. Dies wird durch Bestimmung des Druckabfalls auf der Seite des Filtermediums, an dem Druck angewendet wird, erreicht.

In Sterilfiltern mit defekter Membran ist der Gasstrom signifikant erhöht. Der Filterhersteller legt auf Grundlage der Ergebnisse des *Bacterial Challenge Tests* die maximale Geschwindigkeit (gemessen in ml/min) der Gasdiffusion für jede Filtermembran fest.

Die Geschwindigkeit der Luftdiffusion hängt von der Dicke der Benetzungsflüssigkeit in dem Filter ab, jedoch nicht von der Porengröße. Es besteht eine direkte auswertbare Korrelation zwischen Gasverteilung und des Partikel- bzw. des Keimrückhaltevermögens.

Tab. 3.22 Messergebnisse der Integritätsprüfung des Filters vor und nach Produktfiltration.

	Messung vor Produktfiltration	Messung nach Produktfiltration
Datum/Uhrzeit		
Messgerät	Pall Flowstar IV, FFS04S	Pall Flowstar IV, FFS04S
Funktion	Forward Flow	Forward Flow + BP
Operator	(Name)	(Name)
Filter	Sartorius P5235307H9	Sartorius P5235307H9
Anzahl der Filter	1	1
Batch-Nr. der Filter	xyz	xyz
Filtergehäuse	Capsule	Capsule
Benetzungsmittel	WfI	WfI
Testgas	N_2	N_2
Testdruck	2500 mbar	2500 mbar
Testzeit	600 s (Auto)	600 s (Auto)
maximaler Fluss	4,10 ml/min	4,10 ml/min
minimaler BP	–	3200 mbar
maximaler Druck	–	7000 mbar
Ergebnis	gemessener Fluss: 2,92 ml/min Testzeit 128 s Fluss zulässig Test bestanden	gemessener Fluss: 2,55 ml/min gemessener BP: 3550 mbar Testzeit 193 s Fluss zulässig BP zulässig Test bestanden
Kommentar		
Unterschrift 1		
Unterschrift 2		

3.4.1.3 Wasserintrusionstest

Hydrophobe Filter, die zur Sterilfiltration von Gasen wie Stickstoff, Kohlendioxid und Luft (auch Druckluft) eingesetzt werden, werden mittels Wasserintrusionstest auf ihre Integrität geprüft. Solche Filter werden beispielsweise zur Belüftung von Autoklaven eingesetzt. Werden in der Autoklavenkammer offene, produktberührende Teile wie Abfüllapparaturen und Schläuche sterilisiert, so muss die Luft zur Belüftung der Kammer durch einen Sterilfilter geleitet werden. Jeder Sterilisatorbelüftungsfilter wird regelmäßig, z. B. einmal im Monat, der Integritätsprüfung unterzogen; dies erfolgt bei ausgeschaltetem Sterilisator. Nach erfolgreichem Testergebnis wird ein Vakuumtest durchgeführt, um die Dichtigkeit der Filtereinheit nachzuweisen. Nach erfolgreichem Vakuumtest erfolgt die Filter-Inline-Sterilisation.

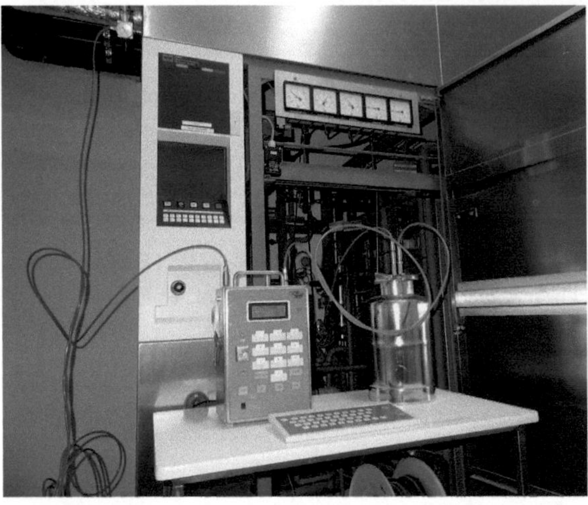

Abb. 3.6 Messung der Filterintegrität des Belüftungsfilters am Autoklaven. Methode: Wasserintrusionstest, Messgerät Flowtest it-10.

Gründe für einen negativen Integritätstest:

- Undichtigkeiten im Filter- und Schlauchsystem: Diese können durch das Nachziehen der Verschraubungen oder durch den Austausch defekter Schläuche behoben werden.
- Filterkontamination: Der Filter muss gespült und neu benetzt werden.
- Temperaturabweichungen bei der Messung: Test wiederholen. Sicherstellen, dass die Testlösung Raumtemperatur hat. Das Filtergehäuse darf während der Messung nicht berührt werden.
- Unsachgemäße Filtertrocknung: Der Filter wurde nach der Dampfsterilisation nicht richtig getrocknet. In diesem Fall muss der Filter nachgetrocknet werden (gemäß Bedienungsanweisung).

Nach Beseitigung oben genannter Defekte wird ein erneuter Test durchgeführt. Ist dieser wiederum negativ, so muss ein neuer Filter verwendet werden.

Wartungsarbeiten am Filterintegritätstestgerät

Das Messgerät muss regelmäßig gewartet werden, um den zuverlässigen Betrieb des Geräts zu gewährleisten.

Tab. 3.23 Wartungsarbeiten am Filterintegritätstestgerät.

Frequenz	Tätigkeit	Grund	verantwortlich
jährlich	Service der Herstellerfirma	Sicherstellen der Gerätefunktionen	Herstellfirma
halbjährlich	Uhrzeit einstellen	Sommerzeit/Winterzeit	Geräteverantwortlicher
quartalsweise	Sanitisierung	Verhindern von mikrobiologischen Kontaminationen	Gerätebenutzer

3.5 Einsatz und Prüfung von Packmitteln

Für sterile Arzneimittel werden als Packmittel Glasbehältnisse wie Ampullen, Vials, Flaschen, Fertigspritzen und Beutel benötigt. Vials werden mit Septen bzw. Stopfen verschlossen und anschließend verbördelt. Zum Schutz der Oberflächen von Septen und Stopfen können diese mit Kunststoffkappen abgedeckt werden. Ampullen enthalten meist die Einzeldosis. Der komplette Inhalt der Ampulle ist für die Injektion bestimmt. Vor der Entnahme müssen die Ampullen entweder am oberen Ende angesägt und abgebrochen werden oder sie werden an einer Sollbruchstelle aufgebrochen. Die *One-Point-Cut* (OPC)-Ampullen haben eine Kerbe am Ampullenhals. Ein Punkt oberhalb davon markiert die Stelle, an der mit dem Daumen dagegen gedrückt werden soll, sodass der Ampullenhals abbricht. Ampullen gibt es für die Volumina 1, 2, 3, 5, 10, 20 und 50 ml. Für größere Volumina werden Vials oder Flaschen genommen. Ph. Eur. unterscheidet verschiedene Glas-Arten und ordnet sie in drei Klassen ein:

- Klasse 1: Höchste hydrolytische Resistenz. Material ist z. B. Borosilikatglas. Geeignet für Behältnisse, die mehrmals verwendet werden.
- Klasse 2: Hohe hydrolytische Resistenz. Material ist oberflächenbehandeltes Natron-Kalk-Silikatglas. Geeignet für Behältnisse, die einmal verwendet werden.
- Klasse 3: Mittlere hydrolytische Resistenz. Material ist meist Natron-Kalk-Silikatglas. Geeignet für Pulver und nicht wässrige Lösungen.

Vor ihrem Einsatz werden die Glasbehältnisse mehrmals gewaschen und abschließend mit sterilem Wasser (WfI) gespült. Danach erfolgen Trocknung und Entpyrogenisierung.

Die FDA fordert in ihrer *Guidance for Industry – Sterile Drug Products by Aseptic Processing* aus dem Jahr 2004, dass Behältnisse und Verschlüsse steril sein sollen und – für parenterale Arzneimittelprodukte – *nonpyrogenic* sein sollen. Pyrogene und Endotoxine werden durch trockene Hitze im Heißlufttunnel inaktiviert. Stopfen können nicht mit Hitze behandelt werden. Daher werden sie mehrfach mit heißem (80 °C) Wasser, das einen Endotoxingehalt von

< 0,25 EU/ml haben muss, gewaschen. Dies ist die älteste und einfachste Methode, um Endotoxine von Oberflächen zu entfernen. Danach werden die Stopfen silikonisiert, wobei dem Waschwasser Silikon zugegeben wird. Für Silikon müssen die Anforderungen der Ph. Eur. (Kapitel 3.1.8 *Silikonöl zur Verwendung als Gleitmittel*) bzw. USP, Monografie *Dimethicone* berücksichtigt werden. Im Gegensatz zur Ph. Eur. enthält die USP Anforderungen an den Endotoxingehalt für das Silikonöl: *It contains … not more than 10 Endotoxin Units per mL of the Dimethicone taken.* Die Waschprozedur kann folgende Schritte umfassen (falls nötig, werden mehr die zwei im folgenden Beispiel aufgeführten *rinsing steps* durchgeführt):

Schritt 1: Waschen der Stopfen mit Wasser und Detergenz,
Schritt 2: erster *rinsing step*,
Schritt 3: zweiter *rinsing step* + Silikonisierung,
Schritt 4: *final rinsing* mit WfI,
Schritt 5: Trocknung der Stopfen.

In Validierungsstudien mit beaufschlagten (*endotoxin spike*) Stopfen muss eine 3-log-Reduktion der Endotoxine durch die Waschprozedur erreicht werden. Dieser *endotoxin spike* beträgt typischerweise 10 000 EU pro Stopfen. Es soll die arzneimittelberührende Seite des Stopfens beaufschlagt werden.

Endotoxine, die auf den Oberflächen der Stopfen sitzen können, werden nach der folgenden Methode bestimmt:

Zehn Stopfen in einen entpyrogenisierten Glaskolben mit 20 ml LRW geben, verschließen, 2 min auf dem Vortex schütteln, 30 min bei Raumtemperatur im Ultraschallbad (35 kHz) inkubieren, 1 min auf dem Vortex schütteln und unmittelbar danach eine unverdünnte Probe im LAL-Test prüfen. Ist die Möglichkeit zur Ultraschallbehandlung nicht gegeben (Ultraschall soll an der Stopfenoberfläche „klebende" Endotoxine ablösen), so empfiehlt sich folgende Vorgehensweise:

Stopfen und LRW wie oben beschrieben in den Glaskolben geben, 1 h bei Raumtemperatur rühren (200 Upm), danach 2 min auf dem Vortex schütteln und anschließend die Probe im LAL-Test prüfen.

Grenzwerte für Stopfen:

Endotoxine: 1 EU/10 cm^2 Stopfenoberfläche
TAMC: 2 KBE/10 cm^2 Stopfenoberfläche.

3.5.1 Entpyrogenisierung

Parenteralia und die dazugehörigen Packmittel wie Ampullen, Vials, Flaschen, Beutel und Spritzen müssen frei von fiebererzeugenden Substanzen (Pyrogenen) sein. Die in der pharmazeutischen Praxis vorkommenden wichtigsten Pyrogene sind die bakteriellen Endotoxine. Diese Endotoxine, auch Lipopolysaccharide genannt, sind Bestandteile der Zellwand von Gram-negativen Bakterien. Zur Durchführung der Gram-Färbung siehe [17]. Zu den Gram-negativen Bakterien gehören viele *water borne bacteria* wie Pseudomonaden, Ralstonia- und Burkholderia-Arten. Der Name Lipopolysaccharid (LPS) deutet schon auf die chemische Zusammensetzung dieser Makromoleküle; sie bestehen typischerweise aus drei Untereinheiten: Lipid A, Core-Oligosaccharide und Polysaccharide (O-spezifische Seitenketten genannt). Die Anordnung der Zuckermonomere in der Polysaccharidkette ist höchst variabel und von der Bakterienart abhängig (speziesspezifisch). Die Polysaccharidkette ist beweglich, während die Core-Oligosaccharide und das Lipid A starr sind. Die Polysaccharidketten weisen eine hohe, die Core-Oligosaccharide eine mittlere und das Lipid A eine geringe Hitzeresistenz auf. Die thermische Inaktivierung der Polysaccharidketten gelingt bei Temperaturen größer 220 °C. Ph. Eur. fordert mindestens 220 °C im Kapitel 5.1.1, wobei eine Reduktion der Endotoxine um mindestens Faktor 1000 (entsprechend mindestens drei log-Stufen) gefordert wird. Im Endotoxintest-Abschnitt der aktuellen Ph. Eur., siehe Kapitel 2.6.14, werden mindestens 250 °C für mindestens 30 min verlangt. Auch die USP äußert sich zu den Entpyrogenisierungsbedingungen: Kapitel <85> *Bacterial Endotoxin Test* fordert Temperaturen ≥ 250 °C bei einer *sufficient time*; Kapitel <151> *Pyrogen Test* nennt 250 °C bei einer Einwirkdauer von ≥ 30 min; Kapitel <797> *Pharmaceutical Compounding of Sterile Preparations* und <1211> *Sterilization and Sterility Assurance of Compendial Articles* werden Temperaturen ≥ 250 °C bei *3 log cycle reduction* vorgeschrieben. Im Kapitel 4.01 der JP werden jeweils mindestens 30 min bei 250 °C gefordert.

3.5.2
Qualifizierung eines Heißluftsterilisiertunnels

Sterilität von Behältnissen und Verschlüssen ist das wesentliche Merkmal der Abfüllung von Injektionslösung. Die kontinuierliche Entpyrogenisierung findet durch Heißluftsterilisation mit geregelter Umluftführung in den druckgeregelten Zonen des Tunnels (RRK C bis A) statt.

Bei den erforderlichen Qualifizierungsmaßnahmen an Heißluftsterilisierungstunnel gibt es die Unterscheidung zwischen

a) Ausgangsqualifizierung,
b) periodisch festgelegte Requalifizierung,
c) Requalifizierungsmaßnahmen aufgrund signifikanter Änderungen an der Anlage.

Zu a) Ausgangsqualifizierung

Analog guter Qualifizierungspraxis werden die bekannten vier Abschnitte durchlaufen: Design Qualifizierung (DQ) mit einer umfassenden Risikoanalyse (RA), Installationsqualifizierung (IQ), Funktionsqualifizierung (OQ) und anschließender Leistungsqualifizierung (PQ).

Bei allen Neuanlagen wird mittels Filterdichtsitz überprüft, ob die installierten HEPA-Filter ordnungsgemäß installiert sind. Die Überprüfung erfolgt im kalten Zustand vor der eigentlichen Temperaturverteilungsmessung. DIN EN ISO

14644-3 fordert für den H13-Filter im Heißteil eine Partikelkonzentration an allen Stellen von < 0,05 % der Rohluftkonzentration sowie für den Kühlteil mit H14-Filter eine Partikelkonzentration an allen Stellen von < 0,005 % der Rohluftkonzentration.

Bei der Prüfung wird die Rohluft mit mindestens 1 000 000 Partikel/cft (Partikelgröße > 0,3 µm) beaufschlagt. Das Testaerosol erzeugt ein Aerosolgenerator aus DEHS oder Paraffinöl. Als *Worst-Case*-Szenarium wird die Schlepptemperaturmessung (im Rahmen der PQ) 10 °C unterhalb der in der Routineproduktion gefahrenen Temperatur (300–315 °C) sowie mit erhöhter Durchlaufgeschwindigkeit (+5 %) durchgeführt. Mit der Überprüfung der Luftgeschwindigkeit im Tunnel wird sichergestellt, dass die Luftgeschwindigkeiten im Einlaufbereich, in der Heiz- sowie Kühlzone den festgelegten Spezifikationen entsprechen. Die Luftgeschwindigkeitsmessungen erfolgen im unbeladenen Zustand im kalten Heißlufttunnel. Im Heißteil des Tunnels muss eine genügend rasche Aufheizung der Glasfracht auf die angestrebte Temperatur erreicht werden. Die Wärmeübertragung sollte homogen über die gesamten Objekte erfolgen. Im Auslaufbereich (Kühlteil) hingegen ist eine rasche Abkühlung gewünscht. Die üblichen Heißlufttunnel arbeiten mit einer Luftgeschwindigkeit zwischen 0,5 und 1,0 m/s, um diese Anforderungen zu erfüllen.

Mithilfe von Rauchstudien kann die Luftströmung (eine turbulenzarme Verdrängungsströmung) in den einzelnen Tunnelzonen visualisiert werden. Die Druckdifferenzanforderungen sind:

- Der in die Kühlzone eingebrachte Rauch strömt nicht in den Abfüllbereich (RRK A) und nicht in die Heißzone.
- Der in der Einlaufzone eingebrachte Rauch strömt nicht in die Heißzone.
- Der in die Einlaufzone eingebrachte Rauch strömt in Richtung Waschmaschine (Ampullen/Vials).

Die Partikelreinheitsklasse muss für jede Tunnelzone gemessen werden, um sicherzustellen, dass sämtliche Behälterformate während der Heißluftsterilisation mit Sterilluft behandelt werden. Die Messung erfolgt bei Betriebstemperatur.

Akzeptanzkriterium (gemäß DIN ISO 14644):

$$\text{Partikel} \geq 0{,}5\,\mu\text{m} :\leq 3520/\text{m}^3$$
$$\text{Partikel} \geq 5{,}0\,\mu\text{m} :\leq 29/\text{m}^3 \,.$$

Im Mittelpunkt der Leistungsqualifizierung stehen die Schlepptemperaturmessung mit der Ermittlung der Temperaturverteilung im Heißlufttunnel sowie die Messung des qualitätsrelevanten Parameters Bandgeschwindigkeit. Die Verweilzeit der jeweiligen Behältnisformate ist entscheidend für die angestrebte Entpyrogenisierung. Zum Einsatz kommen mit Endotoxin beaufschlagte Vials oder Ampullen. Bei der Ausgangsqualifizierung sind drei konsekutive Läufe für jedes Format durchzuführen. Temperaturmessfühler werden in unmittelbarer Nachbarschaft zu den mit Endotoxinen präparierten Vials bzw. Ampullen im Heißlufttunnel positioniert; bei Ampullenformaten am Anfang der Glasfracht, bei Vialformaten in der Mitte der Glasfracht.

Akzeptanzkriterien der Leistungsqualifizierung:

- Die ermittelte Endotoxinkonzentration muss bei der festgelegten Behandlungszeit und -temperatur für alle zu qualifizierenden Ampullen- und Vialformate um mindestens den Faktor 1000 (= drei log-Stufen) reduziert werden.
- Die Positivproben weisen Endotoxingehalte von > 1000 EU/ml in den Referenzvials auf.

Zu b) Routinemäßige Requalifizierung
Die regelmäßige Requalifizierung des Heißluftsterilisiertunnels wird halbjährlich durchgeführt und umfasst die Revalidierung der Endotoxininaktivierung. Die Durchführung erfolgt im Rahmen einer Schlepptemperaturmessung mit kalibrierten Thermofühlern und mit endotoxingespickten Primärbehältnissen.

Zu c) Requalifizierung aufgrund signifikanter Änderungen
Bei jeder Änderung an einem Heißlufttunnel sind Requalifizierungsmaßnahmen erforderlich; diese können sein:

1. Hinzunahme eines neuen Abfüllformates (Ampullen bzw. Glasvials) führt zu einer Ausgangsqualifizierung (PQ) mit dreimaliger Temperaturverteilungsmessung mit Endotoxinen.
2. Technische Änderungen oder umfangreiche Reparaturen führen in Abhängigkeit der Änderungen zu Installations-, Funktions- und Leistungstests.
3. Änderung eines kritischen Programmparameters, insbesondere die Absenkung der Temperatureinstellung, erfordert bei allen betroffenen Formaten die dreimalige Durchführung einer Temperaturverteilungsmessung mit Endotoxinen.

Voraussetzung für die Durchführung jeglicher Qualifizierungsaktivitäten am Heißlufttunnel ist eine gültige Kalibrierung der prozessrelevanten Messstellen: Druckdifferenzen und Temperatur. Darüber hinaus ist stets sicherzustellen, dass die installierten HEPA-Filter ordnungsgemäß überprüft und gewartet wurden.

Zur Entpyrogenisierung wird trockene Hitze verwendet. Ph. Eur. 8, Kapitel 5.1.1 fordert dazu mindestens 220 °C. Die Inaktivierung der Endotoxine muss mindestens um den Faktor 10^{-3} (entspricht drei log-Stufen) erfolgen. Dazu ist die Temperatur-Zeit-Kombination entscheidend. In Ph. Eur., Kapitel 2.6.14 werden mindestens 250 °C bei mindestens 30 min genannt. Bei höheren Temperaturen sind kürzere Expositionszeiten möglich.

Zur Qualifizierung eines Heißlufttunnels werden pro Lauf z. B. 14 Glasampullen der Größe 10 ml mit zertifiziertem Referenz-Standard-Endotoxin (RSE EP) aus *Escherichia coli O113:H10:K* (Ph. Eur. Reference Standard BRP, zertifizierter Endotoxingehalt von 10 000 IU/vial) in einer Größenordnung von ≥ 1000 IU/Ampulle versetzt. Zehn Ampullen fahren durch den Tunnel, vier dienen zur Positivkontrolle. Der geometrische Mittelwert der vier Positivkontrollen dient als Bezugsgröße für die Berechnung der Reduktion der Endotoxine.

Als Methoden zum Nachweis der Endotoxine werden die vom Arzneibuch im Kapitel 2.6.14 genannten Tests benutzt. Dazu werden die Ampullen mit 2 ml endotoxinfreiem Wasser rekonstituiert, Inkubation bei Raumtemperatur für 1 h, anschließend exakt 60 s auf dem Vortex schütteln. Danach werden die Aliquots für die gewählte Methode zur Endotoxinbestimmung entnommen. Im Falle des Beispiels in der Tabelle wurde der kinetisch-turbidimetrische Test mit dem Tubereader PyrosKinetix® gewählt. Es werden in der Endotoxinreduktion mehr als fünf log-Stufen erreicht; damit sind die Vorgaben (mindestens drei log-Stufen müssen erreicht werden) der Ph. Eur. erfüllt.

Tab. 3.24 Ergebnisse des Laufs mit zehn endotoxindotierten, parallel angeordneten Glasampullen (10 ml) durch den Entpyrogenisierungstunnel (Breite 40 cm, Temperatur 290 °C, 9600 Ampullen/h). Nachweismethode: kinetisch-turbidimetrischer Test. Positivkontrolle mit $n = 4$ Ampullen, geometrischer Mittelwert 1089 IU/Ampulle.

Ladung	Endotoxin wiederfindung (IU/ml)	Reduktion in log-Stufen
Ampulle 1	< 0,01	> 5
Ampulle 2	< 0,01	> 5
Ampulle 3	< 0,01	> 5
Ampulle 4	< 0,01	> 5
Ampulle 5	< 0,01	> 5
Ampulle 6	< 0,01	> 5
Ampulle 7	< 0,01	> 5
Ampulle 8	< 0,01	> 5
Ampulle 9	< 0,01	> 5
Ampulle 10	< 0,01	> 5

3.5.3 Container Closure Integrity Test

Der *Container Closure Integrity Test* dient der Prüfung auf Unversehrtheit eines *Container-Closure*-Systems. Dieses System – die Summe aller primären Verpackungsbestandteile – schützt das sterile Arzneimittel vor mikrobieller Kontamination, vor Gasdiffusion, Austritt von Lösungsmittel und vor Feuchtigkeit. Die Integrität von Verschlüssen (Stopfen, Septen) und Primärverpackungen (z. B. Vials, Ampullen, Fertigspritzen) von Sterilprodukten muss mittels eines Dichtigkeitstests (*Container Closure Integrity Test*) überprüft werden. Neben physikalischen Prüfmethoden wie der Vakuum-Abfall-Methode, der Helium-Leak-Methode und der Sauerstoff-Head-Space Methode im NIR-Messbereich kommen Tauchbäder zum Einsatz, die entweder mit einer Farbstofflösung (z. B. Methylenblau, „Blaubadtest", siehe Ph. Eur., Kapitel 3.2.9) oder einer Bakteriensuspension gefüllt sind.

Beim Blaubadtest werden meist zehn Prüfmuster kopfüber in das Farbbad gestellt. Für 10 min wird ein Unterdruck angelegt. Danach werden die Muster für 30 min bei Normaldruck ausgewertet, indem die Muster gegen eine Negativkontrolle (= Originalgebinde) und eine Positivkontrolle visuell verglichen werden. Ein als undicht manipuliertes Gebinde wird zur Positivkontrolle verwendet. Undichtigkeiten können mithilfe von dünnen Kupferdrähten (Drahtdurchmesser zwischen 10 und 120 μm) zwischen Stopfen und Vialhals simuliert werden. Danach werden die Prüfmuster wieder in das Farbbad gelegt und 10 min bei Überdruck inkubiert. Danach erfolgt wie oben beschrieben die visuelle Kontrolle mit den Vergleichen zu Negativ- und Positivkontrolle. Die Dichtigkeitsprüfung ist bestanden, wenn weder bei den Unter- noch bei Überdruckinkubationen Blaufärbungen in den Gebinden entdeckt werden [18].

Posset *et al.* [19] beschreiben die Blaubadmethode unter den folgenden Bedingungen: (i) Unterdruck −400 hPa für 60 min, (ii) danach sofort Überdruck bei +400 hPa für 60 min, (iii) normaler Atmosphärendruck für 60 min, (iv) visuelle Auswertung. Verwendet wurden Kupferdrähte der Durchmesser 10, 20, 40, 60, 80, 100 und 120 μm. Eindringen des blauen Farbstoffs wurde entdeckt ab dem *leak*, welches mit dem 40 μm starken Draht simuliert wurde.

Im Folgenden wird ein einfaches Beispiel für einen mikrobiologischen *Container Closure Integrity Test* beschrieben. Ein umfangreicherer Testansatz ist in [20] beschrieben.

Die mikrobiologische Dichtigkeitsprüfung von mit Stopfen verschlossenen und verbördelten Glasvials wird gemäß den Vorgaben des *Technical Report* der Parenteral Drug Association [21] durchgeführt.

Dazu werden alle Vials in einem Tauchbad, das eine Reinkultur mit einem Bakterium enthält, für 30 min bei 20 °C (Raumtemperatur) unter *laminar flow* inkubiert. Danach werden die Vials entnommen, äußerlich abgewaschen, mit 70 % (v/v) 2-Propanol desinfiziert, getrocknet und auf Sterilität gemäß Ph. Eur., Kapitel 2.6.1 geprüft.

Proben:

- Parenteralium, 100 ml Vials, 20 Stück,
- Parenteralium, 20 ml Vials, 20 Stück.

Bei den Proben handelt es sich um aussortierte Muster aus Herstellchargen.

Testbakterium

Als Testbakterium wird *Ralstonia pickettii* (ATCC 27511, DSM 6297) gewählt, ein schmales, stäbchenförmiges, bewegliches Bakterium: Breite 0,5–0,8 μm, Länge 1,2–3,0 μm [19]. *Ralstonia pickettii* ist ein typisches Wasserbakterium, welches einfach zu kultivieren ist und als Nichtfermenter zu keiner Geruchsbelästigung führt.

Das Testbakterium wird in der Stammsammlung im Mast-Cryobank-System gelagert. Eine Kugel aus dem Cryobank-System wird verwendet, um 230 ml TSB anzuimpfen (vier Tage bei 30–35 °C). Nach vier Tagen werden damit 4 l TSB angeimpft und bebrütet (drei Tage bei 30–35 °C).

Tauchbad

Im Tauchbad befinden sich 4 l TSB in der die Konzentration des Testkeims nach drei Tagen Inkubation $1{,}5 \cdot 10^8$ KBE/ml beträgt. Als Behältnis wird ein verschließbarer, autoklavierter Edelstahleimer verwendet.

Die getesteten Muster (Mischmuster aus jeweils 20 Vials 20 ml bzw. 20 Vials 100 ml) entsprechen der Prüfung auf Sterilität gemäß Ph. Eur., Kapitel 2.6.1. Der Steriltest wird durchgeführt und nach 14 Tagen Inkubation ausgewertet. Mit diesem Ergebnis wird belegt, dass die Verschlüsse der Vials dicht sind und Bakterien nicht eindringen können.

3.5.4 Waschen von Stopfen

Kunststoffstopfen aus synthetischem Gummi werden standardmäßig in der Produktion von Vials und Fertigspritzen eingesetzt. Dabei können die Stopfen bereits vom Hersteller gewaschen bezogen werden und müssen vor Einsatz an der Abfülllinie nur noch sterilisiert werden (Stopfen *ready-to-sterilize*). Die andere Variante ist der Bezug von Stopfen, die erst unmittelbar vor Einsatz an der Abfülllinie gewaschen und sterilisiert werden.

Der Prozess des Waschens läuft in mehreren Schritten ab:

- *Waschen* Durch Einsatz von Wasser für Injektionszwecke und, falls benötigt, einem Detergens, sollen Endotoxine und anhaftende Partikel abgereinigt werden. Durch Anlegen eines Vakuums wird die vorhandene Luft zunächst entfernt, um den Wasserkontakt mit der Stopfenoberfläche, vor allem bei Stopfen mit einer großen Kavität (Hohlraum), zu verbessern. Durch den Einsatz von filtrierter Luft und Rotation werden die Stopfen durchgespült. Aufschwimmende Partikel werden durch ein Überlaufsystem entfernt. Durch mehrmalige Wiederholung von Waschen, Spülen und Ablassen wird die angestrebte Reduktion an Partikeln und Endotoxinen erreicht. Die Anforderung ist eine 3-log-Endotoxinreduktion, die durch direkte Beaufschlagung einer Endotoxinsuspension während der Validierung auf die Stopfen mittels Wiederfindungsrate verifiziert werden kann. Zum LAL-Test können sowohl die Gel-Clot-Methode als auch die turbidimetrische oder chromogene Methode herangezogen werden.
  Der Erfolg der Partikelabreichung kann über die Bestimmung von Partikelzahl und Partikelgröße mittels eines Partikelzählers aus der *Rinsing*-Flüssigkeit direkt oder nach Filtration mithilfe eines Mikroskops überprüft werden. Dabei sollte der Fokus besonders auf die *subvisible particles* gelegt werden. Die in der USP festgelegten Grenzen sind hier eine gute Orientierung:
  - Für Partikelgrößen $\geq 10\,\mu m$ nicht mehr als 6000 Partikel pro Behältnis (100 ml),
  - für Partikelgrößen $\geq 25\,\mu m$ nicht mehr als 600 Partikel pro Behältnis (100 ml).

- *Rinsing* Das *Rinsing* mit WfI dient der Entfernung des restlichen Detergens, der vorhandenen Partikel und der Endotoxine. Der *Rinsing*-Prozess verläuft analog dem vorangestellten Waschprozess, hier nur ohne Detergens.
  Die vollständige Beseitigung des Detergens ist mittels Leitfähigkeitsmessung einfach zu überprüfen; die Konduktivität soll dem Wert von WfI bei 40 °C entsprechen: $\leq 3{,}1\ \mu S/cm$.
- *Silikonisierung* Das Aufbringen einer gleichmäßigen Silikonölschicht vereinfacht die Zuführung und das Verschließen von Vials sowie das Aufbringen von Spritzenstopfen. Silikonöl und WfI werden zu einer Emulsion gemischt und den bewegten Gummistopfen zugesetzt. Überschüssiges Wasser und Silikonöl werden vorsichtig abgelassen.
  Um die ausreichende Silikonisierung zu überprüfen, werden folgende Tests herangezogen:
  - Maschinenlauffähigkeit der Stopfen auf der Abfüllanlage,
  - *Container Closure Integrity Test*: Die aufgesetzten Stopfen müssen gemeinsam mit dem Behältnis eine perfekte Dichtung bilden,
  - Infrarotspektroskopie zum Nachweis von Silikonöl auf der Stopfenoberfläche.
- *Sterilisation* Vor dem Einsatz der Stopfen sind diese mit saturiertem Reinstdampf (121–123 °C für 20–30 min) zu sterilisieren. Es schließt sich ein erwärmter Trocknungsschritt mit Vakuum an, um Dampf und restliche Feuchtigkeitsspuren zu entfernen. Der zugelassene Feuchtegehalt der Stopfen hängt vom beabsichtigen Einsatz der Stopfen ab und ist besonders bei gefriergetrockneten Produkten sehr niedrig anzusetzen (< 0,2 %). Der Nachweis erfolgt mittels Wägung und Bestimmung des Trocknungsverlustes.
  Für die Validierung der Sterilisation kann eine direkte Beaufschlagung mit *Geobacillus stearothermophilus* auf der Stopfenoberfläche oder die Verwendung von Bioindikatorstreifen eingesetzt werden.
  Die gewaschenen, silikonisierten und sterilisierten Stopfen müssen bis zum Einsatz an der Abfülllinie (RRK A/B) steril und endotoxinfrei bleiben. Dies kann am effektivsten mittels einer *Media Fill*-Simulation sowie durch Überprüfung der Sterilität und Bestimmung des Endotoxingehaltes im Endprodukt verifiziert werden.

3.6 Media Fill

Aseptische Herstellung, die eingesetzte Technik zur sicheren Abfüllung von sterilen Produkten in sterile Behältnisse, ist eine der kritischsten Schritte überhaupt in der pharmazeutischen Herstellung. Das mikrobiologische Risiko beeinflusst hier unmittelbar die Patientensicherheit. Aseptische Prozesssimulation, besser bekannt als *Media Fill*, ermittelt das Kontaminationsrisiko des aseptischen Herstellprozesses durch Verwendung von sterilen Kulturmedien anstelle der eigentlichen Produkte bzw. Produktlösungen. Die Prozesssimulation variiert abhängig vom Prozess und des abzufüllenden Produkttyps (Flüssigkeiten oder feste Formen).

Das Ziel des *Media Fill* ist es zu zeigen, dass, entsprechend der routinemäßigen aseptischen Produktion, eine Abfüllung von sterilen Medien zu einem kontaminationsfreien Produkt führt.

Für den aseptischen Prozess gibt es aus dem regulatorischen Blickwinkel sehr hohe Anforderungen. Die wichtigsten Guidelines sind aktuell der *FDA Aseptic Guide* (FDA 2004 [22]), die *PIC/Recommendation on Validation of Aseptic Processes* (PIC 2011 [23]) sowie der *PDA Technical Report No. 28 (26) Process Simulation Testing for Sterile Bulk Pharmaceutical Chemicals* [24] und die Norm ISO 13408-1:2008 [25].

Die größte Herausforderung für eine *Media Fill*-Validierung ist eine möglichst angenäherte Imitation des Routineprozesses. Jeder Schritt und jedes Element, das einen potenziellen Effekt auf die sterile Sicherheit des Gesamtprozesses besitzt, ist im Studiendesign der Prozesssimulation zu berücksichtigen und einzubeziehen. In der dokumentierten Versuchsplanung sind alle möglichen Eingriffe während der Simulation möglichst detailliert zu beschreiben und die Anzahl und die Dauer der Eingriffe im Voraus festzulegen.

Folgendes sollte in jeden Fall festgelegt sein:

- Die Gesamtdauer des *Media Fill* unter Berücksichtigung der Ermüdung der Mitarbeiter. Außerdem sollte die Durchführung zu verschieden Tageszeiten erfolgen, um die möglichen Schichtmodelle abzudecken.
- Die repräsentative Anzahl von Eingriffen, die in der Routine tatsächlich auftreten (wie Wechsel der Sedimentationsplatten, Wechsel eines Bags).
- Mögliche Eingriffe, die nicht routinemäßig auftreten, wie ungeplante Störungen an der Abfülllinie, Nachjustierungen und Reparaturen. Dazu gehören:
  - aufrichten umgefallener Behältnisse,
  - entfernen von Glasbruch,
  - justieren des Füllvolumens,
  - wechseln der Abfüllnadel,
  - *line stops* von 15 min, danach wieder anfahren.
- Die aseptische Montage der Abfüllanlage vor Start des *Media Fill* bzw. auch mögliche notwendige technische Eingriffe.
- Die Anzahl der teilnehmenden Mitarbeiter während der *Media Fill*-Simulation und deren Aktivitäten. Wiederholtes Ein- und Ausschleusen der Mitarbeiter (*re-gowning*).

Für die Ausgangsqualifizierung sind mindestens drei erfolgreiche konsekutive Simulationen durchzuführen. Für jeden Prozess, für jede Sterillinie sind mindestens halbjährlich *Media Fill*-Läufe durchzuführen, welche den Status belegen. Bei signifikanten Änderungen am Prozess oder im Abfülldesign sind Re-Validierungen fällig. Jeder für den Reinraum (RRK A und B) qualifizierte und im Reinraum tätige Mitarbeiter sollte im Laufe eines Jahres an mindestens einer *Media Fill*-Requalifizierung teilgenommen haben.

Die Planung sollte die *Worst-Case*-Bedingungen abdecken: Größtes Behältnis mit der größten Öffnung (größte Möglichkeit für eine Kontamination über die Füllöffnung) und die kleinste Vial- oder Ampullengröße mit der größten Füllgeschwindigkeit (größte Möglichkeit von Glasbruch oder anderen Störungen). Entsprechend dem Schichtmodell sollten alle Schichten in der Planung vorkommen, um alle Variabilität während des Produktionsjahres zu berücksichtigen. Im (eher selten auftretenden) Idealfall ist die routinemäßige Abfüllung abzubilden.

Bei Produktionsläufen von kleiner 3000 Einheiten sollte die exakte Chargengröße simuliert werden. Bei größeren Produktionschargen kann die geplante *Media Fill*-Abfüllung auf 5000 Einheiten reduziert werden. Die Abfüllung sollte bei der festgelegten Routinefüllgeschwindigkeit gemäß einem sorgfältig ausgearbeiteten risikobasierten Validierungsplan ausgeführt werden und die Abfüllzeit muss lang genug sein, um alle *Worst-Case*-Bedingungen simulieren zu können. Die durchgeführten *Worst-Case*-Eingriffe werden während des *Media Fill* besonders intensiv durch ein mikrobiologisches Monitoring überwacht. Um längere Abfüllzeiten im Rahmen des Routinebetriebes zu simulieren, kann die Streckung durch Stillstandzeiten der Abfüllmaschine erreicht werden.

Bei der Auswahl des Nährmediums ist darauf zu achten, welche Produktionsbedingungen vorliegen. Das zur Kultivierung von aeroben Mikroorganismen gängige CaSo-Nährmedium (Caseinpepton-Sojamehlpepton-Bouillon, engl. TSB) findet dann Anwendung, wenn der gesamte Herstellprozess vom Ansatz bis zur Abfüllung unter der üblichen Luftsauerstoffatmosphäre (oder Teilprozesse unter Schutzgas) stattfindet, jedoch das abgefüllte Behältnis nicht inertisiert wird. Zur Vermeidung von Mykoplasmen wird zur Herstellung von CaSo-Bouillon γ-strahlensterilisierter Trockennährboden eingesetzt. Bei der Abfüllung wird mit sterilfiltrierter Druckluft begast, um aerobe Bedingungen in den Behältnissen zu schaffen.

Findet der gesamte Herstellprozess – Ansatzherstellung bis Ende Abfüllung – unter Schutzgas statt oder wird das abgefüllte Behältnis ebenfalls inertisiert, so wird ein anaerobes Nährmedium wie Thioglycolat-Bouillon verwendet.

Zur Vermeidung von Mykoplasmen wird wiederum γ-strahlensterilsierter Trockennährboden eingesetzt oder die hergestellte Lösung wird für mindestens 15 min auf 121 °C erhitzt. Bei der Abfüllung wird mit sterilfiltriertem Stickstoff (oder Kohlendioxid) begast, um anaerobe Bedingungen in den Behältnissen zu schaffen.

Vor der Bebrütung der abgefüllten Einheiten ist eine 100 %-Sichtkontrolle durch geschulte Mitarbeiter durchzuführen. Defekte und beschädigte Behältnisse (z. B. offene und defekte Behältnisses, Risse) werden aussortiert und nicht bebrütet.

Laut ISO-Norm [25] sollen die Behälter vor dem Einbringen in den Brutraum geschüttelt werden, damit alle inneren Oberflächen mit dem Nährmedium benetzt sind; die Inkubation soll im Temperaturbereich 20–35 °C für nicht weniger als 14 Tage geschehen. Gängige Praxis ist es, die abgefüllten Behälter bei zwei unterschiedlichen Temperaturbedingungen (die eukaryotischen Pilze/Hefen benötigen eine Anwachsphase bei niedriger Temperatur) zu bebrüten: Die initiale Inkubation erfolgt somit bei 20–25 °C für sieben Tage, anschließend bei 30–35 °C für weitere sieben Tage. In der Regel wird nach den ersten sieben Tagen eine Zwischenablesung durchgeführt; die Endablesung erfolgt nach 14 Tagen Inkubation (diese Zeit ist analog gewählt zur Inkubationszeit der Prüfung auf Sterilität, siehe Ph. Eur., Kapitel 2.6.1 [26]).

Die Festlegung der Akzeptanzkriterien erfolgt nach den genannten *Guide for Industry*. Alle intakten Behältnisse werden inkubiert und ausgewertet. Gemäß ISO-Norm [25] ist es das Ziel eines jeden *Media Fill*, kein Wachstum in allen Einheiten festzustellen (JP XVI: *… the target should be zero growth regardless of number of units filled per simulation.* [27]). Jede Form von mikrobieller Kontamination ist Anlass für eine sorgfältige Untersuchung, um die *root cause* zu ermitteln und anschließend fällige Korrekturen festzulegen. Darüber hinaus sind alle betroffenen abgefüllten Chargen zwischen dem letzten erfolgreichen *Media Fill* und dem Auftreten einer Kontamination zu bewerten.

Bereits eine kontaminierte Einheit ist Grund für eine Untersuchung, die Nährmediumabfüllung ist möglicherweise nach Entscheidung eines internen Expertenteams zu wiederholen. Bei zwei oder mehr kontaminierten Einheiten ist der *Media Fill* fehlgeschlagen, und die Nährmediumabfüllung muss revalidiert werden durch drei hintereinander folgende Läufe.

Eine positive Historie der aseptischen Prozesssimulation ist ein guter Beleg, dass der pharmazeutischen Anwender das komplexe System aus aseptischen Gesamt- oder Teilprozess, Ansatz- und Abfüllanlage sowie ausführende Mitarbeiter sicher beherrschen kann.

Tab. 3.25 Initiale Qualifizierung mit drei *Media Fill*-Läufen als Minimum, zitiert nach [25].

Minimale Anzahl der *Media Fill*-Läufe	Anzahl der abgefüllten Einheiten pro Lauf	Kontaminierte Einheiten pro *Media Fill*-Lauf	Maßnahmen
3	< 5000	≥ 1	Untersuchung, *corrective actions*, Neustart der Qualifizierung
3	5000–10 000	1	Untersuchung, Wiederholung des *Media Fill*-Laufs
3	5000–10 000	> 1	Untersuchung, *corrective actions*, Neustart der Qualifizierung
3	> 10 000	1	Untersuchung
3	> 10 000	> 1	Untersuchung, *corrective actions*, Neustart der Qualifizierung

Beispiel für einen Media Fill

Der Revalidierungslauf umfasste die maschinelle Abfüllung von CaSo-Bouillon in 100 ml-Vials aus Röhrenglas. Am Abfülltag wurden von vier Mitarbeitern (drei Pharmamitarbeiter und ein Mechaniker) 950 Vials gefüllt (darunter sieben Vi-

Tab. 3.26 Periodisch zu wiederholende *Media Fill*-Läufe (Requalifizierungen), zitiert nach [25].

Wiederholung der *Media Fill*-Läufe	Anzahl der abgefüllten Einheiten pro Lauf	Trübe, bewachsene Einheiten	Maßnahmen
halbjährlich	< 5000	1	Untersuchung, Requalifizierung
halbjährlich	5000–10 000	1	Untersuchung, Wiederholung des *Media Fill*-Laufs
halbjährlich	5000–10 000	> 1	Untersuchung, *corrective actions*, Requalifizierung
halbjährlich	> 10 000	1	Untersuchung
halbjährlich	> 10 000	> 1	Untersuchung, *corrective actions*, Requalifizierung

als Ausschuss), 943 wurden mit Injektstopfen verschlossen (17 Vials Ausschuss). 926 Vials wurden verbördelt (15 Vials Ausschuss) und 911 Vials (zehn Vials Ausschuss nach visueller Kontrolle) an das mikrobiologische Labor zur Inkubation und Auswertung gegeben. Alle 901 Vials waren nach der Inkubation von 14 Tagen im Brutraum ohne sichtbare Trübung. Mit der visuellen Auswertung waren geschulte Mitarbeiter (dokumentierte Schulung einmal jährlich) aus dem Mikrobiologielabor der Qualitätskontrolle beauftragt.

Neue Entwicklungen bei den Media Fill-Bouillons

Viele der herkömmlichen Nährmedien sind Komplexmedien; sie enthalten unvollständig definierte, natürliche Komponenten wie Peptone (enzymatisch oder hydrolytisch gespaltene Proteine) und Extrakte (Hefe-, Fleisch-, Leber-, Pflanzenextrakte u. a.) als Kohlenstoff- und Stickstoffquelle. Peptone sind wasserlöslich, in etwa pH-neutral und weitgehend hitzestabil beim Autoklavieren. Der Schweizer Botaniker Nägeli hatte 1890 erstmals Peptone zur Bakterienkultivierung eingesetzt [28]. Beispielsweise enthält CaSo-Bouillon (TSB) Caseinpepton (als Pankreashydrolysat) und Sojapepton (als Papainhydrolysat). Durch die Verwendung dieser natürlichen Bestandteile kann die Bouillon leicht gelblich bis leicht bräunlich gefärbt sein. Der Grad der Färbung kann – wie bei vielen Naturprodukten – chargenweise schwanken. Durch Verwendung von tierischen Materialien können Viren (z. B. Maul- und Klauenseuchevirus) und andere pathogene Agenzien den Weg in die Bouillon finden, im Falle von bovinem Material sind dies Prionen (pathogenes Agens von BSE bzw. von Scrapie, wenn Schafs- oder Ziegenmaterial verwendet wird). Prionen lassen sind durch Standardsterilisationsverfahren wie Autoklavieren nicht inaktivieren. Mykoplasmen, die tierisches Gewebe befallen können, sind zwar hitzeempfindlich, können aber mittels Sterilfiltration durch 0,22 µm-Filter nicht zurückgehalten werden. Daher wird auch γ-strahlensterilisiertes CaSo-Nährmedium angeboten; die Bestrahlung mit 48–62 kGy inaktiviert alle nukleinsäurehaltigen Mikroorganismen einschließlich der

Tab. 3.27 Tabellenartige Zusammenfassung eines kompletten Media Fill.

Parameter	Ergebnis	Bewertung
Rohstoffverwiegung	Ansatztag: ca. 80 % der benötigten WfI-Menge im Ansatzgefäß (35 l) vorlegen, CaSo-Bouillon unter Rührung einbringen, Auffüllen mit WfI auf das Endgewicht	pH 7,3 ± 0,2, in Ordnung, Einstellung mittels Salzsäure war nicht notwendig.
Test der Sterilfilter 1 + 2	beide Sterilfilter werden getestet: vor der Sterilisation nach AP/WfI-Spülung. Nach der Filtration benetzt mit CaSo-Bouillon und nach der Spülung mit AP. 1 Filtrationseinheit mit 2 Filtern (0,22 μm) wurde benutzt.	in Ordnung; Filtration direkt nach Ansatz in einen sterilen 50 l-Stedim Einmalcontainer.
Einwegartikel	Stedim Bag 50 l, Stedim Bag 0,5 l, Einweghähne, Einwegschläuche, Einwegkupplungen	
Integrität Sterilfilter 1 + 2	*Istwerte BP:* F 1 vor Filtration, mit AP/WfI: BP 3659 mbar F 1 nach Filtration, mit CaSo-Bouillon: BP 3395 mbar, mit AP: BP 3654 mbar F 2 vor Filtration, mit AP/WfI: BP 3654 mbar F 2 nach Filtration, mit CaSo-Bouillon: BP 3433 mbar,mit AP: BP 3650 mbar	*Sollwerte BP:* ≥ 3450 mbar: in Ordnung nur zur Ermittlung des produktspezifischen Werts, ≥ 3450 mbar: in Ordnung ≥ 3450 mbar: in Ordnung nur zur Ermittlung des produktspezifischen Werts, ≥ 3450 mbar: in Ordnung
Integrität Belüftungsfilter Vorlagebehälter	entfällt, da in 1 Stedim-Einwegbeutel filtriert wurde	entfällt
Integrität Belüftungsfilter Autoklav	Fließrate 0,14 ml/min	< 0,33 ml/min, in Ordnung
Sterilisationsdiagramme Autoklav	3 Sterilisationsläufe ohne Störmeldungen	in Ordnung
Sterilisationsdiagramm Heißluftsterilisator	1 Sterilisationslauf ohne Störmeldungen	in Ordnung
Filtration und Abfüllung	Filtration der Lösung über 2 Millipak-Filter in einen sterilen 50 l Stedim Bag (von RRK C nach A/B) mittels Schlauchpumpe. Lagerung der Lösung in Stedim Bag bei 20 °C im A/B-Bereich. Abfüllung in Vials, Stern bei Abfüllung ausgerastet.	in Ordnung Ausrasten des Sterns ist nicht kritisch
bördeln	keine Probleme, Ausschuss 15 Vials	in Ordnung
visuelle Kontrolle der Vials	Ausschuss 10 Vials	in Ordnung
Klimadatenmonitoring bei Ansatz, Filtration und Abfüllung	relative Feuchtigkeit, Überdruck und Luftgeschwindigkeit unter LF waren innerhalb ihrer Spezifikationen.	alle Messwerte in Ordnung

Tab. 3.27 Fortsetzung.

Parameter	**Ergebnis**	**Bewertung**
Partikelmonitoring Filtration und Abfüllung	keine erhöhten Partikelzahlen	Messwerte in Ordnung
mikrobiologisches Monitoring: WfI für den Ansatz	Endotoxine < 0,01 IU/ml TAMC: 0 KBE/100 ml	beide Messwerte in Ordnung
Bioburden nach Ansatz, vor Filtration	3 KBE/100 ml (2 Kolonien identifiziert als *Methylobacterium sp.*, 1 Kolonie als *Penicillium sp.*)	Spezifikation: 10 KBE/100 ml, Messwert innerhalb der Spezifikation
Bioburden nach Filtration	0 KBE/100 ml	Wert in Ordnung
Bioburden nach 24 h Standzeit	0 KBE/100 ml	Wert in Ordnung
Bioburden nach 48 h Standzeit	0 KBE/10 ml	Wert in Ordnung
Sedimentationsplatten (passive LKS) bei Ansatz, Filtration, Abfüllung und Bördeln	jeweils 0 KBE/60 cm^2	alle Werte in Ordnung
aktive LKS in RRK A, B, C	0 KBE/m^3 in RRK C während des Ansatzes, 0 KBE/m^3 in RRK B während Filtration, 0 KBE/m^3 in RRK A während Abfüllung, 0 KBE/m^3 in RRK B während Abfüllung, außerdem 0 KBE/m^3 in Personalschleuse während Abfüllung.	alle Werte in Ordnung
Personalabklatsch nach Arbeitsende von Filtration und Abfüllung	0 KBE/Platte bei 1 Mitarbeiter nach Einrichten der Maschine, 0 KBE/Platte bei 1 MA nach Filtration, jeweils 0 KBE/Platte (Schulter, Unterarm, Bauch) bei 4 Mitarbeitern nach Abfüllung.	alle Werte in Ordnung
Personalabklatsch nach Arbeitsende Bördeln	0 KBE/Platte, 1 KBE/Platte, 5 KBE/Platte und 6 KBE/Platte bei 4 Mitarbeitern am Unterarm; zweimal 0 KBE/Platte, 7 KBE/Platte und 8 KBE/Platte an der Hand	alle Werte in Ordnung
Oberflächenkontakt an der Abfüllmaschine	0 KBE/Platte am Vialeinlauf und -auslauf, Stern und Stopfentopf	alle Werte in Ordnung
Inkubation 14 d (7 d bei 20–25 °C + 7 d bei 30–35 °C) im mikrobiol. Labor	bei allen 901 Gut-Vials keine sichtbare Trübung, Wachstumskontrollen positiv	in Ordnung
Ereignisse während der Abfüllung	insgesamt 4 Mitarbeiter anwesend, abwechselnde Abfülltätigkeiten, Mechanikereinsatz, Stern ausgerastet, Füllvolumen einstellen, Abfüllpause und erneutes Anfahren der Maschine	in Ordnung

Mykoplasmen, bakteriellen Endosporen und Viren wirkungsvoll [29]. Sogenannte „vegetarische" oder *non animal origin* Nährmedien sind bereits auf dem Markt; hier werden ausschließlich pflanzliche Peptone verwendet, wobei zu beachten ist, dass die verwendeten Proteasen ebenfalls aus einer nicht tierischen Quelle stammen müssen (z. B. Papain aus dem Milchsaft des Melonenbaums *Papaya latex*, Bromelain aus *Ananas comosus*, Subtilisin aus dem Bakterium *Bacillus subtilis*, Proteasen aus Hefen und Pilzen). Mit „vegetarischen" Nährmedien vermeidet man das Risiko einer Prionenkontamination.

Durch die Entwicklung eines synthetischen Nährmediums, das aus chemisch definierten Komponenten besteht, wird zum einen das Risiko einer Kontamination mit pathogenen Agenzien vermieden, zum anderen die Eigenfärbung durch natürliche Komponenten. Das synthetische Nährmedium enthält keine Peptone und keine Tier-, Pflanzen- oder Hefeextrakte, sondern die einzelnen Aminosäuren, Phosphat- und Schwefelsalze, Puffersubstanzen, Spurenelemente und Vitamine [30, 31]. Im Gegensatz zu den Komplexmedien lassen sich synthetische Medien endotoxinarm herstellen. Der Endotoxin- und Glucangehalt in Komplexmedien kann mitunter sehr hoch sein.

Eine klare Bouillon hat den Vorteil, dass bei mikrobiellem Bewuchs die Trübung optisch leichter zu erkennen ist. Dies kann beispielsweise dann von Vorteil sein, wenn die Bouillon in opake Kunststoffampullen, wie sie für sterile Augentropfen verwendet werden, abgefüllt wird.

Anhang mit Rechenbeispiel: Risikobetrachtung für eine mögliche Verunreinigung des CaSo-Trockenpulvers mit Lösemitteln

Im Herstellprozess für Peptone werden Lösemittel wie Aceton zum Entfetten eingesetzt. In dieser Risikobetrachtung wird eine 10 %ige (w/w) Verunreinigung mit Lösemitteln als *Worst Case* angenommen. Eine Verunreinigung mit Lösemitteln (Aceton, Alkohole, Essigsäure: Klasse-3-Substanzen), ist laut ICH mit 5000 ppm Rückstand erlaubt.

Herstellung der Nährmedienbouillon 30 g CaSo-Trockenpulver auf 1000 g Wasser (= 3 % w/w).

CaSo ist gut wasserlöslich.

10 % w/w Verunreinigung mit Lösemitteln: *0,3 % w/w.*

Als Annahme verbleiben 1 % der abgefüllten *Media Fill*-Bouillon an der Wand von Ansatzkessel und Rohren. Die Verunreinigungen mit Lösemitteln entsprechen dann *0,03 Promille.*

Nach der Abfüllung wird die Anlage (Ansatzkessel und Rohre) mit aqua purificata gereinigt, der *final rinse* geschieht mit WfI oder HPW.

Für eine erfolgreiche Reinigungsvalidierung werden gefordert:

- 1/1000 der Dosis des Wirkstoffs,
- maximal 10 ppm Wirkstoffrückstand.

Wir beziehen die 1/1000-stel Anforderung auf die Verunreinigung mit Lösemitteln.

0,03 Promille (= 30 ppm) Verunreinigung → *30 ppb* Verunreinigung verbleiben auf den Oberflächen von Kessel und Rohren.

Bei einem typischen *Media Fill* werden 5–10 % der Behältnisse der Produktionscharge gefüllt.

Beispiel: Auf der Anlage werden 200 000 Ampullen mit Produkt gefüllt, beim *Media Fill* werden 10 000 Ampullen (= 5 %) mit der Nährmedienbouillon gefüllt, höchstens 20 000 Ampullen (= 10 %).

Das bedeutet, dass die 300 ppb-Verunreinigung mit Lösemitteln, die auf den Oberflächen der Produktionsanlage nach Reinigungsvalidierung verbleiben, durch die nachfolgende Abfüllung mit dem Produkt 1 : 10 verdünnt wird, nämlich auf 3 ppb. Dies ist ein sehr niedriger Wert. Zum Vergleich: Hochreines Wasser für Injektionszwecke darf laut Ph. Eur. maximal 500 ppb TOC enthalten. Die Anforderung für eine erfolgreiche Reinigungsvalidierung, dass maximal 10 ppm Wirkstoffrückstand noch vorhanden sein dürfen, wird für die angenommene Lösemittelverunreinigung deutlich unterschritten.

Herstellprozessvalidierung (Beispiel)

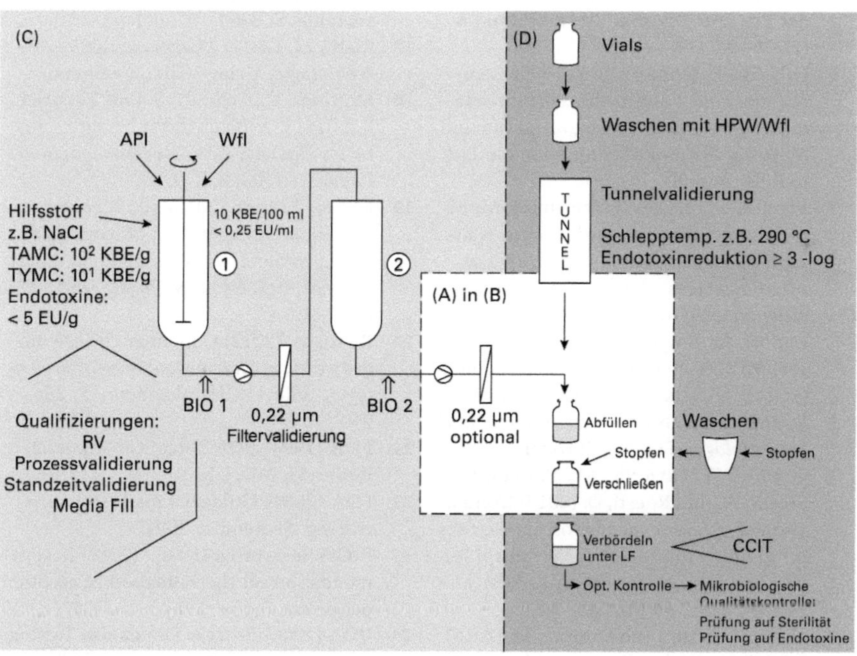

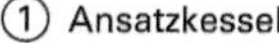

①	Ansatzkessel	RV	Reinigungsvalidierung
②	Abfüllkessel	BIO 1	Bioburden 1: AL = 100 KBE/ml WL = 50 KBE/ml
⊘	Pumpe	BIO 2	Bioburden 2: AL < 1 KBE/ml
▯	Filter	CCIT	Container Closure Integrity Test

Literatur

1 Kröpelin, J. (2015) Softwareunterstützte Reinraumqualifizierung. Contamination Control Report Nr. 2, September 2015, 38–39.

2 Auterhoff, G. und Throm, S. (Hrsg.) (2010) *EU-Leitfaden der Guten Herstellungspraxis für Arzneimittel und Wirkstoffe (mit AMWHV)*, 9. Aufl., Edition Cantor Verlag, Aulendorf.

3 Kramer, A. und Assadian, O. (2008) *Wallhäußers Praxis der Sterilisation, Desinfektion, Antiseptik und Konservierung*, 6. Aufl., Thieme, Stuttgart.

4 Wallhäußer, K.H. (1988) *Praxis der Sterilisation, Desinfektion, Konservierung*, 4. Aufl., Thieme, Stuttgart, S. 166.

5 Rieth, M. und Krämer, N. (2015) Mikrobiologisches Umgebungsmonitoring in der Sterilproduktion. *TechnoPharm*, **5** (1), 26–32.

6 DIN-EN-Entwurf 1632-4 (1995) Reinraumtechnik – Kontrolle der Biokontamination – Teil 4: Analyseverfahren und Messung der Biokontamination der Luft in Risikozonen.

7 Rietz-Wolf, B. (1999) Umgebung-Monitoring: rechtliche Anforderungen während einer Inspektion, in *BioMerieux Internationales Pharma-Symposium: Neue Herausforderungen, neue Lösungen bei der Umgebungskontrolle*. Stuttgart 9.12.99, BioMerieux Deutschland GmbH, Weberstr. 8, 72622 Nürtingen.

8 Dörner, K. (2009) *Klinische Chemie und Hämatologie*, Thieme, Stuttgart.

9 Gordon, O., Goverde, M., Pazdan, J., Staerk, A. und Roesti, D. (2015) Comparison of different calculation approaches for defining microbiological control levels based on historical data. *PDA J. Pharm. Tech.*, **69** (3), 383–398.

10 Haberer, K. und van Doorne, H. (2015) 5.1.2 Biological indicators and related microbial preparations used in the manufacture of sterile products, and indicators for depyrogenation processes. *Pharmeuropa*, **27.3**, 23.6.2015.

11 Schlegel, H.G. (1985) *Allgemeine Mikrobiologie*, 6. Aufl., Thieme, Stuttgart.

12 Caputo, R.A., Rohn, K.J. und Mascoli, C.C. (1980) Recovery of biological indicator organisms after sublethal sterilization treatment. *PDA J. Pharmaceut. Sci. Technol.*, **34** (5), 394–397.

13 Bowie, J.H. *et al.* (1963) The Bowie and Dick autoclave tape test. *Lancet*, **281**, 586–587.

14 Dalmaso, G. (2014) Modern concepts of environmental monitoring: QbD for aseptic processes. PDA Conference „Trends in Aseptic Manufacturing“, Bologna, Italien, 1.–2.4.2014.

15 Bowman, F.W., Calhoun, M.P. und White, M. (1967) Microbiological methods for quality control of membrane filters. *J. Pharm. Sci.*, **56**, 453–459.

16 Block, S.S. (Hrsg.) (2001) *Disinfection, Sterilization, and Preservation*, 5. Aufl., Lippincott Williams & Williams, Philadelphia, S. 806 f.

17 Rieth, M. (2012) *Pharmazeutische Mikrobiologie*, Wiley-VCH, Weinheim.

18 Matthies, C., Schmitt, S. und Theurich, J. (2014) Der Blaubadtest bringt es ans Licht. UpDate. *Das Kundenmagazin der Labor L+S AG*, **2**, 8–9.

19 Posset, T. *et al.* (2015) 100 % container closure integrity testing of lyophilized drug products by the oxygen head space analysis methodology. *Pharm. Ind.*, **77** (5), 739–747.

20 Rieth, M. (2012) Container closure integrity test, in *Pharmazeutische Mikrobiologie*, Wiley-VCH, Weinheim, S. 256–259.

21 PDA (1998) PDA Technical Report 27. Bethesda, MD, USA.

22 FDA (2004) Guidance for aseptic processing, September 2004.

23 PIC/S Sekretariat (Hrsg.) (2011) Recommendation on the validation of aseptic processes, Januar 2011.

24 PDA (2006) Process Simulation Testing for Sterile Bulk Pharmaceutical Chemicals. Technical Report No. 28, revised 2006. Bethesda, MD, USA.

25 ISO 13408-1 (2008) Aseptic processing of health care products – Part 1: General requirements. 2. Aufl., Genf, Schweiz.

26 Europäisches Arzneibuch (2014) *8. Ausgabe, Grundwerk*, Bd. 1, Allgemeiner Teil, Deutscher Apotheker Verlag.

27 The Japenese Pharmacopoeia (2011) JP XVI, Kapitel Media Fill Test (Process Simulation), S. 2206–2208.

28 Potuznik, V. und Reissbrodt, R. (1987) *Bakteriologische Nährmedien für die Medizinische Mikrobiologie*, VEB Gustav Fischer Verlag, Jena.

29 Merck KGaA (Hrsg.) (2005) *Microbiology Manual*, 12. Aufl. (mit CD). Darmstadt.

30 Goldenthal, M. (2013) Entwicklung eines synthetischen Media-Fill-Mediums. Masterarbeit, Hochschule für Angewandte Wissenschaften Hamburg.

31 Gerten, B., Krämer, N. und Rieth, M. (2012) *Feasibility study: Microbial Evaluation of a Chemically-defined Media-Fill Test (MFT) Medium*, EMD Merck Millipore Corp., USA.

Weiterführende Literatur

Burrell, L.S. *et al.* (2000) Development of a dye ingress method to assess container closure integrity: Correlation to microbial ingress. *PDA J. Pharm. Sci. Tech.*, **54**, 449–455.

FDA (2008) FDA Guidance, Container and Closure Integrity Testing in Lieu of Sterility Testing as a Component of the Stability Protocol for Sterile Products, Silver Spring, MD, USA.

Forbert, R. *et al.* (2005) Neues Verfahren zur Bestimmung der Inaktivierung von Endotoxin bei der Trocken-Hitze-Sterilisation. *Pharm. Ind.*, **67** (5), 592–597.

Hecker, W. und Witthauer, D. (1992) Validierung der Hitzeinaktivierung von Endotoxinen. *Pharm. Technol. J.*, **13** (4), 94.

Knörzer, B. (2005) *Anleitung zur Validierung einer Depyrogenisierung im Trockenschrank (dry heat method)*, Charles River Laboratories.

LAL Users Group (1989) Preparation and use of endotoxin indicators for depyrogenation process studies. *J. Parenter. Sci. Technol.*, **43**, 3.

Ludwig, J.D. und Kenneth, E.A. (1990) Dry heat inactivation of endotoxin on the surface of glass. *J. Parenter. Sci. Technol.*, **44** (1), 4.

PDA (2000) Depyrogenation. Technical Report No. 7, Bethesda, Reprinted 2000.

Rieth, M. (2006) Der LAL-Test in der pharmazeutischen Praxis. *Swiss Pharma*, **28** (4), 12–16.

Tsuji, K. und Harrison, S.J. (1978) Dry heat destruction of Lipopolysaccharide: Dry heat inactivation of endotoxin on the surface of glass. *Appl. Environ. Microbiol.*, **36**, 710.

Tsuji, K. und Lewis, A.R. (1978) Dry heat destruction of Lipopolysaccharide: Mathematical approach to process evaluation. *Appl. Environ. Microbiol.*, **36**, 5.

USP 37/NF 32 (2014) chapter <1207>

Vötsch Industrietechnik GmbH, Reiskirchen (2003) Trocken-Hitze-Sterilisieren und Depyrogenisieren mit neuer Gerätegeneration: Heissluft-Sterilisatoren VHS und VHSF. *Swiss Pharma*, **25** (3), 15–17.

4
Herstellung flüssiger, nicht steriler Arzneiformen

Flüssige, nicht sterile Arzneiformen können unkonserviert oder konserviert vorliegen. Unabhängig davon werden die mikrobiologischen Anforderungen im Kapitel 5.1.4 der Ph. Eur. tabellarisch vorgestellt. Die mikrobiologischen Methoden zur Bestimmung von TAMC, TYMC und der spezifizierten Mikroorganismen sind den Kapiteln 2.1.12 und 2.1.13 der Ph. Eur. zu entnehmen. Grundsätzlich stehen die Verfahren Membranfiltration, Zählung auf Agarplatten (Plattengussverfahren, *pour-plate method*, oder Plattenausstrichverfahren, *surface-spread method*) und die MPN-Methode (*most probable number method*) zur Verfügung. Mit der MPN-Methode, ein Verfahren, bei dem mittels Verdünnungsreihen die Koloniezahl bestimmt wird, werden unzuverlässige Werte bei der Auszählung von Schimmelpilzen erhalten. Daher sollte das MPN-Verfahren nur dann zum Auszählen von Bakterien (TAMC) verwendet werden, wenn keine andere Methode für das zu prüfende Produkt zur Verfügung steht. Generell sollte der Membranfiltration der Vorzug gegeben werden. Eine Besonderheit des europäischen Arzneibuchs ist die Interpretation des Akzeptanzkriteriums (obwohl eine harmonisierte Methode, kennen USP und JP diese Auslegung nicht). Die Interpretation mit dem Akzeptanzfaktor 2 geschieht wie folgt:

$$\text{Akzeptanzkriterium } 10^1 \text{ KBE} : \text{maximale akzeptierbare Anzahl} = 20$$
$$\text{Akzeptanzkriterium } 10^2 \text{ KBE} : \text{maximale akzeptierbare Anzahl} = 200$$
$$\text{Akzeptanzkriterium } 10^3 \text{ KBE} : \text{maximale akzeptierbare Anzahl} = 2000$$

und so weiter.

Der Akzeptanzfaktor 2 trägt der Variabilität mikrobiologischer Untersuchungen Rechnung (vor der Harmonisierung der Bestimmungsmethode hatte in der Ph. Eur./DAB der Faktor den Wert 5).

Die mikrobiologischen Methoden *Keimzahlbestimmung (Bestimmung von TAMC und TYMC)* sowie der *Nachweis spezifizierter Mikroorganismen* sind zwischen Ph. Eur., USP und JP harmonisiert, d. h., es sind die gleichen Methoden und die gleichen Anforderungen in den drei Pharmakopöen veröffentlicht. Die Harmonisierung wurde von dem entsprechenden ICH-Steering Committee durchgeführt. ICH heißt seit dem 23.10.2015 *International Council* (früher:

Hygiene in der Arzneimittelproduktion, 1. Auflage. Michael Rieth und Norbert Krämer.
© 2016 WILEY-VCH Verlag GmbH & Co. KGaA. Published 2016 by WILEY-VCH Verlag GmbH & Co. KGaA.

Tab. 4.1 Akzeptanzkriterien für die mikrobiologische Qualität nicht steriler flüssiger Darreichungsformen gemäß Ph. Eur. Kapitel 5.1.4 und 5.1.8.

Anwendung der Darreichungsform	TAMC (KBE/g oder KBE/ml) Ph. Eur., Kapitel 2.6.12	TYMC (KBE/g oder KBE/ml) Ph. Eur., Kapitel 2.6.12	spezifizierte Mikroorganismen
nicht wässrige Zubereitungen zum Einnehmen	10^3	10^2	Abwesenheit von *E. coli* in 1 ml oder 1 g
wässrige Zubereitungen zum Einnehmen	10^2	10^1	Abwesenheit von *E. coli* in 1 ml oder 1 g
Anwendung in der Mundhöhle, am Zahnfleisch, in der Nase, am Ohr, kutane Anwendung	10^2	10^1	Abwesenheit von *S. aureus* und *P. aeruginosa* in 1 ml oder 1 g
Anwendung durch Inhalation (spezielle Anforderungen für flüssige Zubereitungen zur Verneblung)	10^2	10^1	Abwesenheit von *S. aureus*, *P. aeruginosa*, Gallensalze tolerierende, Gram-negative Bakterien in 1 ml oder 1 g
spezielle Kriterien der Ph. Eur. für Darreichungsformen zum Einnehmen, die Ausgangsstoffe natürlicher Herkunft enthalten, für die eine antimikrobielle Vorbehandlung nicht möglich ist und für deren Ausgangsstoff die zuständige Behörde einen TAMC-Wert von mehr als 10^3 KBE je g oder ml akzeptiert	10^4	10^2	höchstens 10^2 KBE Gallensalze tolerierende, Gram-negativer Bakterien, Abwesenheit von *E. coli* und *S. aureus* in 1 g oder 1 ml, Abwesenheit von Salmonellen in 10 ml oder 10 g
A: Pflanzliche Arzneimittel, die pflanzliche Drogen enthalten, welche zur Herstellung eines Aufgusses oder Dekokts unter Verwendung von siedendem Wasser bestimmt sind (z. B. Tees mit oder ohne Zusatz von Aromastoffen)	10^7 KBE/g maximal akzeptierbare Anzahl: 50 000 000 KBE/g	10^5 KBE/g maximal akzeptierbare Anzahl: 500 000 KBE/g	*E. coli* (2.6.31): Akzeptanzkriterium 10^3 KBE/g, Abwesenheit von Salmonellen in 25 g (2.6.31)
B: Pflanzliche Arzneimittel, die z. B. Extrakte und/oder pflanzliche Drogen enthalten, deren Herstellungsverfahren oder, falls zutreffend, im Falle pflanzlicher Drogen, deren Vorbehandlung die Anzahl der vorhandenen Mikroorganismen so weit reduziert, dass sie den nachfolgenden Kriterien für diese Kategorie entspricht	10^4 maximal akzeptierbare Anzahl: 50 000 KBE/g oder ml	10^2 maximal akzeptierbare Anzahl: 500 KBE/g oder ml	Abwesenheit von *E. coli* (2.6.31): in 1 g oder ml, Abwesenheit von Salmonellen (2.6.31) in 25 g oder ml, Akzeptanzkriterium für Gallensalze tolerierende, Gram-negative Bakterien: 10^2 KBE/g oder ml (2.6.31)

Tab. 4.1 Fortsetzung.

Anwendung der Darreichungsform	TAMC (KBE/g oder KBE/ml) Ph. Eur.-Kapitel 2.6.12	TYMC (KBE/g oder KBE/ml) Ph. Eur.-Kapitel 2.6.12	spezifizierte Mikroorganismen
C: Pflanzliche Arzneimittel, die z. B. Extrakte und/oder pflanzliche Drogen enthalten, deren Herstellungsverfahren (z. B. Extraktion bei niedrigen Alkoholkonzentrationen oder mit nicht siedendem Wasser oder durch Konzentrieren bei niedriger Temperatur) oder, im Fall von pflanzlichen Drogen, deren Vorbehandlung die Anzahl der vorhandenen Mikroorganismen nachweislich nicht ausreichend reduziert, um den unter Kat. B geforderten Kriterien zu entsprechen	10^5 maximal akzeptierbare Anzahl: 500 000 KBE	10^4 maximal akzeptierbare Anzahl: 50 000 KBE	*E. coli* (2.6.31): Abwesenheit in 1 g oder ml, Salmonellen (2.6.31): Abwesenheit von Salmonellen in 25 g, Gallensalze tolerierende, Gram-negative Bakterien (2.6.31): Akzeptanzkriterium 10^4 KBE/g oder ml

Conference) on Harmonisation of Technical Requirements for Registration of Pharmaceuticals for Human Use (siehe auch www.ich.org) und besteht seit 25 Jahren.

Der Harmonisierungsprozess läuft in sieben Schritten (*stages*) ab:

Stage 1: *Identification,*
Stage 2: *Investigation,*
Stage 3: *Proposal for Expert Committee Review,*
Stage 4: *Official Enquiry. First publication in Pharmeuropa, USP Pharmacopeial Forum, Japanese Pharmacopeial Forum,*
Stage 5: *Provisional consensus. Draft sign-off,*
Stage 6: *Regional adoption and implementation,*
Stage 7: *Inter-regional acceptance.*

4.1 Mikrobiologisches Umgebungsmonitoring

Vor der praktischen Aufnahme des mikrobiologischen Umgebungsmonitorings wird das Hygienekataster schriftlich erstellt: Es werden Arten und Frequenzen des Monitorings, die Grenzwerte (Warn- und Alarmlevel) und die Stellen in den Räumen und am Equipment festgelegt: Was ist wo, wann womit und wie durch wen zu tun?

Tab. 4.2 Prüfungen nicht steriler Produkte gemäß der Ph. Eur.-, USP- und JP-Kapitel. Die Kapitel 5.1.4, <1111> und General Test #12 sind nicht harmonisiert, sie sind Empfehlungen.

Ph. Eur.	USP	JP
2.6.12 *Microbiological Examination of non-sterile products: Microbial enumeration tests*	<61> *Microbiological Examination of non-sterile products: Microbial enumeration tests*	4.05 *Microbial Limit Test I. Microbial enumeration tests*
2.6.13 *Microbiological Examination of non-sterile products: Tests for specified microorganisms*	<62> *Microbiological Examination of non-sterile products: Tests for specified microorganisms*	4.05 *Microbial Limit Test: II. Tests for specified microorganisms*
5.1.4 *Microbiological quality of non-sterile pharmaceutical products*	<1111> *Microbiological quality of non-sterile pharmaceutical products*	*General test #12 Microbial attributes of non-sterile pharmaceutical products*

Was → Gebäude, Raum, Fläche, Ausrüstung
Wo → pharmazeutischer Betrieb, Etage, Nummer des Raums, Platz/Örtlichkeit
Wann → Zeitpunkt, Frequenz
Womit → benötigte Arbeitsmittel, Gerätschaften und Nährmedien
Wie → Monitoring-Methode, Vorgaben
Wer → Mitarbeiter, Zuständigkeit, Zugangsberechtigung

Dies geschieht nach Begehung der Örtlichkeiten zusammen mit den Hygienebeauftragten. Liegen keine historischen Monitoring-Daten vor, sollte der Hygienestatus ermittelt werden. Anhand der Messwerte lassen sich die Daten statistisch auswerten, z. B. mithilfe der Formeln aus dem DIN-Entwurf [1]. Siehe dazu auch Abschn. 3.2.1 Für die Klassifikation der Räume kann die Fachliteratur herangezogen werden. Viele Pharmafirmen haben das Schema aus dem EU-GMP-Leitfaden mit den RRK A–D „verlängert" und so kritische Bereiche wie E und F definiert und dies auch publiziert [2–7].

4.2 Konservierungsmittelbelastungstest

Die Möglichkeit einer mikrobiellen Kontamination des Produkts (Arzneimittel wie Nasalia, Otologika, Topika, Säfte; Kosmetika wie Lotionen, Cremes, Salben, Sprays; Medizinprodukte) bietet sich während des Gebrauchs durch den Patienten oder Anwender. Deshalb muss von vornherein für eine ausreichende Konservierung des Produkts gesorgt werden. Auch Farben und Lacke können mikrobiell verderben; sie werden daher häufig auch mit Konservierungsmitteln versetzt. Unter Konservierung versteht man alle Maßnahmen zur Verhütung eines mikrobi-

Tab. 4.3 Anforderungen für die kritischen Bereiche D und E.

Anforderungen		**Kritischer Bereich D Nichtsterile Produkte: keimarme Liquida (z. B. Nasalia)**	**Kritischer Bereich E Nichtsterile Produkte: Liquida (wässrig/nicht wässrig), Topika**
Betriebsmittel (KBE/ml bzw. l)	Desinfektionsmittel Reinigungsmittel	0/10 ml	0/10 ml
	Waschemulsion	< 10/ml	< 10/ml
	Schmiermittel	10^2/ml	10^2/ml
	Gase, Druckluft	10^2/1000 l	10^2/1000 l
Oberflächen: Kontaktplatte (KBE/25 cm^2)	produktberührend	W: 25 A: 50	W: 5 A: 10
	produktnah	W: 25 A: 50	W: 50 A: 100
	Wand	W: 25 A: 50	W: 50 A: 100
	Boden	W: 100 A: 200	W: 50 A: 100
Luft: aktive Sammlung (KBE/m^3)		W: 100 A: 200	W: 100 A: 200
Luft: Sedimentation (KBE/60 cm^2)		W: 50 A: 100	W: 20 A: 30
Personal: Kontaktplatte (KBE/25 cm^2)	Hand, Abklatsch mit Handschuh	W: 5 A: 10	–
	Hand, Abklatsch ohne Handschuh (evtl. mit Baumwollhandschuh)	W: 100 A: 200	W: 100 A: 200
	Kleidung: Bauch, Schulter, Unterarm	W: 100 A: 200	W: 100 A: 200

ell verursachten Verderbs von Arzneimitteln, Getränken, Lebensmitteln und weiteren Produkten über einen genügend langen Zeitraum. Besonders anfällig sind Formulierungen mit einer hohen Wasseraktivität (= hoher a_w). Der Nachweis der

Tab. 4.4 Monitoring-Frequenzen für die kritischen Bereich D, E und F. C = chargenweise, hj = halbjährlich, w = wöchentlich, j = jährlich, m = monatlich, q = quartalsweise, # oder als Basis ein durchgeführtes *risk assessment*.

Häufigkeiten		**Kritischer Bereich D Keimarme Liquida: z. B. Nasalia**	**Kritischer Bereich E Nichtsterile Produkte: konservierte Liquida, Topika**	**Kritischer Bereich F Nichtsterile Produkte: feste Oralia, Musterziehung von Ausgangsstoffen**
Betriebsmittel	Desinfektionsmittel Reinigungsmittel Waschemulsionen	j	j	j
	Schmiermittel	–	j	j
	Gase, Druckluft	j	j	j
Oberflächen (Kontakt)	produktberührend	m	m, Nasalia w	q
	produktnah	m#	q	hj
	Wand	m#	q	hj
	Boden	m#	q	hj
Luft (aktiv)		m	w	hj
Luft (passiv)		m	t	m
Personal (Kontakt)	Hand	c#	m	hj
	Kleidung: Schulter, Bauch, Unterarm	c#	m	hj
	Mundschutz (außen)	–	–	–

ausreichenden Konservierung wird im Kapitel 5.1.3 der Ph. Eur., im Kapitel <51> der USP und in der Norm DIN EN ISO 11930 [8] beschrieben. Die beiden Arzneibuchmonografien beziehen sich auf pharmazeutische, die (ausführliche) Norm auf kosmetische Formulierungen. Gemeinsam ist den drei Publikationen die Verwendung gleicher Testorganismen. Konservierungsmittel gelten nicht als arzneilich wirksame Bestandteile einer pharmazeutischen Formulierung, sondern als Hilfsstoffe. Allerdings kann eine Eigenwirkung nicht ausgeschlossen werden, z. B. die Auslösung von Allergien oder Hautirritationen beim Patienten. Das dem Arzneimittel zugesetzte Konservierungsmittel muss nach Ph. Eur. und USP nach Art und Konzentration angegeben werden (Deklarationspflicht).

Tab. 4.5 Testorganismen der Ph. Eur., USP und DIN EN ISO.

Ph. Eur. 8 (2014)	USP 38 (2015)	DIN EN ISO 11930
obligat	obligat	obligat
P. aeruginosa *S. aureus* *C. albicans* *A. brasiliensis*	*P. aeruginosa* *S. aureus* *E. coli* *C. albicans* *A. aspergillus*	*P. aeruginosa* *S. aureus* *E. coli* *C. albicans* *A. brasiliensis*
optional	optional	optional
E. coli (für flüssige Oralia) *Z. rouxii* (bei hohem Zuckergehalt)	weitere relevante Testorganismen können eingesetzt werden	entfällt

Durchführung des Konservierungsmittelbelastungstests
Die Zubereitungen werden mit einer bestimmten Konzentration definierter Testkeime beimpft. Nach einer Inkubation von 28 Tagen wird die Konzentration der Testkeime bestimmt. Die Spezifikationen sind im Kapitel 5.1.3 der Pharm. Eur. festgelegt.

Tab. 4.6 Parenteralia und Ophthalmika.

		log-Reduktion				
	Kriterium	**6 h**	**24 h**	**7 d**	**14 d**	**28 d**
Bakterien	A	2	3	–	–	NR[a)]
	B	–	1	3	–	NI[b)]
Pilze/Hefen	A	–	–	2	–	NI
	B	–	–	–	1	NI

a) NR: no recovery (keine Wiederfindung).
b) NI: no increase (keine Zunahme).

Ph. Eur., Kapitel 5.1.3: *Das Kriterium A stellt die empfohlene Wirksamkeit dar. In begründeten Fällen, in denen das Kriterium A nicht erfüllt werden kann, zum Beispiel bei einem erhöhten Risiko von unerwünschten Wirkungen, muss das Kriterium B erfüllt werden.*

Konservierungsmittel Wallhäußer [9] gibt folgende Erläuterung:

> *Konservierungsmittel (Konservierungsstoffe) sind definierte chemische Substanzen oder Substanzgemische mit geringer Toxizität und guter Hautverträglichkeit, die in geringer Konzentration, in der Regel in einem Bereich von 0,1–500 μg/ ml oder g, Mikroorganismen abtöten oder sie in ihrer Entwicklung hemmen und gute Verträglichkeit mit dem Produkt, das sie schützen sollen, zeigen.*

Gängige Konservierungsmittel für Pharmazeutika sind Benzalkoniumchlorid, Benzoesäure, Benzylalkohol, Cetrimid, Chlorhexidin, Chlorocresol, Parabene (auch PHB-Ester genannt, Vertreter sind Ethyl-4-hydroxybenzoat, Methyl-4-hydroxybenzoat, Propyl-4-hydroxybenzoat), Phenol, Phenylmercuriborat, Propylenglycol, Sorbinsäure, Thiomersal.

Augentropfen in Mehrdosenbehältnissen müssen konserviert werden. Hierfür wird oft Benzalkoniumchlorid (BAC; gehört zur Gruppe der quaternären Ammoniumverbindungen – Quats) verwendet, weil es ein breites Wirkungsspektrum hat. Nachteilig ist die schwache Wirksamkeit gegenüber *Pseudomonas aeruginosa*, einem Gram-negativen Bakterium, das hauptsächlich im Wasser vorkommt. Daher wird meist eine Kombination mit dem Chelatbildner EDTA gewählt.

Die gebräuchlichen Konzentrationen liegen zwischen 0,002 und 0,01 %. BAC kann in einem weiten pH-Bereich von pH 4 bis pH 10 eingesetzt werden. Problematisch hingegen ist sein amphiphiler Charakter, sodass bei mehrphasigen Systemen die Verteilung (hydrophil/lipophil) näher untersucht werden muss. BAC neigt zur Anlagerung an Grenzschichten, wodurch die Konzentration in der wässrigen Phase stark gemindert werden kann. Neben diesen Eigenschaften spielen die Interaktionen mit dem Packmaterial bzw. mit anderen Bestandteilen der Lösung eine Rolle. In Anwesenheit von anionenaktiven Agenzien (wie Seifen und Phenolderivaten, schwachen Säuren (wie Benzoesäure und Weinsäure), einigen Elektrolyten (Nitrat, Silicat, Iodid, Zink-, Eisen-, Silbersalze) und Oxidationsmitteln (Wasserstoffperoxid, Iod, Kaliumpermanganat) kann es zu Wirkminderungen und kompletten Verlusten der Wirkung kommen [10].

Auch mit nicht ionogenen Tensiden wie Polysorbat und PEG können sich konzentrationsabhängige Inkompatibilitäten und Wirkminderungen ergeben. Die Sorption an Packmaterialien wie PE, PVC oder Gummi ist ebenfalls beschrieben. Benzalkoniumchlorid adsorbiert nach 12 Wochen zu 2,5 % an PE bzw. zu 0,2 % an PVC. Vergleicht man diese Werte mit der Sorption an Glas (1,6 %), so kann die Adsorption als unbedenklich eingestuft werden. Im Gegensatz zu den meisten anderen Konservierungsmitteln neigt BAC kaum zur Sorption an Packmaterialien aus Gummi [11].

Praxisbeispiele

Tabelle 4.7 zeigt die Ergebnisse eines Konservierungsmittelbelastungstest nach Ph. Eur., Kapitel 5.1.3. Der Test wird an einem Nasenspray durchgeführt, welcher mit BAC (300 µg/ml) und EDTA-Natriumsalz (500 µg/ml) konserviert ist. Die Kontrolle wird gleich nach der Einsaat (Inokulation) durchgeführt. Die Einwirkzeit des Nasensprays auf die inokulierten Mikroorganismen beträgt maximal 10 min. Dieser Wert dient als Bezugsgröße zur Berechnung der Reduktion in log-Stufen. Die Bakterien sind nach 48 h auf 0 KBE zurückgegangen und übererfüllen damit die Anforderungen des A-Kriteriums. Auch die Hefe und der Pilz erfüllen die Anforderungen des A-Kriteriums bezüglich der 2-log-Reduktion nach sieben Tagen. Der Wirkstoff gehört zur Klasse der Imidazoline.

Tab. 4.7 Ergebnisse eines Konservierungsmittelbelastungstests nach Ph. Eur. an mit BAC (300 µg/ml) und EDTA (500 µg/ml) konserviertem Nasenspray. Der Wirkstoff gehört zur Klasse der Imidazoline. n. b. = nicht bestimmt.

Mikroorganismus	Inokulation (KBE/ml)	Kontrolle nach Inokulation (KBE/ml)	48 h (KBE/ml)	7 d (KBE/ml)	14 d (KBE/ml)	28 d (KBE/ml)
E. coli	$1,9 \cdot 10^6$	0	0	0	0	0
P. aeruginosa	$3,2 \cdot 10^5$	0	0	0	0	0
S. aureus	$5,6 \cdot 10^5$	$4,7 \cdot 10^3$	0	0	0	0
C. albicans	$6,6 \cdot 10^5$	$9,7 \cdot 10^4$	n. b.	0	0	0
A.brasiliensis	$3,3 \cdot 10^5$	$4,6 \cdot 10^5$	n. b.	$3,4 \cdot 10^3$	40	0

Die Herabsetzung des BAC-Gehalts auf 1/3 des ursprünglichen Gehalts und der Fortfall von EDTA haben keinen negativen Einfluss auf die Bakterien *Pseudomonas aeruginosa* und *Staphylococcus aureus* und die Hefe *Candida albicans*, jedoch ist die Wirkung auf den Pilz *Aspergillus brasiliensis* ungenügend. Nach 14 Tagen wird eine 1-log-Reduktion erzielt (hier ist somit nur das B-Kriterium erfüllt) und nach 28 Tagen knapp zwei log-Stufen.

Tab. 4.8 Ergebnisse eines Konservierungsmittelbelastungstests nach Ph. Eur. an mit BAC (100 µg/ml) konserviertem Nasenspray. Der Wirkstoff gehört zur Klasse der Imidazoline. n. b. = nicht bestimmt.

Mikroorganismus	Inokulation (KBE/ml)	Kontrolle nach Inokulation (KBE/ml)	48 h (KBE/ml)	7 d (KBE/ml)	14 d (KBE/ml)	28 d (KBE/ml)
E. coli	n. b.	n. b.	n. b.	n. b.	n. b.	n. b.
P. aeruginosa	$1,4 \cdot 10^6$	0	0	0	0	0
S. aureus	$1,6 \cdot 10^6$	$4,7 \cdot 10^3$	0	0	0	0
C. albicans	$1,1 \cdot 10^6$	$7,8 \cdot 10^5$	n. b.	0	0	0
A. brasiliensis	$5,5 \cdot 10^5$	$3,5 \cdot 10^5$	n. b.	n. b.	$3,1 \cdot 10^4$	$4,4 \cdot 10^3$

Einige Chargen von Nasentropfen, die den Test auf ausreichende Konservierung nach Ph. Eur. bestanden hatten, wurden auffällig, weil sie 1,5–2 Jahre nach ihrer Herstellung Verkeimung zeigten. Als Kontaminanten wurden *Pantoea sp.* (gehört zur Familie der Enterobakterien) und *Acinetobacter sp.* identifiziert. Beide Kontaminanten wurden einzeln und in Kombination in weiteren Konservierungsmittelbelastungstests eingesetzt:

1. Charge 1: Nasentropfen, konfektioniert
2. Charge 2: Nasentropfen, Bulk
3. Charge 3: Nasentropfen, konfektioniert

Angeimpft wurde jeweils einzeln mit *Pantoea sp.* und *Achromobacter sp.* sowie mit einer Mischkultur aus beiden Bakterien-Arten.

Tab. 4.9 Ergebnisse des Konservierungsmittelbelastungstests nach 7, 14, 19 und 28 Tagen.

Charge	(KBE/ml) Inokulation	(KBE/ml) nach Inokulation	(KBE/ml) nach 7 d	(KBE/ml) nach 14 d	(KBE/ml) nach 19 d	(KBE/ml) nach 28 d
1	$2{,}7 \cdot 10^5$	$8{,}0 \cdot 10^3$	*Pantoea*: 0	0	0	0
	$2{,}0 \cdot 10^5$	$7{,}0 \cdot 10^3$	*Achromobacter*:0	0	0	0
	$3{,}9 \cdot 10^5$	$5{,}7 \cdot 10^4$	Mischkultur: 0	$1{,}14 \cdot 10^6$	$8{,}0 \cdot 10^6$	$2{,}6 \cdot 10^7$
2	$2{,}7 \cdot 10^5$	$2{,}1 \cdot 10^4$	*Pantoea*: 0	0	0	0
	$2{,}0 \cdot 10^5$	$5{,}5 \cdot 10^4$	*Achromobacter*:0	0	0	0
	$3{,}9 \cdot 10^5$	$6{,}5 \cdot 10^3$	Mischkultur: 0	0	0	0
3	$2{,}7 \cdot 10^5$	$2{,}7 \cdot 10^4$	*Pantoea: 0*	0	0	0
	$2{,}0 \cdot 10^5$	$1{,}4 \cdot 10^4$	*Achromobacter*:0	0	0	0
	$3{,}9 \cdot 10^5$	$3{,}3 \cdot 10^4$	Mischkultur: 0	0	0	0

Auffällig ist die konfektionierte Nasentropfencharge 1

Hier geht der Keimgehalt der Mischkultur nach sieben Tagen auf 0 KBE/ml zurück, steigt aber nach 14 Tagen drastisch auf $1{,}14 \cdot 10^6$ KBE/ml und danach noch weiter an. Die konfektionierte Ware wurde aus der Bulk-Charge 2 hergestellt; diese Bulk-Charge jedoch besteht den Konservierungsmittelbelastungstest.

Das Konservierungsmittel BAC wirkt bei den einzelnen Bakterienspezies, nicht jedoch in der Mischkultur; offenbar unterstützen sich die beiden Arten in ihrem Wachstum und in ihrer Resistenz oder Adaptation an BAC.

Basierend auf diesen Erfahrungen ist es empfehlenswert, zusätzlich zu den Testmikroorganismen in Ph. Eur., Kapitels 5.1.3 auch Hausisolate im Test einzusetzen.

4.3 Herstellprozessvalidierung – Tropfenprodukte

Gemäß guter Herstellungspraxis sind alle pharmazeutischen Prozesse zu validieren, das bedeutet den dokumentierten Nachweis erbringen, dass die Herstellung stets zum gleichen Produkt mit der angestrebten Qualität erfolgt. Im Folgenden soll beispielhaft eine Prozessvalidierung eines Tropfenpräparates beschrieben werden. Mögliche Tropfenpräparate können sein: z. B. oral einzunehmende Tropfen, Säfte, Nasalia oder Otologika mit wässrigem oder öligem Vehikel. Ausgangspunkt einer jeden Prozessvalidierung ist eine sorgfältige Risikoanalyse mit dem Ziel mögliche Produktionsrisiken, die durch die Herstellung des Tropfenproduktes entstehen könnten, zu definieren und nach Möglichkeiten zu minimieren. Die Risikoanalyse ist ein fester Bestandteil der Herstellprozessvalidierung und ist nach Vorgabe ICH Q9 bei jeder neuen Anpassung/Veränderung hinsichtlich der bestehenden Risiken zu aktualisieren. Bei einem bereits etablierten Produkt liegen historische Erfahrungswerte vor, die in die Risikoanalyse einfließen sollten. Bei einem neuen Entwicklungsprodukt fehlen diese Erfahrungswerte, daher sind die Sachkenntnisse aller am Prozess Beteiligten einzuschließen.

Nach der Bewertung der Risiken innerhalb der betroffenen Prozessabschnitte wird der Umfang einer Validierung definiert. Alle diese vorgelagerten Schritte dienen dem bestmöglichen Prozessverständnis und somit auch der Produktsicherheit.

Es sind alle denkbaren Fehler zu einem Prozessschritt, einer Funktion oder einer Eigenschaft zu benennen, die zu einer möglichen Beeinflussung der Produktqualität bzw. dem validierten Herstellungsprozess führen könnten. Dies erfolgt auf der Grundlage der vorliegenden Informationen sowie den bekannten Erfahrungen mit dem Produkt. Die möglichen Folgen und Ursachen von denkbaren Fehlern sind aufzuführen und geeignete risikominimierende Maßnahme zu definieren. Im Anschluss ist das beschriebene Risiko erneut zu bewerten. Bleiben trotz risikominimierender Maßnahmen Restrisiken mit hohem Potenzial bestehen, und sind keine weiteren Maßnahmen möglich, so ist dies zu beschreiben und zu bewerten, ob das Restrisiko akzeptiert wird.

Die Herstellung von Tropfenpräparaten gliedert sich oft in wenige einfache Produktionsschritte wie Ansatz, in besonderen Fällen auch die Herstellung von zunächst Teillösungen, eine mögliche anschließende Klärfiltration bei nicht sterilen Produkten und die Abfüllung in das Endgefäß mit anschließender Sekundärverpackung. In der Regel handelt es sich bei Tropfenpräparaten um Produkte mit einem Wirkstoff. Bei Präparaten mit mehreren Wirkstoffen, z. B. Multivitaminprodukten, ist es aus labortechnischen Gründen sinnvoll, *Worst-Case*-Substanzen für die analytische Auswertung heranzuziehen.

Im Folgenden findet sich beispielhaft eine Aufstellung von zu bewerteten Risiken:

- Rohstoffeingang, alle eingesetzten Rohstoff müssen spezifikationskonform sein,
- Verwiegung, korrekte Mengenzugabe,
- Reihenfolge der Zugabe von Wirk und Hilfsstoffen,
- Rührdauer und Rührparameter, auch Ansatzkesselgeometrie,
- Filtration, Wechselwirkung zwischen Filter und Produktkomponenten,
- Standzeit zwischen Abschluss Filtration und Ende Abfüllung (mikrobielles sowie Wirkstoffabbaurisiko),
- Abfüllung, korrektes Füllvolumen,
- Musterzug, für Routine sowie Prozessvalidierung.

Vor der Herstellprozessvalidierung ist ein schriftlicher Validierungsplan zu erstellen und von einer qualifizierten Person zu genehmigen. Zu Beginn des Planes ist in der Zielsetzung festzulegen, welche Schritte, z. B. Gesamtprozess oder nur Teilprozesse, validiert werden sollen und welche Parameter bei möglichen Prozessänderungen im Fokus stehen. Im Abschnitt *Validierungskonzept* ist der Umfang der Validierung – meist drei oder mehr aufeinanderfolgende Chargen – und die routineübliche Chargengröße oder der Chargengrößenbereich zu erläutern. Eine ausführliche Beschreibung des Herstellprozesses schließt sich an. Dabei wird insbesondere auf die jeweiligen Ansatzschritte, mögliche Herstellung von Teillösungen, und die spezifischen Rührparameter (Rührgeschwindigkeit und -dauer) eingegangen. Bestandteile des Validierungsplanes sind eine detaillierte Aufstellung des einzusetzenden Equipments (u. a. Ansatz-/Abfüllkessel, Schläuche, Filter) und ein Flussdiagramm zum Prozess sowie Zeichnungen oder Fotos zur verständlichen Darstellung der Abläufe. Eine tabellarische Beschreibung des Ablaufes des Herstellprozesses hat sich in der Praxis bewährt, da hier übersichtlich alle verwendeten Materialien, das verwendete Equipment, die einzelnen Herstellschritte sowie die In-Prozess-Kontrollen und der Musterzug wie im genehmigten Masterherstellungsprotokoll aufgeführt sind.

Für die Herstellung sind ausschließlich Materialien (bei einer Erstvalidierung ist zu empfehlen verschiedene Rohstoffchargen eines Wirkstoffs/Hilfsstoffs einzusetzen) zu verwenden, für die nach einer Eingangsprüfung gemäß gültiger Vorschriften eine Freigabe vorliegt. Das eingesetzte Equipment befindet sich im qualifizierten Zustand.

Im Plan sind für die jeweiligen Prozessschritte die RRK (z. B. Ansatz von nicht sterilen Liquida wie unkonservierten Nasalia in RRK D, ansonsten RRK E) zu definieren.

Die vom Labor eingesetzten Prüfmethoden sind im Plan aufzuführen, die Anweisungen für alle In-Prozess-Kontrollen und analytischen Prüfanweisungen als Anlage beizufügen.

A. Typische In-Prozess-Kontrollen für Tropfenprodukte können sein:
- Aussehen und Farbe der Lösung pH-Wert (bei wässrigen Lösungen),
- relative Dichte,
- Füllvolumen,
- Drehmoment,
- visuelle Kontrolle der abgefüllten Einheiten.

B. Typische Prüfpunkte im Labor:
- Identität, Gehalt und Reinheit von Wirkstoff/Wirkstoffen sowie ggf. Hilfsstoffen,
- mikrobielle Reinheit (TAMC + TYMC).

Gemäß der Risikoanalyse werden die im Herstellprozess kritischen Parameter aufgeführt, Umfang der Probenahmen sowie der einzuhaltenden Akzeptanzkriterien für die Herstellprozessvalidierung pro Herstellungsschritt exakt definiert. Fester Bestandteil jedes HPV-Planes ist ein Musterzugsplan, der die Durchführung des Musterzugs, die Analytik der Proben sowie die Verantwortlichkeiten festlegt und die Durchführung dokumentiert. Der Musterzug ist durch qualifizierte, geschulte und autorisierte Mitarbeiter durchzuführen. Im Musterzugsplan wird festgelegt wie, neben dem Hauptmuster (A-Proben), mit möglichen B-Proben für Nachuntersuchungen umzugehen ist. Empfehlenswert ist eine Lagerung der B-Proben im Kühlschrank (+2– + 8 °C) sowie eine Festlegung der maximalen Lagerzeit (z. B. 30 Tage) für alle Muster.

Für die Herstellung im Betrieb und die Untersuchungen im Labor ist ausschließlich qualifizierte Ausrüstung einzusetzen. Alle Personen, die an der Abarbeitung der Herstellprozessvalidierung beteiligt sind, dokumentieren dies mit ihrer Unterschrift/ihrem Kürzel auf den entsprechenden Dokumenten.

Nach erfolgter Durchführung der Herstellprozessvalidierung und Vorliegen aller analytischen Resultate ist ein zufassender bewertender Validierungsbericht zu erstellen. In der Einführung wird auf den *scope* der Validierung und auf den genehmigten HPV-Plan einschließlich Risikoanalyse eingegangen. In tabellarischer Form werden die chargenspezifischen Chargendaten (Ansatz- und Abfülldatum sowie Chargennummern) und verwendeten Gerätschaften detailliert aufgeführt. Um Rückschlüsse aus den eingesetzten Rohstoffen zu erhalten, werden diese mit Chargennummer und Qualitätsstatus im Bericht aufgelistet. Ein wesentliches Akzeptanzkriterium für die Prozessvalidierung von Tropfenpräparaten ist die Homogenität der Ansatzlösung. Diese wird durch die Ergebnisse der Rührzeitmuster – definierte *Worst-Case*-Substanz(en) - nach Aufwiegen auf das Endgewicht zu verschiedenen Rührzeiten (z. B. nach 5, 10 und 15 min) herangezogen. Alle untersuchten Substanzen sollten bei allen geprüften Validierungschargen für die längste Rührzeit innerhalb der geforderten Spezifikation liegen. Es ist zu empfehlen, für die Routineproduktion eine obere Rührzeitgrenze festzulegen (z. B. 14–16 min). Bei Einsatz eines Klärfilters wird während der Validierung die zeitliche Belastung des Filters betrachtet und bewertet. Diese sollte aus produktionstechnischen Gründen nicht zu lange (z. B. < 2 h) sein. Abweichungen von den ermittelten Zeitwerten können später bei der Routineproduktion Hinweis auf eine Filterblockade geben. Um unerwünschte Wechselwirkungen des Filters mit den Wirkstoffen auszuschließen, werden die Gehaltswerte des Wirkstoffs/der Wirkstoffe vor und nach Filtration übersichtlich gegenübergestellt. Darüber hinaus enthält der Bericht Angaben zum mikrobiellen Burden (*bioburden*) des Filtrats. Bei oralen Tropfenpräparaten liegen die Akzeptanzkriterien gemäß Ph. Eur. bei $\leq 10^2$ KBE/ml TAMC und $\leq 10^1$ KBE/ml TYMC sowie die Abwesenheit von *Escherichia coli.*

Die im Rahmen der HPV durchgeführten Standzeitbestimmung soll zeigen, wie lange die Ansatzlösung nach Filtration unter den vorgegebenen Bedingungen (Lagerung Kühlraum oder Raumtemperatur) im Abfüllgefäß bis zur Abfüllung stehen bleiben kann. Die Überprüfung erfolgt auf der Grundlage der Gehaltsmuster plus Bestimmung der koloniebildenden Einheiten.

Weitere Berichtspunkte sind die Füllmengen der Produkte und z. B. die Öffnungsdrehmomente, die in der Regel direkt im Rahmen einer In-Prozess-Kontrolle an der Abfülllinie ermittelt werden. Im Kapitel *Abweichungen* werden alle während der Herstellprozessvalidierung aufgetretenen Abweichungen/Auffälligkeiten von Herstellungsanweisung sowie alle Abweichungen vom HPV-Plan aufgeführt. Die Abweichungen/Auffälligkeiten sind im Bericht ausführlich zu bewerten und mögliche Auswirkungen auf die Produktqualität zu beschreiben.

Der Validierungsbericht schließt mit einer Zusammenfassung der Ergebnisse ab. Hier sollten auch mögliche Änderungshinweise für die Herstellungsanweisung mit eingebaut werden. Als Anlagen sind anzufügen:

- schriftlicher Nachweis der Rohstofffreigabe,
- der verwendete Musterzugs- und Analysenplan,
- die Herstellungsprotokolle,
- die Durchführungsnachverfolgung/Zeitverlauf der Probenbearbeitung: Datum der Probennahme, Probenübergabe und Durchführung der Analytik.

Die Prozessvalidierung gilt in der Regel als erfolgreich abgeschlossen, wenn bei den betrachteten z. B. drei Validierungschargen keine Abweichungen hinsichtlich der festgelegten Akzeptanzkriterien auftraten. Die Validierungschargen zeigen ein ähnliches und somit vergleichbares reproduzierbares Ergebnis der Parameter, folglich kann die pharmazeutische Qualität des Produktes gewährleistet werden.

Herstellprozesse sollten überwacht und in regelmäßigen Zeitabständen bewertet werden, um zu gewährleisten, dass sie sich weiterhin in einem validierten Zustand befinden (Annex 15 §45 EU-GMG-Guide). Eine sinnvolle Revalidierungsfrequenz kann bei lange etablierten Produkten z. B. fünf Jahre sein. Ziel ist es, die Beständigkeit der Prozesse zu belegen.

In der überarbeiteten Version des Annex 15 wird ein Lebenszyklusmodell ausgeführt, in dem eine kontinuierliche risikobasierte Prozessverifizierung auf statistischer Grundlage erfolgt. Es erfolgt eine Echtzeitkontrolle über den gesamten Prozessverlauf. Eine Revalidierung ist hier dann nicht mehr erforderlich.

Bei Produkten mit einer hohen Frequenz an Produktionschargen (> 30 Chargen pro Jahr) ist dies rasch einzuführen. Für Produkte mit einer geringen Produktionsfrequenz (< 3 Chargen pro Jahr) wird sich dieser Ansatz erfahrungsgemäß nicht einfach umsetzen lassen; vielmehr wird hier eine regelmäßige Validierung der Prozesse beizubehalten sein.

Literatur

1 DIN-EN-Entwurf 1632-4 (1995) Reinraumtechnik – Kontrolle der Biokontamination – Teil 4: Analyseverfahren und Messung der Biokontamination der Luft in Risikozonen.

2 Seyfarth, H. (2003) Mikrobiologische Qualität von Arzneimitteln. Teil I. Fertig-Arzneimittel. *Swiss Pharma*, **25** (9a), 9–18.

3 Seyfarth, H. (2003) Mikrobiologische Qualität von Arzneimitteln. Teil III. Umgebungskontrollen. *Swiss Pharma*, **25** (11), 5–15.

4 Seyfarth, H. (2009) Mikrobiologisches Monitoring. Teil 1: Notwendigkeit von Umgebungskontrollen/Raumklassifizierung. *Pharm. Ind.*, **71** (12), 2084–2090.

5 Weyers, W. (2002) Mikrobiologische Luftqualität. *Swiss Pharma*, **24**, 13–16.

6 Rieth, M. und Ziegler, A. (2002) Mikrobiologisches Monitoring in einem Feststoffbetrieb. *Swiss Pharma*, **24** (4), 8–10.

7 Rieth, M. (2012) *Pharmazeutische Mikrobiologie. Qualitätssicherung, Monitoring, Betriebshygiene*, Wiley-VCH, Weinheim, S. 111–114.

8 Deutsches Institut für Normung (2013) DIN EN ISO 11930 – Cosmetics – Microbiology – Evaluation of the antimicrobial protection of a cosmetic product. ISO 11930:2012, corrected 2013-05-01.

9 Wallhäußer, K.H. (1988) *Praxis der Sterilisation, Desinfektion, Konservierung*, 4. Aufl., Thieme Verlag, Stuttgart, S. 383 ff.

10 Fahr, A. (Hrsg.) (2015) *Voigt Pharmazeutische Technologie. Für Studium und Beruf*, 12. Aufl., Deutscher Apotheker Verlag.

11 Kramer, A. und Assadian, O. (Hrsg.) (2006) *Wallhäußers Praxis der Sterilisation, Desinfektion, Antiseptik und Konservierung*, Thieme Verlag, Stuttgart.

5 Herstellung fester Arzneiformen

Die Herstellung fester Arzneiformen geschieht im kritischen Bereich F.

5.1 Mikrobiologisches Umgebungsmonitoring

Vor der praktischen Aufnahme des mikrobiologischen Umgebungsmonitorings wird das Hygienekataster schriftlich erstellt, z. B. in Form einer SOP. Darin werden Arten und Frequenzen des Umgebungsmonitorings, die Grenzwerte (Warn- und Alarmlevel) und die Stellen in den Räumen und am Equipment festgelegt (weitere Erläuterungen sind im Kapitel 4 schon dargelegt).

Die Limite im mikrobiologischen Monitoring sind in der Tab. 5.1 und die Frequenzen in der Tab. 4.4 im vorangegangenen Kapitel 4 dargestellt.

5.2 Wasseraktivität

Arzneimittel, die trocken sind, d. h. wenig Wasser enthalten, sind mikrobiologisch kaum anfällig. Die Wasseraktivität, abgekürzt a_w, ist das Maß für das tatsächlich verfügbare aktive Wasser, das Mikroorganismen für ihr Leben und Überleben benötigen. Die Formel ist in Anhang A angegeben. Reines Wasser hat den Wert $a_w = 1{,}0$. Bakterien benötigen mindestens Wasseraktivitäten größer 0,8, um zu existieren. Typische Wasserbakterien wie die Pseudomonaden benötigen Wasseraktivitäten zwischen 0,98 und 1,0, die Gram-negativen Stäbchen Werte zwischen 0,96 und 0,97 und eine Vielzahl weiterer Bakterien Werte größer 0,91. Gram-positive Kokken wachsen und vermehren sich ab a_w von 0,86. Ausnahmen sind z. B. die salzliebenden Halobakterien: *Halobacterium halobium und Halococcus sp.* benötigen zum Wachstum mindestens einen a_w von 0,75. Unter den Pilzen gibt es Vertreter, die sich bei Wasseraktivitäten kleiner 0,8 und größer 0,6 noch vermehren können wie *Aspergillus flavus*, $a_w = 0{,}78$, *Aspergillus niger*, $a_w = 0{,}77$, *Xeromyces bisporus*, $a_w = 0{,}61$, und die Hefe *Zygosaccharomyces rouxii*, $a_w = 0{,}62$ [1, 2].

Hygiene in der Arzneimittelproduktion, 1. Auflage. Michael Rieth und Norbert Krämer.
© 2016 WILEY-VCH Verlag GmbH & Co. KGaA. Published 2016 by WILEY-VCH Verlag GmbH & Co. KGaA.

Tab. 5.1 Anforderungen für den kritischen Bereich F.

Anforderungen		Kritischer Bereich F nicht sterile Produkte: feste Oralia, Musterziehung von Ausgangsstoffen
Betriebsmittel (KBE/ml bzw. l)	Desinfektionsmittel Reinigungsmittel	0/10 ml
	Waschemulsion	< 10/ml
	Schmiermittel	10^3/ml
	Gase, Druckluft	10^2/1000 l
Oberflächen: Kontaktplatte (KBE/25cm^2)	produktberührend	W: 100 A: 200
	produktnah	W: 100 A: 200
	Wand	W: 100 A: 200
	Boden	W: 300 A: 500
Luft: aktive Sammlung (KBE/m^3)		W: 500 A: 1000
Luft: Sedimentation (KBE/60 cm^2)		W: 50 A: 100
Personal: Kontaktplatte (KBE/25 cm^2)	Hand: Kontakt mit Handschuh	W: 150 A: 300
	Hand: Kontakt ohne Handschuh, evtl. mit Baumwollhandschuh	W: 150 A: 300
	Kleidung: Bauch, Schulter, Unterarm	W: 150 A: 300

ICH Q6A gibt für das mikrobielle Risiko zum Verderb die folgenden Wasseraktivitäten an:

hohes Risiko: > 0,95
mittleres Risiko: zwischen 0,90 und 0,95
geringes Risiko: < 0,80.

Messgeräte zur Bestimmung der Wasseraktivität funktionieren entweder nach der Methode der Taupunktbestimmung oder nach der kapazitiven Methode. Es gibt auch Geräte, die beide Messprinzipien kombinieren. Bei der ersten Methode

Tab. 5.2 Pharmazeutische Produkte und ihre Wasseraktivitäten, verändert nach [3].

Pharmazeutisches Produkt	Wasseraktivität (a_w)
Inhalanda (nasal)	0,99
Antazida	0,99
Creme (topisch)	0,97
Flüssigkeit (oral)	0,90
Suspension (oral)	0,87
Salbe (topisch)	0,55
Lippenbalsam	0,36
Tabletten (*compressed tablets*)	0,36

kühlt die Probe bis zum Taupunkt ab. Durch Kondensation an einer gekühlten Spiegeloberfläche ändern sich die Reflexionseigenschaften. Die Temperaturdifferenz aus der Probentemperatur und der Spiegeltemperatur wird berechnet.

Bei der kapazitiven Messmethode verändert die aufgenommene Wassermenge die elektrischen Eigenschaften eines Sensors. Dies wirkt sich als Änderung der elektrischen Kapazität aus. Die Bestimmung des a_w-Wertes dauert wenige Minuten. Die Genauigkeit beträgt 0,003 a_w-Einheiten. Die Kalibrierung geschieht mit gesättigten Salzlösungen bei 25 °C.

Tab. 5.3 Kalibrierlösungen nach USP Kapitel <1112> [4].

gesättigte Salzlösung	a_w bei 25 °C
Kaliumsulfat, K_2SO_4	0,973
Bariumchlorid, $BaCl_2$	0,902
Natriumchlorid, NaCl	0,753
Magnesiumnitrat, $Mg(NO_3)_2$	0,529
Magnesiumchlorid, $MgCl_2$	0,328

Literatur

1 Seyfarth, H. (2003) Mikrobiologische Qualität von Arzneimitteln. Teil I: Fertig-Arzneimittel. *Swiss Pharma*, **25** (9a), 9–18.

2 Rieth, M. (2012) *Pharmazeutische Mikrobiologie*, Wiley-VCH, Weinheim, S. 17–18 und 89.

3 O'Hagan, K. und Alexander, B. (2002) Pharmacopeia Tests for Microbial Contamination in Raw Materials – A survey of current practice. *Pharmeuropa*, **14**, 440–446.

4 United States Pharmacopeial Convention (2015) USP 38/NF 33, Kapitel <1112>

6
Reinigungsvalidierung

Das Ziel der Reinigungsvalidierung ist die Effektivität der Reinigungsmethode dokumentiert nachzuweisen. Die angewandten Reinigungsmethoden und -verfahren müssen unter Vermeidung von *cross contamination* zu reproduzierbaren Ergebnissen unterhalb einer definierten Akzeptanzgrenze (= maximal zulässige Rückstandsmenge) hinsichtlich von Produkt- und Reinigungsmittelrückständen sowie mikrobiologischen Rückständen (Mikroorganismen, Endotoxine) führen [1]. Nur produktberührende Oberflächen werden betrachtet. Die Rückstände werden wie folgt bestimmt:

- Leitsubstanz der Wirkstoffgruppe des Vorprodukts,
- Leitsubstanzen der Reinigungsmittel,
- Mikroorganismen (u. U. auch Endotoxine).

Die gesetzlichen und regulatorischen Grundlagen für die Reinigungsvalidierung finden sich in den folgenden Veröffentlichungen:

- AMWHV
  §6 Hygiene

  (1) Betriebsräume und deren Einrichtungen müssen regelmäßig gereinigt und soweit erforderlich desinfiziert werden. Es soll nach einem schriftlichen Hygieneplan verfahren werden… [2]

- EU-GMP-Leitfaden
  Kapitel 3 Räumlichkeiten/Ausrüstung:

  3.2 Die Räumlichkeiten sollten … nach detaillierten, schriftlich festgelegten Verfahren gereinigt und, falls notwendig, desinfiziert werden.
  3.36 Die Herstellungsausrüstung sollte … nach detaillierten, schriftlichen Verfahren gereinigt und nur sauber und trocken aufbewahrt werden.

  Kapitel 5 Produktion:

  5.19 Kreuzkontamination sollte … vermieden werden durch … Verwendung von Reinigungs- und Dekontaminationsverfahren mit bekannter Wirksamkeit… [2]

Hygiene in der Arzneimittelproduktion, 1. Auflage. Michael Rieth und Norbert Krämer.
© 2016 WILEY-VCH Verlag GmbH & Co. KGaA. Published 2016 by WILEY-VCH Verlag GmbH & Co. KGaA.

- WHO-Leitfaden

  4. Sanitation and hygiene: ... the scope of sanitation and hygiene covers personel, premises, equipment and apparatus, production materials, and containers, products for cleaning and desinfection...
  12. Documentation. There should be written procedures ... describing in sufficient detail the cleaning schedules, methods, equipment and materials to be used and facilities to be cleaned ...
- ZLG: Aide Memoire „Inspektion von Qualifizierung und Validierung in pharmazeutischer Herstellung und Qualitätskontrolle.“ Juni 2010
- PIC/S 006-3 Recommendations on validation master plan, installational and operational qualification, non-sterile process validation, cleaning validation. September 2007
- FDA: Guide to inspection of validation of cleaning processes. July 1993
- Code of Federal Regulations, §211.67
- PDA Technical Monograph No. 29 [3]
- APIC/CEFIC, 2014

Um den Erfolg der Reinigungsvalidierung zu belegen, müssen vorher die Akzeptanzwerte festgelegt werden für

- Produktrückstände,
- Reinigungsmittel,
- mikrobiologische Kontaminanten (Mikroorganismen, Endotoxine).

Die Nachweisgrenze der ausgewählten Methode soll empfindlich genug sein, um Akzeptanzlimits nachweisen zu können. Außerdem muss die Methode validiert sein.

Die Reinigungsvalidierung ist bei produktberührenden Oberflächen notwendig. Die Zeitintervalle zwischen Benutzung und Reinigung und zwischen Reinigung und Wiederbenutzung müssen validiert werden. Gängig ist, an drei aufeinanderfolgenden Anwendungen die Reinigungsmethode zu validieren. Bei einem Wechsel der Anlage, des Produktes und bei Prozessänderungen wird eine Revalidierung durchgeführt.

Definierte Kriterien für Akzeptanzlimits sind:

- maximal 10 ppm Wirkstoffrückstand,
- 1/1000 der Dosis des Wirkstoffs,
- sichtbar – sauber – Kriterium (*visually clean*),
- unterhalb der Nachweisgrenze für kritische Substanzen wie Allergene, Antibiotika, Hormone, zytotoxische Substanzen,
- PDE-Wert [4],
- mikrobiologische Grenzwerte sollen auf einer Rationale beruhen.

Mikrobiologische Methoden in der Reinigungsvalidierung

Zum Einsatz kommen die vom mikrobiologischen Monitoring bekannten Methoden: Kontakt-, Abstrich- (*swab*) und Abspülverfahren (*rinsing*). Zum Nachweis von Endotoxinen kann mittels *swabs* oder *rinsing* gearbeitet werden. Im mikrobiologischen Labor werden dann die feuchten Swabs bzw. die Rinsing-Flüssigkeit mithilfe des LAL-Tests auf Endotoxine getestet.

Um von vornherein mikrobiologische Kontaminationen zu minimieren, sollen Umgebungsbedingungen wie Feuchtigkeit, hohe Temperatur, schlechte Belüftung, raue Oberflächen und Materialien, an denen Mikroorganismen leicht anhaften (z. B. Holz, Tücher, allgemein organische Materialien) vermieden werden.

Mikrobiologische Reinigungsvalidierung in der Wirkstoffherstellung

Der EU-Leitfaden der Guten Herstellungspraxis für Arzneimittel und Wirkstoffe stellt im *Teil II – Grundlegende Anforderungen für Wirkstoffe zur Verwendung als Ausgangsstoffe, Kapitel 12.75* folgende Forderungen:

> *Bei Prozessen, bei denen die Gesamtkeimzahl oder Endotoxine im Wirkstoff vermindert werden müssen, oder bei Prozessen, bei denen eine derartige Kontamination von Bedeutung sein könnte (z. B. nicht sterile Wirkstoffe, die für die Herstellung steriler Produkte verwendet werden), sollten Untersuchungen zur Ausrüstungsreinigung/-desinfektion eine mögliche mikrobiologische oder Endotoxinkontamination ansprechen.*

Dazu sollten *validierte Analysenmethoden, die empfindlich genug sind, Rückstände oder Kontaminanten nachzuweisen, verwendet werden. Der mit der Methode erreichbare Wiederfindungsgrad sollte festgelegt werden* (Kapitel 12.74). Die LAL-Test-Methoden, durchgeführt nach den Vorgaben des Ph. Eur., Kapitel 2.6.14, sind empfindlich genug, um Spuren von Endotoxinen nachzuweisen. Die Nachweisgrenzen sind für:

- Gelbildungsmethode: 0,03 IU entsprechend 0,003 ng (= 3 pg) Endotoxin,
- chromogene Methode: 0,005 IU entsprechend 0,0005 ng (= 0,5 pg) Endotoxin,
- turbidimetrisch-kinetische Methode: 0,001 IU entsprechend 0,0001 ng (= 0,1 pg) Endotoxin.

> *Reinigungsverfahren sollten nach der Validierung in geeigneten Zeitabständen überwacht werden, um sicherzustellen, dass sie auch während der Routineproduktion wirksam sind* (Kapitel 12.76 des EU-GMP-Leitfadens) [2].

Die Auswahl der zu betrachtenden Anlagenteile oder Herstellprozesse sowie der Umfang der mikrobiologischen Probennahmen für eine mikrobiologische Reinigungsvalidierung können auf der Grundlage einer Risikobetrachtung getroffen werden. Endstufenanlagen sollten ab dem finalen Aufreinigungsschritt betrachtet werden. Für Anlagen oder Betriebe, die Vorstufen ohne explizites mikrobiologisches Verkeimungsrisiko herstellen, ist keine Reinigungsvalidierung erforderlich. Mischbetriebe/-anlagen sollten wie Endstufenbetriebe/-anlagen betrachtet werden. Eine mikrobiologische Reinigungsvalidierung von Anlagenteilen ist notwendig, wenn anschließend auf der gleichen Anlage Endstufen produziert werden. Kritische Anlagenteile sind beispielsweise Zentrifugen und Chromatografiesäulen; sie müssen gesondert betrachtet werden.

Kriterien zur Auswahl von Anlagen für die Risikobetrachtung:

a) Existieren im Herstellprozess keimreduzierende Folgeschritte (z. B. Lösen in organischen Lösemitteln, Umkristallisationen, Destillation, pH-Shift, Hitzebehandlungen),
b) Art des verwendeten letzten Reinigungsmittels: Wasser, organische Lösungsmittel, antimikrobiell wirksame Reinigungsmittel,
c) Art und Dauer des Trocknungsprozesses (Temperatur, Druck, Zeit),
d) Potenzial des Edukts zur Vermehrung von Mikroorganismen (z. B. hygroskopisch?),
e) a_w-Wert des Wirkstoffs ($a_w < 0{,}7$ für Wirkstoffe kann als unkritisch eingestuft werden),
f) historische Daten der mikrobiologischen Prüfungen (TAMC + TYMC) und der Endotoxinbestimmungen werden herangezogen.

Prüfparameter:

- Prüfung der Oberflächen oder des letzten Spülwassers auf TAMC + TYMC.
- Zusätzliche Prüfung auf Endotoxine, falls der Wirkstoff für parenterale Produkte verwendet wird.
- Die Prüfung auf „Leitkeime" (spezifizierte Indikatormikroorganismen aus Ph. Eur., Kapitel 2.6.13, z. B. *E. coli* u. a.) ist für die mikrobiologische Reinigungsvalidierung für die Wirkstoffherstellung in der Regel nicht notwendig.
- Berechnung des *action levels* für das letzte Spülwasser am Beispiel der Herstellung eines Wirkstoffes, welcher in einem Parenteralium eingesetzt werden soll:
  Batchgröße 400 kg Wirkstoff, Spezifikation TAMC für Wirkstoffe zum Einsatz in sterilen Parenteralia, Anlageninnenfläche: 1,0 m², letztes Spülwasservolumen: 250 l, bakteriologische Spezifikation für aqua purificata: 100 KBE/ml, Anlage steht in RRK D: AL = 50 KBE/25 cm² für produktberührende Oberflächen (mittels Kontaktplatte)

  $$100\,\text{KBE/g} \cdot \frac{400\,000\,\text{g}}{250\,000\,\text{ml}} = 160\,\text{KBE/ml}$$

  Bei Einsatz von aqua purificata als *final rinse* beträgt der berechnete AL 160 KBE/ml und ist somit größer als der AL für das Wasser. In diesem Fall sollte der größere Wert genommen werden.

  $$100\,\text{KBE/g} \cdot \frac{400\,000\,\text{g}}{10\,000\,\text{cm}^2} = 4000\,\text{KBE/cm}^2 \rightarrow 100\,000\,\text{KBE/25}\,\text{cm}^2$$

  Rechnerisch wird das Ergebnis 100 000 KBE/25 cm² erhalten. Abgesehen davon, dass diese Koloniezahl auf einer Kontaktplatte mit der Fläche 25 cm² nicht auszählbar ist, wird in diesem Fall der deutlich niedrigere AL (aus dem EU-GMP-Leitfaden für RRK D) übernommen: Er beträgt 50 KBE/25 cm² für produktberührende Oberflächen.
- Standzeiten für Anlagenteile müssen klar definiert werden, auch müssen sie mikrobiologisch überprüft werden. Die Prüfung der Standzeiten kann unab-

hängig von der initialen Validierung geschehen, beispielsweise bei Betriebsstillstand.

- Die mikrobiologische Untersuchungen werden im Rahmen der meist drei Reinigungsvalidierungsläufe durchgeführt. Die Probennahme soll am Ende der Reinigung erfolgen.

Nachweis von Endotoxinen auf produktberührenden Oberflächen [5]

In einer Validierung wurden die Wiederfindungsraten der bakteriellen Endotoxine von Edelstahloberflächen bestimmt. Dazu wurden 100 EU Endotoxinstandard auf die Oberflächen pipettiert. Nach der Antrocknung unter LF über 12 h wurden die Stellen mit sterilen und endotoxinarmen (vorher prüfen!) Swabs abgerieben. Die Wiederfindungsraten lagen bei dem verwendeten Edelstahl (V4A) zwischen 86 und 91 %.

In einem Wirkstoffbetrieb sollten nach den durchgeführten Reinigungen, dem *final rinse* mit VE-Wasser (interner Endotoxingrenzwert: 2,5 EU/ml) und der Trocknung die Endotoxin-Stati der produktberührenden Oberflächen ermittelt werden. Abgetupft wurden jeweils Flächen von 100 cm^2 mithilfe einer Kunststoffschablone. Eingesetzt wurden Swabs (Merck-Millipore), die steril in Vials mit 17 ml Phosphatpuffer (gemessener pH-Wert 7,09, gemessener Endotoxingehalt < 0,13 EU/17 ml (entspricht < 0,076 EU/ml), gute Testbarkeit ist ab einer Verdünnung von 1 : 4 gegeben) geliefert wurden. Vor der Entnahme von 1 ml

Tab. 6.1 Ergebnisse (Mittelwerte der Doppelbestimmung) der Endotoxin-Swabs, Methode: kinetisch-turbidimetrischer LAL-Test.

Oberfläche (Edelstahl)	Lauf	Endotoxine (EU/100 cm^2)
Aufgabebunker	1	3,61
	2	0,21
	3	0,51
	4	0,17
	5	0,04
	6	0,19
Filterbunker	1	0,29
	2	0,49
	3	0,14
	4	0,16
	5	0,04
	6	0,24
Auffangtrichter	1	9,62
	2	4,09
	3	0,90
	4	0,40
	5	0,51
	6	0,25

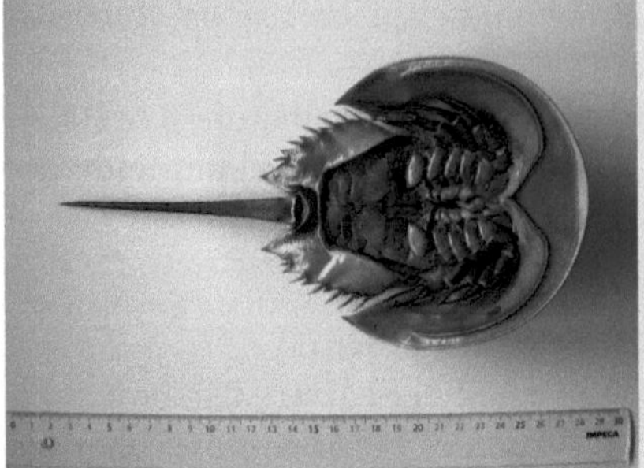

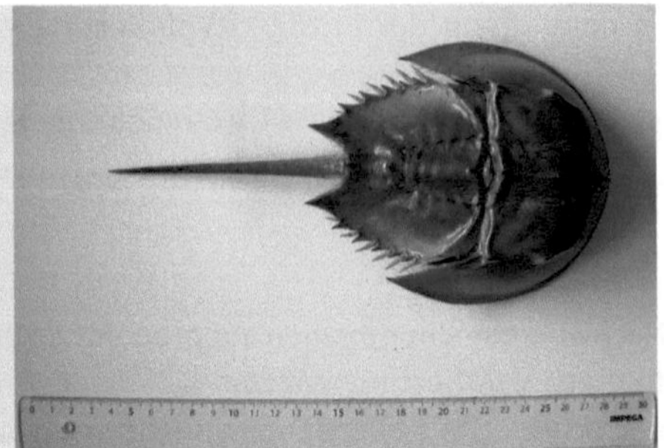

Abb. 6.1 Der nordatlantische Pfeilschwanzkrebs *Limulus polyphemus*, aus dessen Amoebocyten (einzige Zellart in der Hämolymphe des Tiers) das Nachweisreagenz für bakterielle Endotoxine gewonnen wird. Dazu werden die Tiere gefangen und nach Punktion wieder ausgesetzt. Das Reagenz wird lyophilisiert verkauft. Der Test heißt daher auch Limulus-Amoebocyten-Lysat-Test, abgekürzt LAL.

Probe wurde das Vial 60 s auf dem Vortex geschüttelt. Die Probelösung wurde 1 : 4 mit LRW verdünnt. Die Bestimmung der Endotoxine geschah mittels kinetisch-turbidimetrischem Test in Doppelbestimmung; in der Tabelle sind die Mittelwerte angegeben. Als Akzeptanzlimit wurde 2,5 EU/100 cm^2 festgesetzt. Ziel war die mindestens dreimal aufeinanderfolgende erfolgreiche Reinigung. Dies wurde nach dem ersten Lauf nicht erreicht beim Aufgabebunker und bei Auffangtrichter. Infolgedessen wurde intensiver gereinigt, was aber im Falle des Auffangtrichters immer noch nicht ausreichend war. Nach abermaliger Intensivierung der Reinigung wurden mit den Läufen drei bis sechs zufriedenstellende Endotoxinwerte erreicht. Diese gemessenen Endotoxinwerte lassen sich auf die Summe der produktberührenden Flächen hochrechnen. Da die Menge des Produkts, welches mit den Flächen in Kontakt kommt, bekannt ist, lässt sich der Kontaminationsgrad berechnen. Ergebnisse von maximal 2,5 EU/100 cm^2 wurden als ausreichend sicher beurteilt.

Literatur

1 Fourman, G.L. und Mullen, M.V. (1993) Determining cleaning validation acceptance limits for pharmaceutical manufacturing operations. *Pharm. Technol. Int.*, **June 1993**, 46–49.

2 Auterhoff, G. und Throm, S. (Hrsg.) (2010) *EU-Leitfaden der Guten Herstellungspraxis für Arzneimittel und Wirkstoffe (mit AMWHV)*, 9. Aufl., Edition Cantor Verlag, Aulendorf.

3 PDA (2012) Technical Report No. 29, Points to Consider for Cleaning Validation. Revised 2012. Bethesda, MD, USA.

4 EMA (2014) Guideline on setting health based exposure limits for use in risk identification in the manufacture of different medicinal products in shared facilities. EMA/CHMP/CVMP/SWP/169430/2012. 20 November 2014.

5 Rieth, M. (2003) Anwendungen des LAL-Tests in der pharmazeutischen Praxis. *Swiss Pharma*, **25** (9a), 5–7.

7
Verpackung Tabletten/Glas

Primärverpackungen von pharmazeutischen Darreichungsformen müssen so ausgelegt, hergestellt, verarbeitet sein, dass sie die Sicherheit, Identität, Stärke, Qualität und Reinheit des Arzneimittels über die festgelegten Anforderungen nicht verändern.

Sekundärverpackung und Kennzeichnung tragen zur Vermeidung von Bruch bei und gewährleisten einen sicheren Transport und Lagerung.

Die entscheidenden Kriterien für die Auswahl eines geeigneten Packmittels für eine pharmazeutische Darreichungsform sind:

a) Die Stabilität der Zubereitung über den angestrebten Anwendungszeitraum.
b) Die Gewährleistung, dass die Arzneimittel vor physikalischen, mikrobiologischen oder chemischen Veränderungen sicher geschützt sind.
c) Die Größe des Gefäßes/Packmittels, die gute Kompatibilität mit der Zubereitung, Schutz der Zubereitung vor mikrobieller Kontamination, vor Eintrag von Licht und Sauerstoff sowie vor Luftfeuchtigkeit beziehungsweise Schutz vor Verdunstung bei wässrigen Zubereitungen.

Zusatzstoffe wie Antioxidantien, Stabilisatoren, Weichmacher, Gleitmittel, Farbmittel oder mechanische Verstärker können vorhanden sein, soweit diese zulässig sind.

Es ist zu beachten, dass bei Primärpackmitteln aus Kunststoff bestimmte Bestandteile adsorbieren können.

Detaillierte Anforderungen an Blisterverpackungen (orale Darreichungsformen) sind:

- keine Wechselwirkungen zwischen Blistermaterial und verblistertem Arzneimittel,
- beständige Dampf- und Gasdichtigkeit des Blistermaterials,
- entsprechend dem Verwendungszweck ausreichende Elastizität, Druck- oder Reißfestigkeit des Materials,
- gute Verschweißbarkeit während des Verpackungsprozesses,
- Durchwanderung von Mikroorganismen jeder Art muss unterbunden sein,
- nachhaltige Beständigkeit gegenüber Wirk-, Hilfsstoffen, Lösungsmitteln.

Hygiene in der Arzneimittelproduktion, 1. Auflage. Michael Rieth und Norbert Krämer.
© 2016 WILEY-VCH Verlag GmbH & Co. KGaA. Published 2016 by WILEY-VCH Verlag GmbH & Co. KGaA.

Der entscheidende Vorteil bei einem Blister gegenüber Arzneimitteldosen besteht vor allem in der hygienischen Aufbewahrung von oralen Arzneimitteln. Ein Qualitätsverlust durch eventuellen Zutritt von Luftfeuchtigkeit wird unterbunden, die Darreichungsform besitzt einen Staubschmutz, die Arzneimittelsicherheit ist erhöht und vor allem erleichtert eine Darreichungsform in Blisterformat den Überblick beim Anwender über die restliche Arzneimittelmenge.

Besonderheiten der Glasverpackung (in der Regel für flüssige Darreichungsformen) sind:

- Glas ist als Primärpackmittel inert und neutral.
- Bei Glas gibt es praktisch keine Wechselwirkungen zwischen Inhalt und Verpackung. Es ist absolut geschmacksneutral, gibt keine unerwünschten Inhaltsstoffe ab und nimmt auch keine Wirkstoffe aus Arzneimitteln auf.
- Eine Glasverpackung kann verhindern, dass licht- und sauerstoffempfindliche pharmazeutische Substanzen reagieren.
- Gefärbte Glasbehältnisse, wie braunes Medizinalglas, besitzen einen hervorragenden Lichtschutz.
- Glas ist formstabil und eignet sich deshalb für viele verschiedene Abfüllverfahren in der Pharmaproduktion.
- Glasbehältnisse lassen sich bei hohen Spültemperaturen hygienisch einwandfrei reinigen und anschließend autoklavieren bzw. entpyrogenisieren.
- Glas ist mehrwegfähig, d. h., Glasflaschen lassen sich sehr oft wieder verwenden und behalten dennoch ihren hohen Qualitätsstandard.

Bei der Auswahl des optimalen Verpackungsmaterials ist stets darauf zu achten, dass das Produkt in seiner Wirksamkeit nicht beeinträchtigt wird.

Weiterführende Literatur

Akers, M.K., Larrimore, D. und Guazzo, D. (2002) *Parenteral Quality Control: Sterility, Pyrogen, Particulate, and Package Integrity Testing (Drugs and the Pharmaceutical Sciences)*, 3. Aufl., CRC Press – Taylor & Francis, New York.

Bauer, E. (2009) *Pharmaceutical Packaging Handbook*, 1. Aufl., Informa Health Care, New York.

Bergmair, J., Washüttl, M. und Wepner, B. (2012) *Prüfpraxis für Kunststoffverpackungen: Lebensmittel-, Pharma- und Kosmetikverpackungen*, BEHR's Verlag, Hamburg.

Dean, D.A., Evan, E.R. und Hall, I.H. (2000) *Pharmaceutical Packaging Technology*, Taylor & Francis Ltd., New York.

DIN EN ISO 11607-1: 2014-11, Packaging for terminally sterilized medical devices – Part 1 Requirements for materials, sterile barrier systems and packaging systems (ISO 11607-1:2006 + Amd 1:2014); German version EN ISO 11607-1:2009 + AI: 2014.

DIN EN ISO 11607-2: 2014-11, Verpackung für in der Endverpackung zu sterilisierende Medizinprodukte – Teil 2: Validierungsanforderungen an Prozesse der Formgebung, Siegelung und des Zusammenstellens (ISO 11607-2:2006 + Amd 1:2014), Deutsche Fassung EN ISO 11607-2:2006 + AI 2014.

DIN EN ISO 8317 Vorschrift für wieder verschließbare Arzneimittelverpackungen.

DIN EN 14375 Prüfung für nicht wieder verschließbare Arzneimittelverpackungen.

Durivage, M.A. (2014) *The Certified Pharmaceutical GMP Professional Hand-*

book, ASQ Quality Press, Milwaukee/Wisconsin.

Harl, M., Horst, S. und Polan, M. (2009) *Fehlerbewertungsliste für Behältnisse aus Röhrenglas*, ECV Editio Cantor Verlag, Aulendorf.

Kaßmann, M. (2014) *Grundlagen der Verpackung: Leitfaden für die fächerübergreifende Verpackungsausbildung*, Beuth Verlag, Berlin.

Paine, F.A. und Lockhart, H. (1996) *Packaging of Pharmaceuticals and Healthcare Products*, Springer-Science und Business Media B.V., Dordrecht.

Rieth, M. (2012) Prüfung von Packmitteln, in *Pharmazeutische Mikrobiologie*, Abschn. 7.2.3, Wiley-VCH, Weinheim.

Rimkus, F. und Stieneker, F. (2013) *Pharmazeutische Packmittel*, ECV Editio Cantor, Aulendorf.

Yam, K. L. (2009) *The Wiley Encyclopedia of Packaging Technology*, 3. Aufl., John Wiley & Sons, Weinheim.

8
Wasser

Wasser wird sehr vielfältig vom Menschen genutzt: Als Transportweg für die Schifffahrt, zur Bewässerung in der Landwirtschaft, als Betriebsstoff in der Industrie (in Form von Kühlwasser und Eis, Waschwasser, Brauchwasser, Lösemittel, Dampf), als Grundlage zur Krafterzeugung und als Trinkwasser. Die Erde ist zu etwa 71 % mit Wasser bedeckt (Fläche $3{,}6 \cdot 10^8$ km^2, Volumen $1{,}37 \cdot 10^9$ km^3 [1]). Davon ist nur 2,5 % Süßwasser; ungefähr die Hälfte davon ist in Eisschichten gebunden. Letztlich kann nur 1 % des Süßwassers zum Trinken genutzt werden [2]. In Deutschland werden mehr als zwei Drittel des Trinkwassers aus Grund- und Quellwasser gewonnen, ein Drittel wird als Oberflächenwasser aus Flüssen, Seen und Talsperren entnommen [3]. Dazu sind etwa 6200 Versorgungsbetriebe tätig. Jeder Einwohner verbraucht täglich im Mittel 124 l Trinkwasser (Zahlen von 2010) [1] und trinkt jährlich 143,5 l Mineralwasser [4]. Für die Menschen ist Trinkwasser das wichtigste Lebensmittel, welches nicht ersetzt werden kann (DIN 2000). Trinkwasser darf gemäß IfSG bei lebenslangem Genuss zu keinen gesundheitlichen Schädigungen führen. Der entsprechende §37(1) lautet:

> *Wasser für den menschlichen Gebrauch muss so beschaffen sein, dass durch seinen Genuss oder Gebrauch eine Schädigung der menschlichen Gesundheit, insbesondere durch Krankheitserreger, nicht zu besorgen ist.*

Über das Wasser können Krankheitserreger, zu denen Bakterien (Legionellen, *Vibrio cholerae*, Fäkalbakterien, *Salmonella typhi* und *Salmonella paratyphi* u. a.), Viren (Hepatitis A und E-Viren, Noroviren u. a.) und Protozoen (*Giardia lamblia*, *Entamoeba histolytica*, Cryptosporidien u. a.) gehören, übertragen werden.

Dementsprechend muss nach IfSG §41 (1) sichergestellt werden, dass *Abwasser so beseitigt wird, dass Gefahren für die menschliche Gesundheit durch Krankheitserreger nicht entstehen. Einrichtungen zur Beseitigung des in Satz 1 genannten Abwassers unterliegen der infektionshygienischen Überwachung durch die zuständige Behörde.*

Wasser unterschiedlicher Qualität und in unterschiedlichen Aggregatzuständen (Eis, Flüssigkeit, Dampf) wird von der pharmazeutischen Industrie für eine Vielzahl von Verwendungen eingesetzt:

- als Rezepturkomponente,
- zur Reinigung von Räumen, Werkzeugen, Geräten und Kesseln,
- für Spülprozesse,

Hygiene in der Arzneimittelproduktion, 1. Auflage. Michael Rieth und Norbert Krämer.
© 2016 WILEY-VCH Verlag GmbH & Co. KGaA. Published 2016 by WILEY-VCH Verlag GmbH & Co. KGaA.

- zum Ansetzen von Desinfektionsmittellösungen,
- zum Ansetzen von Reagenzien im Labor,
- für Autoklaven: zur Kühlung, für die Dampfversorgung,
- zum Ansetzen von Bädern für die Dichtigkeitsprüfung von Behältnissen,
- als Wärmeübertrager,
- als intermediäres Lösungsmittel zur Granulation und Sprühtrocknung,
- zur Luftbefeuchtung,
- zur Kühlung (auch mit Eis).

Wasser ist somit einer der wichtigsten Rohstoffe bei der Produktion von Arzneimitteln. Zugleich ist Wasser einer der kritischsten Stoffe, besonders aus mikrobiologischer Sicht. Im Kapitel <1231> der USP heißt es dazu: *Control of the microbiological quality of water is important for many of its uses.*

Die Anforderungen für die verschiedenen Wasserqualitäten sind in den Pharmakopöen genannt. In Deutschland regeln Gesetze (IfSG §37 ff.), Verordnungen (TrinkwasserV) und Normen (z. B. DEV, DIN) den Umgang und die Kontrolle von Wasser, außerdem internationale Leitlinien wie die WHO (*Guidelines for Drinking-water Quality*, [5]) und der FDA *Guide to Inspection of High Purified Water Systems* vom Juli 1993 für pharmazeutische Wasserqualitäten, außerdem weitere Normen wie ISO. Die mikrobiologische Qualitätssicherung von Arzneimitteln muss Wasseruntersuchungen mit einbeziehen, denn Wasser schafft die Voraussetzung für den mikrobiellen Verderb. Wasser ist je nach Herkunft mehr oder weniger stark mit Mikroorganismen kontaminiert. Da nach §55 AMG Arzneimittel nur in den Verkehr gebracht werden dürfen, wenn die in ihnen enthaltenen Stoffe dem Arzneibuch entsprechen, muss das in Arzneimitteln eingesetzte Wasser die im Arzneibuch geforderte mikrobiologische Qualität haben. Weil nur in seltenen Fällen das eingesetzte Wasser chargenweise geprüft werden kann, zieht die gleichzeitig im Arzneibuch vorgeschriebene Inkubationszeit von mindestens fünf Tagen bei Abweichungen der Wasserqualität erhebliche Probleme mit sich. Das Europäische Arzneibuch gibt den Grenzwert 100 KBE/ml, die Methode und das einzusetzende Nährmedium vor. Die FDA schlägt im *Guide to Inspection of High Purity Water Systems* den gleichen Grenzwert vor. Die amerikanische Behörde *Environmental Protection Agency* (EPA) fordert die Untersuchung auf coliforme Bakterien (40 CFR Parts 141 und 142, Federal Register June 29, 1989). In der USP-Monografie *Purified Water* steht dazu:

> *It is prepared from water complying with the U.S. Environmental Protection Agency National Primary Drinking Water Regulations or with the drinking water regulations of the European Union or of Japan, or with the World Health Organization's Guidelines for Drinking Water Quality.*

Neben den in der Tab. 8.1 genannten Wasserqualitäten, die für die Pharmaproduktion relevant sind, gibt es noch VE-Wasser (VE = vollständig entsalzt), aq. dest. (= Aqua destillata), aq. bidest. (= Aqua bidestillata) und Typ-1-Wasser (= höchste Reinheitsstufe). VE-Wasser wird in Chemiebereichen und im Labor (beispielsweise zum Ansetzen von Puffern und Salzlösungen) verwendet; als Synonyme werden demineralisiertes Wasser, deionisiertes Wasser, Deionat oder Reinwasser benutzt. Destilliertes Wasser hat einen höheren Reinheitsgrad als VE-Wasser; es wird durch Destillation gewonnen. Dieser Reinheitsgrad

Tab. 8.1 Einsatz und Verwendung verschiedener Wasserqualitäten.

Wasser	Verwendung
Trinkwasser	Vorreinigung von produktberührenden Oberflächen, Speisewasser für AP und HPW
gereinigtes Wasser (Aqua purificata, AP)	Reinigung von produktberührenden Oberflächen, Herstellung von Arzneimitteln, Speisewasser für WfI
hochgereinigtes Wasser (HPW)	Reinigung von produktberührenden Oberflächen, Speisewasser für WfI und Reinstdampf
Wasser für Injektionszwecke (WfI)	Herstellung von sterilen Arzneimitteln, *final rinse* bei Reinigungen
Reinstdampf (mindestens HPW-Qualität)	Dampfversorgung von Autoklaven

lässt sich durch eine doppelte Destillation weiter steigern (→ Aqua bidestillata). Typ-1-Wasser wird für HPLC- und PCR-Anwendungen genutzt.

Der Artenreichtum an Mikroorganismen ist in demineralisiertem Wasser am höchsten [25]. Charakteristische Wasserbakterien (*water borne bacteria*) sind Gram-negative Bakterien wie die Pseudomonaden, Flavobakterien, Chromobakterien, Legionellen, Moraxella-, Alcaligenes-, Methylobacterium-, Caulobacter- und Acinetobacter-Arten. Im Allgemeinen sind sie leicht durch Erhitzen bei der Pasteurisierungstemperatur 80 °C über 30 min zu inaktivieren, aber sie sind eher unempfindlich gegenüber Chemikalien wie bioziden Stoffen oder Konservierungsmitteln, die in den erlaubten Konzentrationen in Salben, Cremes und Säften eingesetzt werden.

Gram-negative Bakterien tragen in ihren Zellwänden als Bestandteile Lipopolysaccharide. Diese auch Endotoxine genannten Makromoleküle erzeugen im Körper von Mensch und Säugetier Fieber; man spricht von der pyrogenen Wirkung. Unter den Säugetieren sind Maus und Ratte besonders unempfindlich gegenüber Endotoxinen. Mensch und Kaninchen haben in etwa die gleiche Fieberschwelle. In Vögeln generieren Endotoxine kein Fieber [6].

Aus Heißwasserringleitungssystemen wurden thermophile Archaea isoliert, die erst ab 90 °C abgetötet werden können.

Die große Anspruchslosigkeit der Pseudomonaden gegenüber Nährstoffen zeigt sich darin, dass sie auch in bidestilliertem und partikelfrei filtriertem Umkehrosmosepermeat leben können. Das Ergebnis einer bakteriologischen Bestimmung liegt frühestens nach zwei Tagen Bebrütungsdauer vor. In der Zwischenzeit kann aber der Keimgehalt stark angestiegen sein. Daher besteht seit langem der Wunsch nach *rapid microbiological methods* (RMM). Die quantitative Polymerasekettenreaktion (qPCR) ermöglicht eine rasche Keimzahlbestimmung, ebenso der fluorimetrische Nachweis der Mikroorganismen mittels Milliflex Quantum

Tab. 8.2 Anforderungen an Bulk-Wasser nach Ph. Eur.

Parameter	Aqua purificata	HPW	WfI	Wasser zur Herstellung von Extrakten	Wasser zum Verdünnen konz. Hämodialyse-Lösungen[c)]
Leitfähigkeit (µS/cm bei 20 °C)	≤ 4,3	≤ 1,1	≤ 1,1	≤ 2500	–
Gesamtkeimzahl (KBE/100 ml)	100/1 ml	10/100	10/100	100/1 ml	100/1 ml
TOC (mg/l)	≤ 0,5	≤ 0,5	≤ 0,5	–	–
Endotoxine (IU/ml)	< 0,25[a)]	< 0,25	< 0,25	–	< 0,25
Nitrat (ppm)	≤ 0,2	≤ 0,2	≤ 0,2	≤ 50	≤ 2
Aluminium[b)] (ppb)	≤ 10	≤ 10	≤ 10	–	≤ 10
Schwermetalle (ppm)	≤ 0,1[b)]	–	–	–	≤ 0,1

a) Prüfung nur bei Verwendung zur Herstellung von Dialyselösungen.
b) Prüfung kann entfallen, wenn Leitfähigkeit < 1,1 µS/cm bei 20 °C.
c) Die Monografie dient zur Information.

(Merck Millipore) oder ChemScan (bioMerieux). Die bakteriologischen Kulturverfahren weisen auf Grund der Selektivität der verwendeten Nährlösungen nur einen Teil der in den Wasserproben enthaltenen Bakterien nach. Werden bei der Prüfung von Pharmawasser die Bebrütungsbedingungen der deutschen TVO, deren Ziel die Erfassung mesophiler pathogener Bakterien ist, und der Einsatz weniger geeigneter, nährstoffreicher Nährböden gewählt, so kann eine falsche Sicherheit vorgetäuscht werden.

Die Forderung nach Abwesenheit pathogener Mikroorganismen bedingt eine ausreichend häufige, regelmäßige Kontrolle. Bei der Überwachung von Wassergewinnungsanlagen ist neben der eigentlichen mikrobiologischen Untersuchung eine Ortsbesichtigung in Verbindung mit sachgerechter Probenahme, schnellem Transport ins Labor und notfalls Kühllagerung der Wasserproben erforderlich.

8.1 Musterzug

Kontaminationen bei der Probenahme müssen unbedingt vermieden werden. Die Benutzung einer gemeinsamen Flasche für die chemische und mikrobiologische Untersuchung ist nicht statthaft. Allgemein gilt, dass vor Probenahme aus einem Zapfhahn dieser zum Ausspülen von Schmutzpartikeln mehrmals voll geöffnet und wieder geschlossen wird. Die Auslauföffnung kann zusätzlich abgeflammt werden (wenn jedoch auch Muster für die TOC-Bestimmung entnommen werden, so muss das Abflammen entfallen). Danach wird das Wasser mindestens 5 min laufen gelassen. Abschließend wird das sterilisierte Probengefäß fast voll gefüllt, verschlossen und gekennzeichnet.

Für die in Pharmabetrieben vorkommenden Typen von Wasserentnahmestellen soll sich das Entnahmeprozedere an den betrieblichen Belangen orientieren:

- Festverrohrte Entnahmestellen an Anlagen, wo das Wasser der Reinigung dient: Musterzug mit Vorlauf: Die erste Dosierung von Aqua purificata sollte als Spülschritt ausgelegt werden (verlorene Reinigung), danach soll erst das eigentliche Reinigungs- bzw. Spülprogramm ablaufen.
- Handentnahmestellen: Musterzug mit Vorlauf: Die Wasserentnahme durch den Betrieb geschieht erst nach mindestens der gleichen Menge Vorlauf. An den betreffenden Entnahmestellen sind Schilder anzubringen, die darauf hinweisen. Die nötige Vorlaufmenge sollte zeit- und volumengesteuert sein (Markierung im Waschbecken). Eventuell eingesetzte Schläuche müssen nach Gebrauch entfernt und hängend gelagert werden.
- Entnahmestellen für Anlagen, die über einen Schlauch mit dem *Loop* verbunden werden (z. B. Spülmaschinen, Ultraschallbäder): Musterzug mit Vorlauf: Bei arbeitstäglichem Gebrauch der Anlagen können Schläuche am *Loop* angeschlossen bleiben. Bei längeren Stillstandzeiten (Wochenende, Feiertage, betrieblicher *shut-down*) müssen die Schläuche abgehängt werden (Hinweisschild an der Anlage!). Nach dem Wiederanschließen der Geräte sollte ein Leerprogramm gefahren werden.
- Entnahmestellen, an denen direkt Wasser zu Produktionsprozessen entnommen wird: Musterzug ohne Vorlauf: Die Betriebsentnahme geschieht ohne Vorlauf. Bei der Installation der Entnahmestellen muss auf die Neigung der Entnahmeleitungen geachtet werden.

8.1.1 Mustertransport

Die Proben sollten in lichtundurchlässigen Isolierboxen transportiert werden. Dauert der Transport länger als 3 h, so ist die Wasserprobe nach der Entnahme bis zur Untersuchung bei 4 °C zu lagern. Trotz Kühlung sollen zwischen Probenahme und Untersuchung nicht mehr als 24 h vergehen. Die USP fordert für Proben, die nicht innerhalb von 2 h nach Probenahme im Labor geprüft werden können, eine Kühlung zwischen 2 und 8 °C vor sowie die Testung innerhalb 12 h. Wenn diese genannten Bedingungen nicht einzuhalten sind, müssen die Untersuchungen vor Ort durchgeführt werden. Keinesfalls dürfen Wasserproben eingefroren werden.

8.1.2
Schulung zum Musterzug

Die Schulung sollte sowohl die theoretischen Grundlagen als auch die praktische Durchführung des Musterzuges umfassen.

Allgemein gilt, dass ein bestimmter Typ von Musterzuggefäß immer für die gleiche Wasserqualität eingesetzt werden soll.

Musterzug für die chemische Analyse: Verwendet werden 250 ml-Duran-Weißglasflaschen mit Schraubverschluss.

TOC-Musterzug: Als Musterzuggefäße können 100 ml Schott-Glasflaschen oder rechteckige 40 ml Vials (aus Kunststoff, z. B. Fa. ESAT) dienen. Vor Einsatz der Gefäße sollen diese drei- bis fünfmal mit dem Wasser der zu bemusternden Zapfstelle gespült werden (Ausnahme ist Reinstdampf). Die Befüllung soll bis zum Rand geschehen, um ein möglichst geringes Luftvolumen in dem Gefäß zu haben.

Falls im Labor *out of specification* (OOS)-Werte ermittelt werden, so werden die betroffenen Probenahmegefäße jeweils viermal mit Reinstwasser und danach jeweils viermal mit MilliQ-Wasser gespült; anschließend erfolgen die Kontrollmessungen. Liegen die TOC-Werte unter 30 ppb (< 0,03 mg/l), können die Probenahmegefäße weiter verwendet werden.

Mikrobiologischer Musterzug: Als Musterzuggefäße dienen geeignete sterilisierte Glas- oder PE-Flaschen, alternativ sterile PET-Flaschen (z. B. von Wheaton). Probenvolumina: Aqua purificata: mindestens 200 ml, HPW, WfI und RD: mindestens 400 ml.

Musterzug Endotoxine: Als Musterzuggefäße dienen entpyrogenisierte Flaschen (10 ml) aus Borosilikatglas mit Polyproylenschraubverschluss oder endotoxinfreie (Endotoxingehalt < 0,001 EU/ml) verschließbare Einmalröhrchen aus Polystyrol (14 ml). Für alle Wasser-Arten soll das Probevolumen mindestens 5 ml betragen. Die Gefäße werden ohne Vorspülung gefüllt. Werden größere Volumina benötigt, so sind z. B. eckige Kunststoffflaschen für die Volumina 30 und 100 ml erhältlich (Endotoxingehalt < 0,001 EU/ml, 1,3-β-D-Glucangehalt < 3,125 pg/ml). Werden die Glasgefäße im Mehrwegbetrieb eingesetzt, so sind sie mit validierten Prozessen zu waschen (Laborspülmaschine) und zu entpyrogenisieren (z. B. mittels trockener Hitze bei 250 °C für 30 min).

Reihenfolge des Musterzugs

1. Proben für die chemische Analyse,
2. TOC-Proben,
3. mikrobiologischer Musterzug,
4. Endotoxinproben.

Die Musterzüge 1. und 2. erfolgen ohne Handschuhe, die Musterzüge 3. und 4. mit Einmalhandschuhen, die vor jeder Probenahme mit 70 % v/v Ethanol oder 2-Propanol desinfiziert werden.

Probenbeschriftung
Art der Wasserqualität/Gebäude + Raum/Zapfstelle/Datum + Uhrzeit/Kürzel des Probennehmers.

Prozedere bei Limitüberschreitungen
Die Schwierigkeiten bei den Wasseruntersuchungen bestehen darin, dass das Ergebnis erst nach fünf bis sieben Tagen vorliegt, das Wasser aber längst verbraucht oder eingesetzt wurde. Eine Wiederholung der Analyse am gleichen Wassermuster ist nicht möglich. In der Pharmaproduktion sollte nachgefragt werden, was mit dem Wasser gemacht wurde (Reinigung? Ansatz von Lösungen?). Unter Umständen muss die angesetzte Arzneimittellösung gezielt bakteriologisch untersucht werden.

Die Nachbemusterung erfolgt an drei aufeinanderfolgenden Arbeitstagen. Befindet sich die Wassererzeugungsanlage in der Qualifizierungsphase, so wird an fünf aufeinanderfolgenden Arbeitstagen bemustert und untersucht.

Ein Hinweis auf die Existenz von Biofilmen ist, wenn Limitüberschreitungen gleichzeitig an mehreren Entnahmestellen geschehen.

8.1.3
Biologische Untersuchungen

Zur Bestimmung der Keimzahl (= koloniebildende Einheiten pro ml, KBE/ml) stehen folgende Methoden zur Verfügung:

- Plattengussverfahren,
- Membranfilterverfahren,
- Titerverfahren (MPN-Methode).

Das Europäische Arzneibuch schreibt als Methode das Membranfilterverfahren vor (Filterporengröße 0,45 µm). Sterile Einwegfiltrationseinheiten mit weißen oder schwarzen Filterfolien sind dafür auf dem Markt erhältlich.

Prüfung auf Endotoxine: Grenzwert < 0,25EU/ml. Geprüft werden gereinigtes Wasser, wenn es als Bulk zur Herstellung von Dialyselösungen verwendet werden soll, hochgereinigtes Wasser, Wasser für Injektionszwecke, sterilisiertes Wasser für Injektionszwecke und Wasser zum Verdünnen konzentrierter Hämodialyselösungen.

Um die Ursachen für ein OOS-Ergebnis zu ermitteln, bietet sich die grafische Darstellung als Fischgrätendiagramm an [7]. Dies ist ein Ursache-Wirkungs-Diagramm (*cause and effect diagram*). Es wurde von den japanischen Qualitätsmanager Kaoru Ishikawa entwickelt. Mit dem Diagramm können alle möglichen Ursachen eines OOS-Falles mit zunehmendem Detaillierungsgrad bestimmt und grafisch dargestellt werden. Dies sollte in einem *brainstorming* mit allen Beteiligten durchgeführt werden. Ziel ist die Ursache für den OOS-Fall zu finden. Anschließend wird eine Gewichtung der möglichen Ursachen durchgeführt oder eine Matrixbewertung. Fischgrätendiagramme werden entweder mit den vier „Gräten" Mensch, Maschine, Methode und Material oder mit den sechs „Gräten" Mensch, Maschine, Methode, Material, Messung und Mitwelt („Mutter Natur") gezeichnet.

Mensch: Probenzieher, Probentranporteur, Laborant,
Maschine: Laborequipment,
Methode: z. B. Methoden nach Ph. Eur. oder andere,
Material: Reagenzien, Puffer, Nährmedien usw.,
Messung: Messgerät, Auswertung, Software,
Mitwelt: Umgebungsbedingungen, Milieu.

Beispielhaft werden hier in den Abb. 8.1 und 8.2 Ishikawa-Diagramme für OOS-Fälle bei den Gesamtkeimzahlbestimmungen (TAMC) und bei den chemisch-physikalischen Untersuchungen dargestellt. Das Diagramm für die Endotoxinbestimmung (LAL-Test) ist in dem Buch *Pharmazeutische Mikrobiologie* [8] abgedruckt.

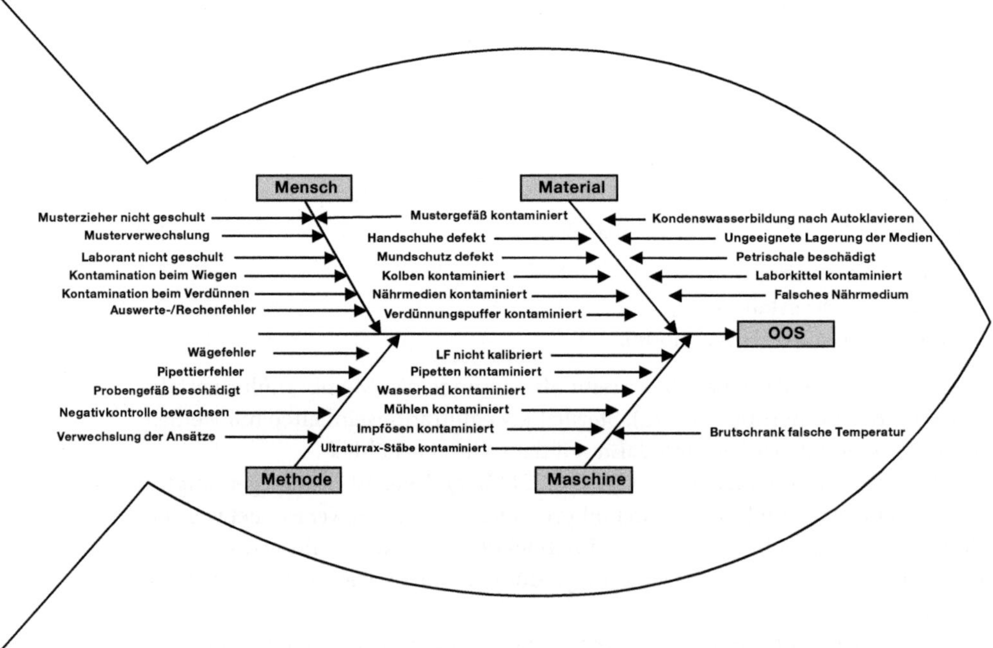

Abb. 8.1 Ishikawa-Diagramm (Fischgrätendiagramm) beispielhaft für die Bestimmung der Gesamtkeimzahl (TAMC), erstellt mit MS-Visio.

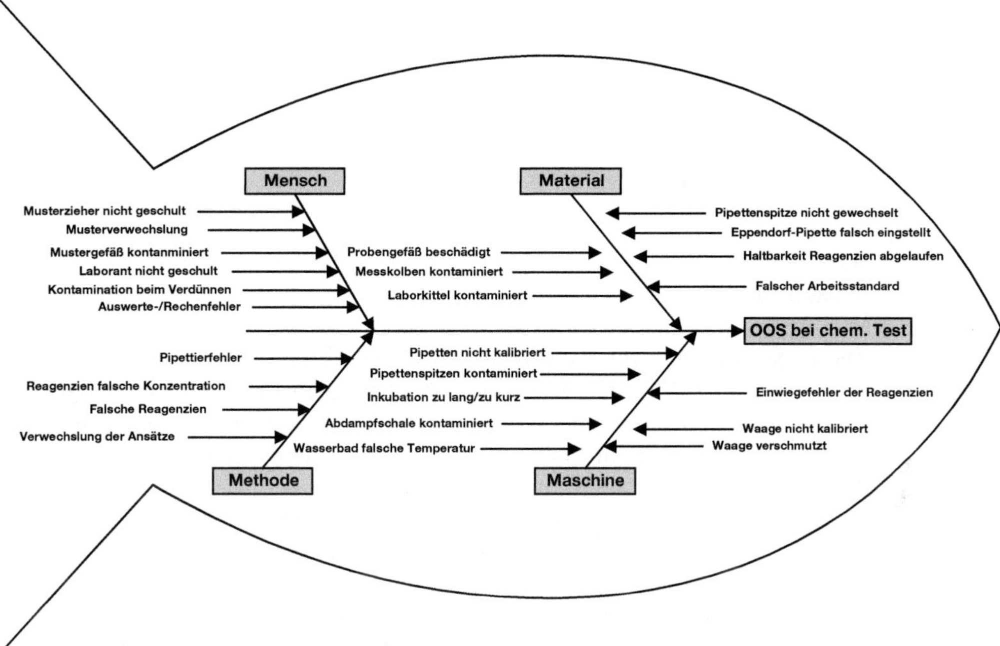

Abb. 8.2 Ishikawa-Diagramm (Fischgrätendiagramm) beispielhaft für die chemisch-physikalischen Untersuchungen, erstellt mit MS-Visio.

8.1.4
Chemisch-physikalische Untersuchungen

Zu den chemisch-physikalischen Untersuchungen gehören gemäß aktueller Ph. Eur. die Prüfung auf den gesamten organischen Kohlenstoff (TOC, gemessen mit dem TOC-Analysator) oder alternativ auf oxidierbare Substanzen, Prüfung der Leitfähigkeit (mittels Konduktometer), Prüfungen auf Nitrat, Aluminium (nur wenn das gereinigte Wasser als Bulk zur Herstellung von Dialyselösungen bestimmt ist), Schwermetalle (Blei).

Reagenzien für die Wasser-Analytik:

a) Zur Prüfung auf Nitrat:
Kaliumchlorid, KCl, 100 g/l
Diphenylaminlösung (in Schwefelsäure gelöst)
Bariumhydroxid-Octahydrat
Kaliumnitrat
Kaliumpermanganat
Nitratlösung (2 ppm NO_3)
Schwefelsäure H_2SO_4

b) Zur Prüfung auf Schwermetalle:
   Blei(II)-nitrat-Lösung 1 ppm
   Puffer: Ammoniumacetat + Salzsäure 25 %, pH 3,5
   Glycerol 85 %
   Natronlauge 1 mol/l
   Thioacetamid

8.2 Trinkwasser

Die Güte des Trinkwassers wird durch Gesetze (IfSG §37 ff.), Verordnungen (TrinkwasserV, TVO) und Normen (DIN 2000) geregelt. Der Umfang der mikrobiologischen Untersuchungen wird in der Trinkwasserverordnung von 2001, ergänzt am 1.11.2011 mit Vorschriften zur Legionellenuntersuchung, festgelegt. Der aktuelle Stand ist die Neufassung durch die Bekanntmachung vom 2.8.2013 (BGBl. I S. 2977). Mit der nationalen TVO ist die europäische Richtlinie 98/83/EG des Rates über die Qualität von Wasser für den menschlichen Gebrauch vom 3. November 1998 (ABl. EG Nr. L 330, S. 32) umgesetzt.

Laboratorien, die Trinkwasser untersuchen, können an Ringversuchen teilnehmen, die beispielsweise vom Niedersächsischen Landesgesundheitsamt Aurich, Postfach 1740, 26603 Aurich organisiert werden.

Nach Einschätzung der WHO [5] gehen für den Menschen die größten mikrobiellen Risiken von einem Trinkwasser aus, das mit Faeces von Menschen und Tieren einschließlich Vögeln kontaminiert ist. Faeces können pathogene Bakterien, Viren, Protozoen und Würmer enthalten. Hinzu kommen weitere mikrobielle Risiken durch toxische Cyanobakterien, Leptospiren und Legionellen.

Menge und Zusammensetzung der im Trinkwasser gelösten Salze bestimmen den pH-Wert und die Gesamthärte. Die Gesamthärte, angegeben in Grad deutscher Härte, ist die Summe aus permanenter und temporärer Härte. Weiches Wasser ist eher sauer, hartes Wasser eher basisch. Je nach Region können diese Parameter stark variieren. Folgende Unterteilung des Trinkwassers in drei Härtebereiche gilt in Deutschland seit 2007:

Tab. 8.3 Härtebereiche von Trinkwasser [9].

Härtebereich	Bezeichnung	Härtegrad (°dH)	Härtegrad (mmol/l)
1	weich	0–7	0–1,3
2	mittelhart	7–14	1,3–2,5
3	hart	14–21	2,5–3,8
4	mittelhart	> 21	> 3,8

Tab. 8.4 Typische Verunreinigungen im Trinkwasser [10].

Parameter	typischer Messwertebereich
Leitfähigkeit (µS/cm bei 20 °C)	50–900
TOC (mg/l)	0,2–5,0
Bakterien (KBE/ml)	1–100
Endotoxine (EU/ml)	1–10 [6]
Calcium (mg/l)	20–150
Natrium (mg/l)	20–150
Eisen (mg/l)	0,01–0,1
Bicarbonat (mg/l)	30–300
Chlorid (mg/l)	10–150
freies Chlor (mg/l)	0,1–0,5
Sulfat (mg/l)	1–100

8.2.1 Trinkwasserverordnung

Nach §1 der TVO muss Trinkwasser frei sein von Krankheitserregern (Grundforderung). Da der unmittelbare Nachweis, dass Trinkwasser keine Krankheitserreger enthält, routinemäßig kaum zu führen ist, werden Grenz- bzw. Richtwerte für bestimmte Indikatoren festgelegt, die auf ein mögliches Vorhandensein von Krankheitserregern hinweisen. *Escherichia coli*, das als physiologisches Darmbakterium mit dem Warmblüterstuhl ausgeschieden wird und leicht nachzuweisen ist, ist ein Indikator dafür, dass das Wasser fäkal verunreinigt ist. Wenn Wasser in 100 ml *Escherichia coli* enthält, ist die Annahme gerechtfertigt, dass mit den Ausscheidungen auch Krankheitserreger ins Wasser gelangt sein können und somit eine Gefährdung der menschlichen Gesundheit besteht.

Die deutsche Trinkwasserverordnung gibt im §5 Anlage 1 die erlaubten mikrobiologischen Parameter sowie im §7 Anlage 3 die Indikatorparameter vor.

Tab. 8.5 Methoden für die mikrobiologischen Parameter gemäß TVO.

Mikrobiologische Parameter	Grenzwert (KBE/Volumen)	Methoden
E. coli	0/100 ml	ISO 9308-1
coliforme Keime	0/100 ml	ISO 9308-1
Enterokokken	0/100 ml	ISO 7899-2
Indikatorparameter		
Koloniezahl bei 22 °C	100/ml	EN ISO 6222
Koloniezahl bei 36 °C	100/ml	EN ISO 6222

Bestimmung der Gesamtkeimzahl

Vorlage von 1 ml unverdünnter Probe, 1 ml 1 : 10 und 1 ml 1 : 100 mit NaCl-Pepton-Puffer pH 7,0 verdünnte Proben in jeweils einer sterilen Petrischale.

Zugabe von 15–20 ml flüssigem auf maximal 45 °C vortemperiertem Hefeextrakt-Agar mit anschließender Homogenisierung durch horizontales Schwenken.

Inkubation von mindestens jeweils 1 Petrischale bei 36 °C ± 2 °C für 44 h ± +4 h und bei 22 °C ± 2 °C für 68 h ± 4 h.

Prüfung auf *E. coli* und coliforme Keime

(Siehe Abb. 8.3.)

8.2.2
Chlorung

Bei Verkeimungen, z. B. durch Fäkalbakterien, gestattet die deutsche Trinkwasserverordnung im §6 zeitweise eine minimale Chlorung bis maximal 0,6 mg freies Chlor/l. Chlor wirkt bakterizid, (langsam) sporizid, fungizid und viruzid. Zugesetzt wird es meist als Calcium- oder Natriumhypochloritlösung. Der Zusatz von Chlorgas (Chlor, Chlordioxid) ist erlaubt. Nachteilig ist, dass sich im Wasser unerwünschte Nebenprodukte wie halogenierte Essigsäuren (HAA = *haloacetic acids*) und Trihalogenmethane (THM) bilden können. Voraussetzung ist, dass sich im Wasser natürlicherweise oder durch Eintragung vorhandene anorganische und organische Verbindungen befinden, mit denen Chlor und andere Halogene reagieren können. Diese Reaktionsprodukte stehen im Verdacht gesundheitsschädlich zu sein. Der Grenzwert an THM beträgt 0,08 mg/l in den USA; die amerikanische Umweltbehörde EPA hält 0,06 mg HAA/l für grenzwertig.

8.2.3
Legionellen

Die Familie der Legionellaceae umfasst 52 Arten, wovon *Legionella pneumophila* die bekannteste und auch klinisch relevante Spezies ist. Von dieser Art gibt es 16 Serogruppen, wobei Serotyp 1 für die meisten Erkrankungen verantwortlich ist. Die anderen Arten sind überwiegend harmlose Umweltbakterien. Legionellen sind strikt aerobe, Gram-negative, bewegliche, stäbchenförmige Bakterien mit einer Länge zwischen 2 und 6 µm und einem Durchmesser zwischen 0,3 und 1,0 µm. Mittels direkter Immunfluoreszenz (DIF) gelingt die optische Darstellung. Im Labor wachsen die Legionellen auf Spezialnährmedien, die selektive Zusätze zur Ausschaltung der Begleitflora enthalten (z. B. GVPC-Nährmedium), im Begasungsbrutschrank mit 5 % CO_2. Legionellen kommen ubiquitär im Wasser vor; sie sind lebens- aber nicht vermehrungsfähig bei Wassertemperaturen unter 20 °C. In der Natur leben die Legionellen häufig in den Trophozoiten von Amöben und vermehren sich dort intrazellulär. Betroffene technische Wassersysteme sind die Warmwasserversorgung in Hausinstallationen, raumlufttechni-

Testprotokoll zur Prüfung auf mikrobielle Verunreinigungen von Trinkwasser nach TVO:

Eingangsdatum:

Labor-Prüfungs-Nr.:

Auftraggeber:

Entnahme-Stelle:

Entnahme-Datum/Uhrzeit:

Probe angesetzt – Datum/Uhrzeit:

von:

Bestimmung der Gesamtkeimzahl (Plattengussverfahren):

1 ml/0,1 ml/0,01 ml
↓
Hefeextrakt-Agar

Bebrütung 68 ± 4 h bei 22 ± 2 °C: nach h KBE/ml

KBE/0,1 ml

KBE/0,01 ml

Datum/Unterschrift

Bebrütung 44 ± 4 h bei 36 ± 2 °C: nach h KBE/ml

KBE/0,1 ml

KBE/0,01 ml

Datum/Unterschrift

Prüfung auf *E. coli* und coliforme Keime:

100 ml Wasser ⟶ Membranfiltration (Porendurchmesser 0,45 µm)
Filterauflegen auf Lactose-TTC-Agar

Inkubation 21 ± 3 h bei 36 ± 2 °C: Ist: h

Datum/Unterschrift

E. coli und coliforme Keime in 100 ml: ☐ nachweisbar ☐ nicht nachweisbar

andere nachgewiesene Keime:

Datum/Unterschrift

Gesamtkeimzahl:
(höchstes Ergebnis angeben) KBE/ml

Beurteilung: ☐ entspricht ☐ entspricht nicht

Vollständigkeit geprüft:

Datum/Unterschriften (Laborant und Laborleiter)

Abb. 8.3 Testprotokoll zur Prüfung von Trinkwasser.

sche Anlagen, Luftbefeuchter, Zierbrunnen, Duschen, Badebecken, Whirlpools und Anlagen, die Aerosole erzeugen können (z. B. Dentalgeräte). Insbesondere in stehendem Wasser mit Temperaturen zwischen 35 und 45 °C wächst *Legionella pneumophila* sehr gut und erreicht hohe Zelldichten. Bei Temperaturen oberhalb 60 °C sterben die Zellen ab (ihre Überlebenszeit bei 60 °C beträgt 2 min, bei 70 °C wenige Sekunden). In neueren Untersuchungen vom Helmholtz-Zentrum für Infektionsforschung, Braunschweig, wird Wachstum und Vermehrung von *Legionella pneumophila* im Temperaturbereich 50–60 °C gefunden [11]. Die Infektion des Menschen geschieht durch das Einatmen von legionellahaltigen Wassertropfen, die lungengängig sein müssen. In der Lunge vermehren sich die Bakterien in den Alveolarzellen. Bei der Legionärskrankheit beträgt die Inkubationszeit zwei bis zehn Tage, beim Pontiac-Fieber fünf Stunden bis zwei Tage. Die Legionärskrankheit ist durch eine nekrotisierende Pneumonie charakterisiert mit einer Letalitätsrate von ungefähr 10 %. Das Pontiac-Fieber ist eine nicht pneumonische Erkrankung mit hohem Fieber; die Krankheit ist selbstlimitierend [12, 13].

Die TVO wurde zum 1.11.2011 dahingehend ergänzt, dass Trinkwasser in privaten Hausinstallationen mindestens einmal im Jahr auch auf Legionellen geprüft werden muss. Als „technischer Maßnahmewert" wurden 100 *Legionella sp.*/100 ml definiert. Ab Erreichen ist das zuständige Gesundheitsamt zu informieren. Wenn in drei aufeinanderfolgenden Jahren keine Beanstandungen vorliegen, kann das Gesundheitsamt längere Untersuchungsintervalle festlegen. Die bakteriologischen Untersuchungen sind nach DIN EN ISO 11731 Teil 2 unter Berücksichtigung gegebenenfalls vorliegender Empfehlungen des Umweltbundesamtes durchzuführen.

Tab. 8.6 Untersuchung auf Legionellen in einem Mehrfamilienhaus mit 30 Einliegerwohnungen, Probenahme am Ende des Versorgungsstranges nach Abschrauben des Perlators und Desinfektion des Wasserhahns mit 70 % Ethanol, Probevolumen 100 ml. Das Ergebnis muss dem zuständigen Gesundheitsamt gemeldet werden.

Probenahmeort	**Temperatur (°C)** **SOLL: 55,0**	**KBE/100 ml** **SOLL: 100/100 ml**
Heißwasserhahn, Waschbecken im Bad	53,9	> 100/100 ml

Tab. 8.7 Nach einer Spülung der Leitungen und einer Heißwassersanitisierung liegt das Ergebnis der Nachuntersuchung (zwei Monate nach der Erstuntersuchung) vor. Auch dieses Ergebnis muss dem zuständigen Gesundheitsamt gemeldet werden.

Probenahmeort	**Temperatur (°C)** **SOLL: 55,0**	**KBE/100 ml** **SOLL: 100/100 ml**
Heißwasserhahn, Waschbecken im Bad	55,4	< 100/100 ml

Im folgenden Beispiel wurden Umkleideräume mit angeschlossenen Duschräumen untersucht. Pro Duschraum wurde jeweils eine Dusche (rechts außen) bemustert. Gemäß DVGW Arbeitsblatt W 551, Tabelle 1a bedeutet die Beurteilung „A", dass die Wasserprobe nicht zu beanstanden ist. Es liegt keine nachweisbare bzw. eine geringe Kontamination vor. Gemäß der Trinkwasserverordnung (Fassung vom 1.11.2011).

Tab. 8.8 Bemusterung einer Dusche, Herrenumkleideraum.

	Methode	Einheit	Messwert
Legionellen (Filtration)	UBA	KBE/100 ml	0
Legionellen (Direktansatz)	UBA	KBE/100 ml	0
Wassertemperatur bei Probenahme	DIN 38404	°C	50,1
Temperaturkonstanz	DIN 38404	°C	53,2
Beurteilung	UBA	KBE/100 ml	0 Beurteilung „A"

Tab. 8.9 Bemusterung einer Dusche, Damenumkleideraum.

	Methode	Einheit	Messwert
Legionellen (Filtration)	UBA	KBE/100 ml	0
Legionellen (Direktansatz)	UBA	KBE/100 ml	0
Wassertemperatur bei Probenahme	DIN 38404	°C	50,0
Temperaturkonstanz	DIN 38404	°C	52,7
Beurteilung	UBA	KBE/100 ml	0 Beurteilung „A"

Der Nachweis von Legionellen im Zusammenhang mit einer Erkrankung ist gemäß §7 IfSG meldepflichtig. Zur Diagnostik werden Spezialnährböden (z. B. das Selektivmedium GVPC mit Glycin, Vancomycin, Polymyxin B und Cycloheximid), serologische Methoden und PCR eingesetzt. Der Antigennachweis mittels ELISA gelingt in Urinproben der Patienten. Gegenüber β-Lactamantibiotika sind Legionellen resistent. Zur Therapie eingesetzt werden Azithromycin, Dalfopristin, Erythromycin, Quinupristin, Rifampicin und Telithromycin. In Deutschland war ein Legionellenausbruch im Sommer 2013 in Warstein, wobei 160 Menschen erkrankten und zwei starben [10].

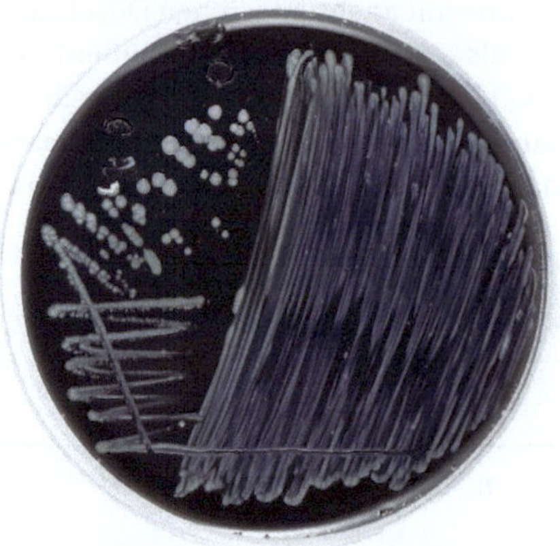

Abb. 8.4 Ausstrich von *Legionella pneumophila* auf GVPC-Agar. Foto: Mikrobiologisches Labor Dr. Lohmeyer, Münster.

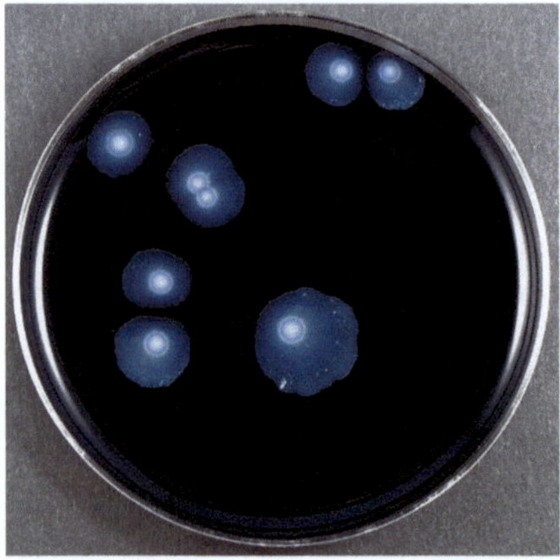

Abb. 8.5 Einzelkolonien von *Legionella pneumophia* in „Spiegeleiform". Foto: Mikrobiologisches Labor Dr. Lohmeyer, Münster.

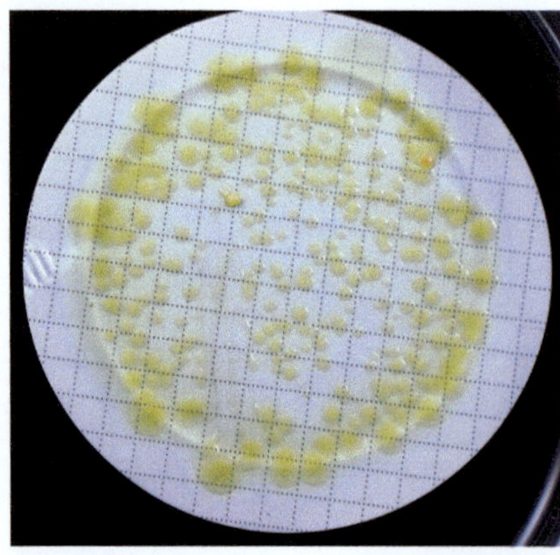

Abb. 8.6 Filtration (Polycarbonatmembran, 0,45 µm), Kolonien von *Legionella pneumophila*. Foto: Mikrobiologisches Labor Dr. Lohmeyer, Münster.

8.3 Aqua purificata

Bis Ph. Eur. 4.1 wurde für die bakteriologische Untersuchung von Bulk-Wasser das Nährmedium CSA verwendet. Ab Ph. Eur. 4.2 wurde es durch den von Reasoner und Geldreich, zwei Mikrobiologen der US Environmental Protection Agency (EPA), für chloriertes Trinkwasser entwickelten R2A ersetzt. R2A ist im Gegensatz zu CSA ein Magermedium und simuliert somit die nährstoffarmen Verhältnisse im Wasser. Für Subkultivierungen im Labor entwickelten Reasoner und Geldreich den doppelt-konzentrierten R3A [14].

Gereinigtes Wasser wird durch Destillation, Ionenaustauschchromatografie (Mischbettionenaustauscher), Umkehrosmose oder anderen geeigneten Methoden gewonnen. Nach aktueller Ph. Eur. gilt unter normalen Bedingungen ein mikrobiologischer Grenzwert von 100 KBE/ml, bestimmt durch Membranfiltration unter Verwendung von Agarmedium S (= R2A-Agar) und einer Inkubation von fünf Tagen bei 30–35 °C. Das Probevolumen soll in Abhängigkeit der erwarteten Koloniezahl gewählt werden.

In Behältnisse abgefülltes Aqua purificata wird gemäß aktueller Ph. Eur. auf mikrobielle Verunreinigungen (TAMC: Akzeptanzkriterium 10^2 KBE/ml) nicht mittels R2A-Agar, sondern unter Verwendung von Agarmedium mit Casein- und Sojapepton bestimmt.

Wird das gereinigte Wasser als Bulk zur Herstellung von konzentrierten Hämodialyselösungen verwendet, das keinen weiteren Verfahren zur Entfernung von Endotoxinen unterworfen wird, so gilt nach Ph. Eur. ein Endotoxingrenzwert von weniger als 0,25 EU/ml.

Die FDA schlägt im *Guide to Inspection of High Purity Water Systems* ebenfalls den Grenzwert 100 KBE/ml vor: *… require an action limit below the 100 CFU/mL maximum.*

8.3.1 Ozonisierung

Ozon (O_3) ist ein starkes Oxidationsmittel und wirkt gegen Mikroorganismen; selbst gegen Chlor widerstandsfähige, pathogene Bakterien werden angegriffen. Ozon wirkt bakterizid, sporizid (mit langsamer Wirkung), fungizid und viruzid. Wird Ozon zur Desinfektion von Wasser eingesetzt, so lässt sich das Ozon nach seiner Einwirkzeit mittels UV-Licht zu Sauerstoff spalten. In der pharmazeutischen Praxis wird Ozon zur Dekontamination von Aqua purificata und *highly purified water* erfolgreich eingesetzt.

8.4
Highly Purified Water

HPW wird beispielsweise durch Doppelumkehrosmose in Verbindung mit Techniken wie Entionisierung und Ultrafiltration gewonnen. Nach Ph. Eur. wird HPW aus Wasser gewonnen, das den von der zuständigen Behörde festgelegten Spezifikationen an Trinkwasser entspricht.

Während der Herstellung und Lagerung von HPW müssen geeignete Bedingungen gewählt werden, um die Gesamtanzahl der koloniebildenden, aeroben Keime unter wirksame Kontrolle zu bringen. Ph. Eur. fordert die Festlegung von Grenzwerten für Alarm (= *action limit*) und Eingreifen (= *alert limit*). Toleranzlimits sind hausintern festgelegte Verpflichtungen, mit denen der Hersteller des HPW gut belegen kann, dass er den Erzeugungsprozess im Griff hat.

Gesamtanzahl koloniebildender, aerober Keime: 10 KE/100 ml (= angemessener Grenzwert unter Normalbedingungen). Die Methode ist die Membranfiltration unter Verwendung von Agarmedium S (R2A-Agar), mindestens 200 ml Probe und fünf Tagen Inkubation bei 30–35 °C.

Bakterienendotoxine: HPW muss laut Ph. Eur. weniger als 0,25 EU/ml enthalten.

8.5
Wasser für Injektionszwecke

WfI wird gemäß Ph. Eur. durch Destillation, gemäß USP durch Destillation oder Umkehrosmose gewonnen. Die Destillationsanlage muss nach Ph. Eur. so beschaffen sein, dass ein Mitreißen von Wassertröpfchen vermieden wird.

Gesamtanzahl koloniebildender, aerober Keime: 10 KE/100 ml (= angemessener Grenzwert unter Normalbedingungen). Die Methode ist die Membranfiltration unter Verwendung von Agarmedium S (R2A-Agar), mindestens 200 ml Probe und fünf Tagen Inkubation bei 30–35 °C. Ein strengerer Grenzwert kann notwendig sein, wenn das WfI für aseptisch produzierte Zubereitungen verwendet wird.

Bakterienendotoxine: Wasser für Injektionszwecke (als Bulk) muss laut Ph. Eur. weniger als 0,25 EU/ml enthalten. Dies gilt auch für sterilisiertes Wasser für Injektionszwecke. Dieses sterilisierte Wasser muss auch der Prüfung auf Sterilität entsprechen. Alle im Ph. Eur., Kapitel 2.6.14 genannten Methoden können zur Endotoxinbestimmung herangezogen werden. Ein portables Endotoxintestsystem wie Endosafe-PTS ist ebenfalls geeignet. Die maximal zulässigen Testverdünnungen (MVD) betragen im Gel-Clot-Test ($\lambda = 0{,}03$ IU/ml) 1 : 8, im kinetisch-turbidimetrischen Test (Bestimmungsgrenze 0,001 953 IU/ml) 1 : 128, im kinetisch-chromogenen Test (Bestimmungsgrenze 0,005 IU/ml) 1 : 50 und im Endosafe-PTS-System (Bestimmungsgrenze 0,005 IU/ml) 1 : 50.

8.6 Wasser zur Herstellung von Extrakten

Diese in Ph. Eur. neu aufgenommene Monografie beschreibt das Wasser, das zur Herstellung von Extrakten eingesetzt wird. Es entspricht entweder weitgehend den Abschnitten *Gereinigtes Wasser als Bulk* oder *In Behältnisse abgefülltes gereinigtes Wasser* oder es handelt sich um Trinkwasser, das der in der Richtlinie 98/83/EG genannten Qualität entspricht. Die mikrobiologische Überwachung geschieht wie gehabt mittels Membranfiltration, jedoch wird als Nährmedium nicht R2A-Agar sondern TSA verwendet; die Inkubation soll mindestens fünf Tage bei 30–35 °C geschehen. Die Probengröße soll in Verhältnis zum erwarteten Resultat gewählt werden. Die Nitratbestimmung wird mittels Flüssigchromatografie (Anionenaustauscher) durchgeführt. Die Bestimmung der Leitfähigkeit geschieht mittels kalibriertem Konduktometer; die Leitfähigkeit darf höchstens 2500 µS/cm bei 20 °C betragen.

8.7 Rouging

Unter *Rouging* versteht man Verfärbungen an Chrom-Nickel-Stählen („Edelstählen") in hochreinen Wässern (HPW, WfI, RD) bei Temperaturen oberhalb von 65 °C und Mangel an Sauerstoff. Diese Verfärbungen sind überwiegend rötlich. Nach 6–18 Monaten kann sich an der Oberfläche von WfI-Systemen unter diesen Bedingungen *Rouge* ablagern.

HPW und WfI werden häufig in Lagertanks gesammelt und erwärmt und bei > 80 °C über Ringleitungssysteme (*loops*) verteilt. Tank und Rohrleitungen sind zwar aus Edelstahl, jedoch kann es zu einer Korrosion kommen, die als *„Rouge"* sichtbar wird (Abb. 8.7). Die Farbveränderungen werden hauptsächlich verursacht durch Eisenoxidpartikel (Fe_2O_3, rötliches Hämatit, Fe_3O_4, schwarzbläuliches Magnetit). Aber auch andere Schwermetalloxide wie Nickel- und Molybdänoxide entstehen. Während des Rougings wird die Cr_2O_3-Schicht des Stahls abgebaut und eine Fe_2O_3-Schicht aufgebaut. Die Eisenoxidpartikel (Partikelgrößen 1–50 nm) werden über die Zeit abgelöst und über den *loop* verteilt. In WfI-Systemen wurden nach 12–15 Monaten Einwirkzeit des heißen Wassers *Rouge*-Dicken zwischen 1 und 5 µm gefunden, in Reinstdampfsystemen bis zu 15 µm [15–17]. Im günstigsten Fall können die *Rouge*-Schichten einfach abgewischt werden. Anderenfalls muss nach der alkalischen Vorreinigung eine chemische Intensivreinigung mit dem Ziel durchgeführt werden, die eisenoxidhaltige Schicht zu entfernen. Dazu werden phosphorsäurehaltige Reiniger verwendet. Danach wird eine neue chromoxidreiche Schutzschicht mittels verdünnter Salpetersäure aufgebaut. Abschließend wird kräftig gespült, um Chemikalienreste und Partikel zu entfernen [18]. Auch andere Säuren wie Schwefelsäure, Oxalsäure, Zitronensäure können verwendet werden. Mit Salzsäure erzielt man zwar eine gute *Derouging*-Wirkung, jedoch auch eine nachhaltige Zerstörung des Stahls.

Neben der Verfärbung findet auch eine Erhöhung der Mikrorauheit der Oberflächen statt. Damit steigt das Risiko einer mikrobiologischen Verunreinigung, da sich an rauen Oberflächen leichter mikroorganismenhaltige Biofilme etablieren können. Darüber hinaus führt die Partikelabgabe des *Rouging*-Films zu einer Kontamination des Produkts.

Edelstahlhaltige Kessel und Leitungen sollten mithilfe eines schriftlichen Plans inspiziert werden. Dazu gehören

- visuelle Begutachtung des *Rouging*-Films,
- Überprüfung der Ablösbarkeit (Wischtest),
- Verfärbung der Metalloberfläche nach dem Wischtest begutachten,
- Suche nach Ablagerungen der *Rouging*-Partikel,
- Elementarverteilunganalyse des *Rouging*-Films mittels ICP-MS.

Die Lagerungstanks sollten gemäß schriftlichem Plan im Zweijahresrhythmus durch sanftes *Derouging* gereinigt werden.

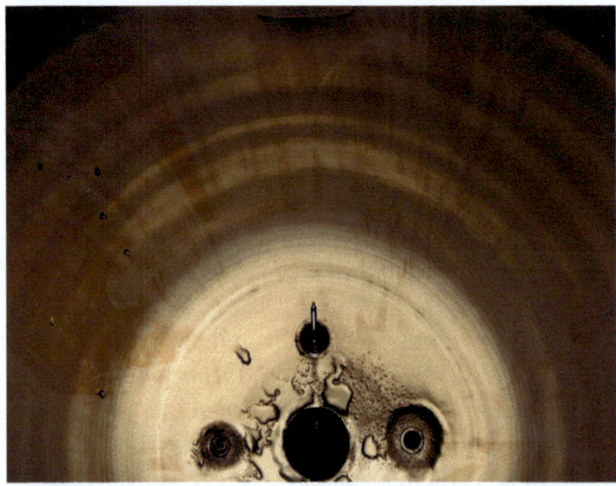

Abb. 8.7 *Rouging* in einem Edelstahlkessel (Volumen 5000 l), in dem WfI aufbewahrt wird.

8.8
Biofilme

Überall dort, wo unsteriles Wasser auf Oberflächen trifft, können sich Mikroorganismen absetzen und eine Lebensgemeinschaft bilden. In der Natur sind dies beispielsweise Steine in einem Gewässer, auf denen sich dann sichtbare Bakterienmatten bilden. Auch in Wasserleitungen, Schläuchen, Tanks, Ventilen und Wasserhähnen kann sich über einen längeren Zeitraum ein meist geruchloser, schleimiger Film bilden. Dieser Film ist unerwünscht, da in der Folge Probleme wie Biofouling, Biokorrosion und Produktschädigungen auftreten. Die Biofilme sind Zusammenschlüsse vieler verschiedener Mikroorganismen, die sowohl

Tab. 8.10 Aktions-, Warn- und Toleranzlimits für die verschiedenen Wasserqualitäten.

Parameter	**Wasserqualität**	**AL (Ph. Eur.)**	**AL (USP)**	**WL und TL**
TOC (ppb)	WfI, RD	≤ 500	≤ 500	TL: ≤ 125 WL: ≤ 250
Leitfähigkeit bei 20 °C (μS/cm)	WfI, RD	≤ 1,1	≤ 1,3 (25 °C)	TL: ≤ 0,6 WL: ≤ 0,9
Gesamtkeimzahl (KBE/100 ml)	WfI, RD	< 10	< 10	TL: N/A WL: 1
Endotoxine (EU/ml)	WfI, RD	< 0,25	< 0,25	TL: N/A WL: > 0,07
TOC (ppb)	HPW	≤ 500	N/A	TL: ≤ 125 WL: ≤ 250
Leitfähigkeit bei 20 °C (μS/cm)	HPW	≤ 1,1	N/A	TL: ≤ 0,6 WL: ≤ 0,9
Gesamtkeimzahl (KBE/100 ml)	HPW	< 10	N/A	TL: N/A WL: 1
Endotoxine (EU/ml)	HPW	< 0,25	N/A	TL: N/A WL: > 0,07
TOC (ppb)	AP	≤ 500	≤ 500	TL: ≤ 125 WL: ≤ 250
Leitfähigkeit bei 20 °C (μS/cm)	AP	≤ 4,3 μS	< 1,3 (25 °C)	TL: ≤ 1,1 WL: ≤ 2,0
Gesamtkeimzahl (KBE/ml)	AP	< 100	< 100 *guidance limit only*	TL: ≥ 25 WL: ≥ 50
Endotoxine (EU/ml)	AP	entfällt; nur bei Verwendung in Dialyselösungen: < 0,25	N/A	N/A

aneinander als auch an Oberflächen haften. Zu den Erstbesiedlern gehören meistens Pseudomonas-Arten. Im Biofilm verlieren die beweglichen Wasserbakterien ihre Geißeln. Die sesshaft gewordenen Bakterien können durch Botenstoffe (*second messenger*) wie cyclo-di-Guanosinmonophosphat kommunizieren. Pathogene Bakterien können nach dem Anheften Virulenzfaktoren produzieren, die ebenfalls als Botenstoffe fungieren. Dieses Phänomen ist unter der Bezeichnung *quorum sensing* bekannt. Auch zum Genaustausch kann es kommen. Dünne Biofilme bilden sich auf Zähnen (Zahnplaque), dicke Biofilme (bis zu mehreren Zentimetern) auf flachen Gewässern, auf Steinen im Wasser und an Schiffsrümpfen. Hier spricht man dann von Bakterienmatten. In den Biofilmen werden Zelldichten zwischen 10^7 und 10^{11} KBE/ml erreicht [19]. Der Biofilm fängt auch anorganische Partikel ein. Die im Biofilm geschützten Mikroorganismen scheiden darüber hinaus Polysaccharide, Proteine und andere Polymere (extrazelluläre Polymere) aus, wodurch der Biofilm gefestigt wird. Durch diesen Schutz gelangen Desinfektionsmittel schwerer an die einzelnen Bakterienzellen. Daher müssen die Desinfektionsmittelkonzentrationen erhöht und die Einwirkzeiten verlängert werden. Sauerstoffabspaltende Desinfektionsmittel greifen sowohl die Mikroorganismen als auch die Schleimmatrix des Biofilms an. Formaldehydhaltige Mittel würden den Biofilm härten und fixieren; dann wäre er noch schwerer zu entfernen. UV-Licht verhindert nicht die Bildung von Biofilmen.

Tab. 8.11 Verschiedene Desinfektionsmittel zur Eliminierung der Mikroorganismen in Biofilmen [19].

Desinfektionsmittel	Konzentration	Einwirkzeit (h)
quaternäre Ammoniumverbindungen	300–1000 ppm	2–3
Chlor	300–1000 ppm	2–3
Iod	50–100 mg/l	2–3
Peressigsäure	1–10 %	2
Wasserstoffperoxid	10 %	2–3
Ozon	0,5–1 ppm	kontinuierlich

Der beste Weg, Biofilme zu entfernen, ist mechanisch (Prinzip Zahnbürste). Durch Rohrleitungen, die den gleichen Rohrinnendurchmesser haben müssen, schickt man einen passenden „Molch“ (einen Softball), der den Biofilm „abwischt“. Dieses sogenannte „molchen“ wird auf Englisch *pigging* genannt. Starkes Spülen mit Luft, Wasser und heißem Dampf kann auch erfolgreich sein. Beim Whirlwind-Verfahren werden die Leitungen mit turbulenter Luft leergedrückt. Im Krankenhaus sind Biofilmbildungen in Katheterschläuchen und Endoskopen ein sehr ernstzunehmendes Problem. Biofilme verursachen Erkrankungen wie Urethritis, Prostatitis und ganz allgemein Wundinfektionen. Regelmäßige Reinigung und Desinfektion der pharmazeutischen Anlagen, am besten mit einer CIP/SIP-Anlage, stellt einen Schutz vor Biofilmbildung dar.

Algen siedeln sich vor allem in Kühlwassersystemen an. Beispiele für Methoden zur Entfernung sind:

1. Natriumhypochlorid (2 % freies Chlor) 1 h bei 20 °C,
2. Natriumhydroxid 0,1 N, gefolgt von intensivem Spülen mit Wasser,
3. aliphatische Diaminderivate: 10–200 mg/l, 24 h bei 25 °C.

Tab. 8.12 In Biofilmen vertretene Mikroorganismen, nach [19] verändert. 1 = sporadisch, 2 = gelegentlich, 3 = häufig, 4 = sehr häufig, 5 = stets.

Gattung	Art	Häufigkeit
Gram-negative Bakterien		**5**
Pseudomonas	*P. sp.*	5
	P. putida	4
	P. acidovorans	2
	P. putrefaciens	1
	P. alcaligenes	2
	P. fluoreszenz	4
	P. aeruginosa	1
Burkholderia	*B. cepacia (Xenovorans cepacia)*	3
Brevundimonas	*B. diminuta*	3
Plesiomonas	*Plesiomonas sp.*	1
Comamonas	*Comamonas terrigena*	1
Flavobacterium	*F. devorans*	2
	F. breve	3
	F. aquatile	3
	F. rigense	3
	F. sp.	5
Cytophaga	*Cytophaga sp.*	2
Caulobacter	*Caulobacter sp.*	2
Hyphobacterium	*Hyphobacterium sp.*	2
Chromobacterium	*Chromob. sp.*	1
Acinetobacter	*Acinetobacter sp.*	4
Alcaligenes	*Alcaligens sp.*	3
Achromobacter	*Achromobacter sp.*	2
Moraxella-like bacteria		3
Pasteurella	*Pasteurella sp.*	1
Citrobacter	*Citrobacter sp.*	1
Klebsiella	*Klebsiella sp.*	1
Enterobacter	*E. agglomerans*	2
Vibrio	*Vibrio sp.*	2
Spirillium	*Spirillium sp.*	2
Zoogloea	*Zoogloea sp.*	2
Acetobacter	*Acetobacter spec*	1
Aeromonas	*Aeromonas sp.*	2
Gram-positive Bakterien		2
Bacillus	*Bacillus sp.*	1
Arthrobacter	*Arthrobacter sp.*	2
Actinoplanes	*Actinoplanes sp.*	1
Micrococcus	*Micrococcus sp.*	1
Streptomyces	*Streptomyces sp.*	1
Nocardia	*Nocardia sp.*	1

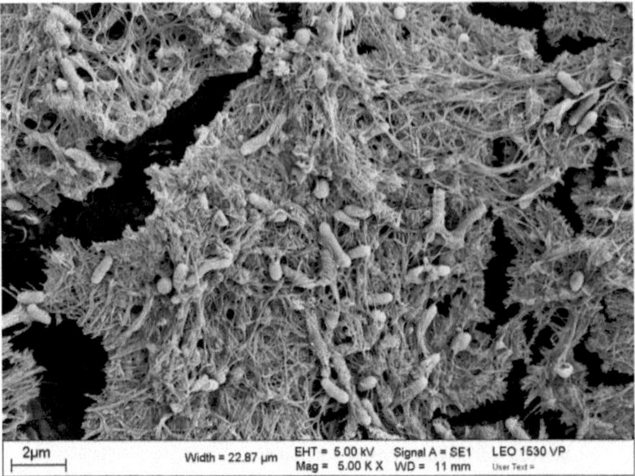

Abb. 8.8 Künstlicher, im Labor erzeugter Biofilm von *Pseudoalteromonas ruthenica* auf einer keramischen Oberfläche. REM, Vergrößerung 5000-fach. Foto: Mikrobiologisches Labor Dr. Lohmeyer, Münster.

8.9 Qualifizierung/Validierung von Wassersystemen

Wasserproduktionssysteme repräsentieren die kritischsten Anlagen in der pharmazeutischen Industrie. Diese Anlagen/Anlagensysteme sind der Schlüssel für Produktherstellung, Reinigung von Gerätschaften und Produktionseinrichtungen für die GMP-konforme Arzneimittelherstellung.

Im Folgenden sollen die Charakteristika der Wassersysteme sowie die Sicherstellung dieser Systeme durch entsprechende Qualifizierung (FDA *Guidance on Process Validation*, November 2008; FDA *Guide to Inspections of High Purity Water Systems*, 1993) beschrieben werden.

Definition der richtigen Akzeptanzkriterien für die gewählte Anwendung

Das Ziel einer jeder Qualifizierung ist es zu demonstrieren, dass ein innerhalb etablierter Grenzen laufender Prozess ein gleichbleibendes Produkt innerhalb der vorgegebenen spezifizierten Qualität mit einem hohen Grad an Sicherheit herstellt. Die Qualifizierung von Wassersysteme für pharmazeutische Zwecke ist verpflichtend, um die hohen angestrebten Qualitätsattribute und Menge an Wasser zu erreichen.

Die Qualifizierung ist in ein Qualitätssicherungssystem integriert und so aufgebaut, dass dies eine komplette Kontrolle über die Gesamtprozesse gewährleistet.

Validierungsansätze:

- Prospektive Validierung (*prospective validation*): Die prospektive Validierung beinhaltet Überlegungen, die gemacht werden sollen, bevor ein völlig neues Produkt/eine völlig neue Anlage eingeführt werden soll, oder wenn eine Änderung bei dem etablierten Herstellungsverfahren, welches Produkteigenschaften beeinflussen kann, eintritt. Diese Studien der Prozess- oder Anlagensysteme werden durchgeführt und bewertet, bevor die Routineproduktion startet.

- Begleitende Validierung (*concurrent validation*): Konkurrente Validierungsstudien basieren auf Informationen, die während der tatsächlichen Durchführung des Verfahrens/Prozesses erzeugt werden. Dies erfolgt im Allgemeinen durch Ausführen von In-Prozess-Prüfungen und/oder durch die Überwachung von kritischen Operationen im Verlauf des eigentlichen Prozesses.
- Retrospektive Validierung (*retrospective validation*): Eine retrospektive Validierung eines Prozesses wurde bei Produkten durchgeführt, die sich bereits lange Zeit im Markt befinden. Es wurde auf vorhandene historische Daten zurückgegriffen, was heute jedoch nicht mehr dem Stand der Wissenschaft und Technik entspricht.

Entscheidend für die Wassersysteme zur Herstellung von Arzneimitteln sind die vorgelagerten Aktivitäten während der Design- und Entwicklungsphase. Die zu verwendenden Komponenten und Teile müssen so sorgfältig entworfen werden, dass diese mikrobiologisches Wachstum in jeder Form unterbinden.

Die vielfältigen Komponenten eines Wasseraufbereitungssystem, die zu validieren sind, schließen folgende ein:

Rohrleitungssystem Für das Rohrnetz ist Edelstahl wegen seiner Inertheit bzw. Korrosionsbeständigkeit sowie Leichtigkeit der Sanitisierung in der Regel das Material der Wahl. Edelstahl kann über einen weiten Temperaturbereich eingesetzt werden. Kunststoffrohrleitungssysteme, wie etwa aus PP oder Polyvinylidenfluorid können, vor allem in bestimmten biotechnologiebasierten Anwendungen, ebenfalls verwendet werden. Glas oder Polycarbonatharz finden Verwendung, bei denen Transparenz erforderlich ist. Alle Rohrverbindungen nutzen Sanitärarmaturen oder sind pharmagerecht, d. h. stumpf, verschweißt. Alle ausgewählten Rohrleitungssysteme sollten mit und thermischen Zyklen und häufigen Sanitisierungen kompatibel sein. Sie sind bezüglich Zuverlässigkeit, Drucksteuerung und die Vermeidung von extrahierbaren Verunreinigungen auszulegen.

Lagertanks Edelstahl ist das bevorzugte Material auch für die Wasserspeichertanks; es muss auf Resistenz gegenüber chemischen Desinfektionsmitteln überprüft werden. Lagertanks können unterschiedlich groß, je nach Bedarf ausgelegt sein; 3500–15 000 l sind die gängigen Größen. Eine geeignete Isolierung ist erforderlich ist, um das Wasser bei hoher Temperatur (≥ 80 °C), zu lagern. Lagertanks müssen mit einer Lüftungseinrichtung versehen sein, um Schwankungen der Wasserstände zu tolerieren. Eingebaute hydrophobe Luftfilter verhindern, dass mikrobielle Verunreinigung von der Außenluft eingetragen wird. Entlüftungsfilter sollten in einer Position auf dem Lagertank angeordnet sein, von wo aus sie leicht zugänglich sind.

Ventile Häufig verwendete Ventile in Wasseraufbereitungsanlagen sind Absperrschieber, Kugelhahn, Drosselventil und verschiedene Membrantypen. Zur

Entfernung von gelösten Feststoffen sollten vorzugsweise Membranventile stromabwärts verwendet werden. In Anlagen mit Ozoneinsatz sollten ausschließlich ozoninerte Polymere, wie Teflon, als Ventilsitze eingesetzt werden.

Filter Filter werden an verschieden Stellen innerhalb des Wasseraufbereitungssystems eingesetzt, um ungelöste Bestandteile und mikrobielle Kontaminationen zu entfernen. Granulat- oder Kartuschenfilter werden zur Prefiltration eingesetzt. Prefilter weisen im Allgemeinen eine Porengröße von 10–50 µm auf, während Membranfilter zur Entfernung von Keimen eine Größe von 0,2 µm haben sollten. Filterkontrollmaßnahmen beinhalten Druckprüfung und Flussmonitoring. Um die Effizienz des Wassersystems aufrechtzuerhalten und jede Form von Endotoxinkontaminationen oder bakteriellem Wachstum zu vermeiden, ist eine sorgfältige *maintenance* der Filter notwendig.

Deionisierungs- und *reverse osmose* (RO)-Einheiten Die Kernaufgabe ist die Entfernung von gelösten Feststoffen aus dem Speisewasser durch Ionenaustauscher. Da die Austauscherharze mit der Einsatzzeit ihre Fähigkeit zum Austausch von geladenen Teilchen verlieren, ist eine regelmäßige Behandlung mit starken Laugen und Säuren die für die Regeneration erforderlich. Kationische Harze werden mit Salz- oder Schwefelsäure regeneriert. Anionische Harze werden im Allgemeinen mit Natrium- oder Kaliumhydroxidlösungen regeneriert.

Die RO-Einheit besitzt für die Vorbehandlung des Speisewassers einen Aktivkohlefilter sowie für die Calciumbindung eine Komplexierungskomponente zur Herabsetzung der Wasserhärte bzw. der Ausfällung von Calciumcarbonat. Diese Kombination sowie die regelmäßige chemische Sanitisierungsmaßnahmen schützen die RO-Membran vor Beschädigung und unerwünschtem mikrobiellen Wachstum.

UV-Licht Die Funktion des ultravioletten Lichtes ist der eines Oberflächendesinfektanten und dient außerdem zum Abbau von Ozon in ozonbetriebenen Prozesswassersystemen. Die absorbierte Dosis ultravioletten Lichts sollte ausreichend hoch sein, um Mikroorganismen abzutöten. Die UV-Strahlen dringen durch die äußere Zellmembran, passieren den Zellkörper und zerstören irreversibel die Einzeller-DNA. Die am häufigsten in pharmazeutischen Wasseraufbereitungssystemen eingesetzte Wellenlänge beträgt 254 nm. Spezielle Quecksilberlampen produzieren eine Strahlung mit einer Wellenlänge von 254 nm, die optimal ist für die Desinfektion und den Ozonabbau.

Destillationsanlagen Destillationsanlagen werden eingesetzt, um nahezu alle Verunreinigungen aus dem Wasser zu entfernen, u. a. Natrium, Calcium und Magnesium sowie andere gelöste Feststoffe einschließlich Eisen, Fluoride und Nitrate. Bei richtiger Funktionsweise werden mögliche Mikroorgansimen wie Bakterien, Viren und Protozoen inaktiviert bzw. abgetötet. Durch die Destillation können auch viele organische Substanzen, Schwermetalle und Chloramine entfernt werden. Eine regelmäßige sorgfältige Wartung der Anlage ist Schlüsselvoraussetzung für die nachhaltige Effektivität.

Ozonisierungs- und Hitzesterilisationseinheiten Ozon ist ein starkes Oxidationsmittel mit intensiven Desinfektionseigenschaften und kann recht einfach durch Behandlung von UV-Licht in Wasser abgebaut werden. Es ist effektiv gegenüber Bakterien, Viren, Pilzen sowie gegen bakterielle Endosporen in Wasseraufbereitungsanlagen. Durch direkten Kontakt zerstört es die Membranen und Zellwände der Mikroorganismen und verhindert, dass sich unerwünschte toxische Nebenprodukte bilden.

Um das Wachstum von Mikroorganismen zu unterbinden, wird mit Hitze in der Wasseraufbereitungsanlage gearbeitet. Das aufbereitete Wasser (WfI) wird sowohl im Lagertank als auch im Wasserverteilungsloop auf ≥ 80 °C erhitzt.

Kontinuierlicher Medienfluss sowie Abwesenheit von Toträumen und Biofilmen Wasserversorgungssysteme für pharmazeutisch eingesetztes Wasser erfordern den Einsatz von glatten Oberflächen mit minimalen Verbindungen. Notwendige Anschlussstellen müssen glatt sein, um Mikroorganismen keine Besiedlungsmöglichkeiten zu bieten. Besonders Leitungen mit geringen oder keinem Volumenstrom können Ursache für mikrobielle Vermehrung oder sogar die unerwünschte Entwicklung eines Biofilms sein. Die Biofilmbildung wird beeinflusst durch die Oberflächentopografie des Rohrleitungssystems und den Einsatz von verschiedenen Materialien.

Toträume, die ein mikrobielles Wachstum aufgrund fehlender Strömungsbedingungen fördern, entstehen an Stellen, an denen z. B. Musterzugventile integriert sind. Solche Bereiche sind, wo immer möglich, im Leitungssystem zu minimieren und unterliegen einem ganz besonders sorgfältigen Monitoring. Rezirkulationsloops generieren die notwendige Strömung und sind zusätzlich mit UV-Licht und Heizvorrichtung ausgestattet, um die mikrobielle Belastung auf ein Minimum zu reduzieren.

Tab. 8.13 Spezifikationen für Aqua purificata und für Wasser für Injektionszwecke.

Parameter	Aqua purificata	Wasser für Injektionszwecke
Leitfähigkeit	< 1,3 µS/cm bei 25 °C	< 1,3 µS/cm bei 25 °C
pH-Wert	5,0–7,0	5,0–7,0
Mikroorganismen	< 100 KBE/ml	< 10 KBE/100 ml
TOC	< 500 ppb	< 500 ppb
Endotoxine	–	< 0,25 EU/ml

Anlagenvalidierung

Die Validierung von Wasseraufbereitungsanlagen folgt der gleichen Grundsequenz wie die Validierung an anderen pharmazeutischen Ausrüstungsanlagen. Es ist entscheidend, dass das System richtig installiert, überprüft und ausgestattet ist sowie gemäß seines pharmazeutischen Zweckes nachhaltig korrekt funktioniert.

Die Validierung verläuft nach folgenden Schritten:

Installation Qualification (IQ) Dies ist der Prozess, der sicherstellt und belegt, dass die Anlage korrekt geliefert und installiert wurde. Am Anfang stehen die Erstellung eines IQ-Protokolls, eines Prüf- und Inspektionsplanes. Vor der sich anschließenden Funktionsqualifizierung (OQ) sind alle Installationsparameter zu dokumentieren. Typische Schlüsselelemente für eine IQ einer Wasseraufbereitungsanlage sind Strom, Druckluft, Dampf und Speisewasser, jedes dieser Anlagenteile ist auf ordnungsgemäße Installation sorgfältig zu überprüfen. Alle verwendeten Prozesssteuerungsinstrumente sind gemäß dokumentierten Vorgaben zu kalibrieren und auf die festgelegten Toleranzgrenzen für Richtigkeit und Genauigkeit sowie auf Selektivität und Spezifität hin zu verifizieren.

Operational Qualification (OQ) Dieser Schritt soll sicherstellen, dass die Anlage, die Systemwarnungen und -kontrollen zuverlässig im Betrieb funktionieren. Es ist der dokumentierte Nachweis, dass das System bzw. seine Subsysteme entsprechend den vorgegebenen Funktionsgrenzen arbeiten. Hier zeigt sich, ob die vorhanden *standard operating procedures* (SOPs) angemessen bzw. anzupassen sind. Typische Schlüsselparameter sind:

- Überprüfung des Wärmeerzeugers und Destille im unteren und oberen Ende der Spezifikation, Verifizierung der Ventile, Steuerelemente und Flussrate.
- Sanitisierung des Lagertanks und des Verteilungssystems sowie regelmäßige Regeneration der Austauscherharze.
- Auswertung der Pumpenfunktion und der Austausch aller defekten Ventile und Dichtungen.

Performance Qualification (PQ) Nachdem jede Hauptkomponente der Wasseraufbereitungsanlage unter Betriebsbedingungen überprüft wurde, schließt sich die *performance qualification* an. Diese Phase umfasst verschiedene Tests, um die ordnungsgemäße Funktionalität der Anlage zu überprüfen. Die Überprüfung verläuft stets unter Betriebsbedingungen mit dem Schwerpunkt, die zuverlässige Produktion von Wasser (Wasser für Injektionszwecke) mit den erforderlichen Spezifikationen kontinuierlich zu produzieren.

Testphasen der Validierung

Eine vollständige und umfassende Validierung von Wasseraufbereitungsanlagen können sich über einen längeren Zeitraum strecken. Es ist die saisonale Variabilität des Speisewassers über ein komplettes Jahr abzudecken und die Effektivität des Sanitierungsprozesses auch gegenüber möglichen ansässigen Mikroorganismen zu belegen.

Folgender Dreiphasenansatz wird vom FDA *Guide to Inspections of High Purity Water Systems* (1993) empfohlen:

- Phase 1: Diese Untersuchungsphase der Validierung beansprucht eine Testperiode von 2–4 Wochen für ein intensives Systemmonitoring. In dieser Phase sollte das System ohne Fehler und Leistungsabweichungen kontinuierlich produzieren. Während dieser Phase erfolgt eine hochfrequente und extensive Bemusterung an zahlreichen Stellen im System. Chemische und mikrobiologische Untersuchungen werden gemäß dem im Voraus festgelegten Plan durchgeführt. In dieser Phase werden geeignete Spannweiten für die Reinigungs-, Sanitisierungs- sowie Instandhaltungsprozesse abgeleitet. Auch sollten bereits kritische Situationen, wie Neustart nach einem Stromausfall oder Notfallabschaltung sowie unter Wartungsbedingungen nach einer Harzregeneration und Filterwechsel getestet werden. Bei Einsatz von Ozon ist der Ausfall des Ozongenerators zu simulieren.
- Phase 2: In der Phase 2, die sich über 2–4 Wochen erstreckt, wird das gleiche intensive Beprobungsmonitoring wie in der Phase 1 durchgeführt. Neue Erkenntnisse aus einer zufriedenstellenden Phase 1 werden in aktuelle Arbeitsanweisungen integriert. Zu diesem Zeitpunkt ist das System unter Kontrolle, und das hergestellte Wasser kann für Produktionszwecke eingesetzt werden. Diese Testphase stellt sicher, dass eine gleichbleibende Produktion und Versorgung von Wasser in Menge und geforderter Qualität erfolgt.
- Phase 3: Im Bestätigungsabschnitt soll das System zeigen, dass es über einen längeren Zeitraum unter Kontrolle ist und eine zuverlässige Leistung zeigt. Die Anzahl der Muster und die Frequenz sind im Vergleich zu den Phase 1 und Phase 2 reduziert. Das produzierte Wasser kann für Herstellungszwecke eingesetzt werden. In der Phase 3 erfolgt auch die Evaluierung der saisonalen Schwankungen des Speisewassers und sollte nur gestartet werden, wenn die Phasen 1 und 2 erfolgreich abgeschlossen wurden. Erst nach Genehmigung des kompletten Validierungsberichtes kann die Validierung als erfolgt abgeschlossen bezeichnet werden.

Post Validation Monitoring

Die Post-Validierungsphase ist sehr entscheidend und wichtig für die Aufrechterhaltung eines Systems zur Steuerung der Ausrüstung und des Prozesses innerhalb der akzeptierten Grenzen während des Validierungsprogramms. Die erhaltenen Ergebnisse aus regelmäßigen Bemusterungen aus verschiedenen Entnahmestellen und den Analysen der Wasserproben müssen denen im Validierungsprotokoll festgelegten Grenzen (Mikrobiologie und Chemie) entsprechen.

Wasseraufbereitungsanlagen für pharmazeutische Produktionseinheiten müssen innerhalb strenger regulatorischer Vorgaben betrieben werden. Um diese Anlagen zu validieren, bedarf es eines dokumentierten Nachweises, dass das System im kontinuierlichen Betrieb die festgelegten Spezifikationen einhält.

8.10 Six Sigma im Wassermonitoring

Six Sigma ist eine Methode des Qualitätsmanagements. Dazu bedient sich Six Sigma einer umfassenden Strategie zur beschleunigten Verbesserung von Prozessen, Produkten und Dienstleistungen verbunden mit einem System zur Messung der Effizienz von Vorgehensweisen zur Eliminierung von Fehlern und Streuungen. Six Sigma bedeutet, dass ein Fehleranteil von maximal 3,4 ppm bzw. eine Ausbeute von 99,999 66 % erreicht wird. Das Ziel von Six Sigma ist die Verbesserung von Geschäftsprozessen.

Six-Sigma-Vorläufer wurden in der 1970er-Jahren im japanischen Schiffsbau angewandt. Mitte der 1980er-Jahre wurde es in den USA bei Motorola und danach bei General Electrics mit Erfolg eingeführt. Ziel von General Electrics war die Verbesserung der Kundenzufriedenheit. Vor allem durch den General Electrics Manager Jack Welch wurde Six Sigma populär. In Deutschland starteten Daimler-Benz, Lufthansa und Boehringer-Ingelheim mit Six-Sigma-Methoden.

Die Projektbetreuer werden Yellow Belt, Green Belt bzw. Black Belt genannt, je nach Qualifikation.

Nützliche Literatur für die Durchführung von Six-Sigma-Projekten ist unter [20, 21, 23] gelistet.

Tab. 8.14 Die Six-Sigma-Farben der Projektbetreuer.

Projektbetreuer	Ausbildung	Aufgaben	Herkunft
Yellow Belt	1-2 d	kleinere Projekte	Mitarbeiterebene
Green Belt	2 Wochen	kleine Projekte, Anwendung einfacher Methoden	operatives Management
Black Belt	4 Wochen	Experte in Qualitätsmethoden und Statistik	operatives/strategisches Management
Master Black Belt		koordiniert Projekte und Black Belts, bildet Black Belts aus	Führungsebene
Champion		Projektpate, stößt Projekte an	Führungsebene

1. *Ausgangssituation und Projektauftrag* Das mikrobiologische und chemische Monitoring-Programm für Wasser für Injektionszwecke (WfI) und HPW umfasst sehr viele Proben von verschiedenen Entnahmestellen im Sterilbetrieb. Die Monitoring-Daten werden bisher in Trendberichten tabellarisch und grafisch dargestellt, aber nicht ausführlicher statistisch ausgewertet. Messsystemanalysen werden bisher nicht durchgeführt.

2. *Ziele des Projektes und Zielerreichung* Ziel ist ein risikobasierter Probenzug mit Reduktion der Frequenz und der Entnahmestellen sowie Identifizierung der kritischen und unkritischen Entnahmestellen.
3. *Zielerreichung zum Ende des Projektes* Basierend auf der Risikoanalyse (FMEA) können zapfstellenbezogen die Musterfrequenzen gesenkt werden. Dadurch wird eine Reduzierung der Untersuchungskosten um x % erwartet.
4. *Berechnung des Nutzens* Durch die geringere Probenahmefrequenz ist die Möglichkeit einer größeren Kostenersparnis gegeben.
5. *Durchführung des Projektes* Da es sich um ein Six-Sigma-Green-Belt-Projekt handelt, erfolgt die Durchführung in den fünf Phasen des DMAIC-Zyklus (D wie *define*, M wie *measure*, A wie *analyze*, I wie *improve* und C wie *control*). Die Aufgaben und die Ergebnisse der einzelnen Phasen sind hier zusammengestellt, um das Vorgehen im Projekt nachzuvollziehen und die wesentlichen Ergebnisse darzustellen.

   Define Was ist das Problem? Was ist das Projektziel? Was ist wichtig? In der *define*-Phase werden die Teammitglieder benannt: Sponsor, Project Owner, Black Belt, Green Belt, Teammitglied 1, Teammitglied 2, Controller.

   Measure Was machen wir? Welches sind die Einflussgrößen? CTQs messbar machen.

   Analyze Was stimmt nicht? Die statistische Signifikanz der Einflussgrößen ermitteln; gegebenenfalls Datenbasis erweitern, filtern: Welches sind die *vital few*?

   Improve Was ist zu tun? Optimale Einstellung der Einflussgrößen.

   Control Wie wird die Umsetzung sichergestellt? Überwachungssystem erarbeiten. Dokumentation und Managementsystem anpassen. Schulungen durchführen. QRK (Qualitätsregelkarte) zur Steuerung einführen (*control* im Sinne von regeln, steuern). Übergabe an den *process owner*.

Tab. 8.15 Der DMAIC-Zyklus und seine Werkzeuge. VoC = voice of customer, CT = critical to, Gage R + R = repeatability and reproducibility, QRK = Qualitätsregelkarte.

Phase	Werkzeuge
Define	SIPOC, Pareto, VoC
Measure	Flowcharts, Gage R+R, CT-Matrix, QRK
Analyze	Ursache-Wirkungs-Diagramm, FMEA, DoE, Regressions-/Korrelationsanalyse
Improve	FMEA, Poka Yoke, DoE, Toleranz-Design, Prozesssimulationen
Control	Auditpläne, Prüfpläne, QRK, FMEA, SPC, Abschlussreport

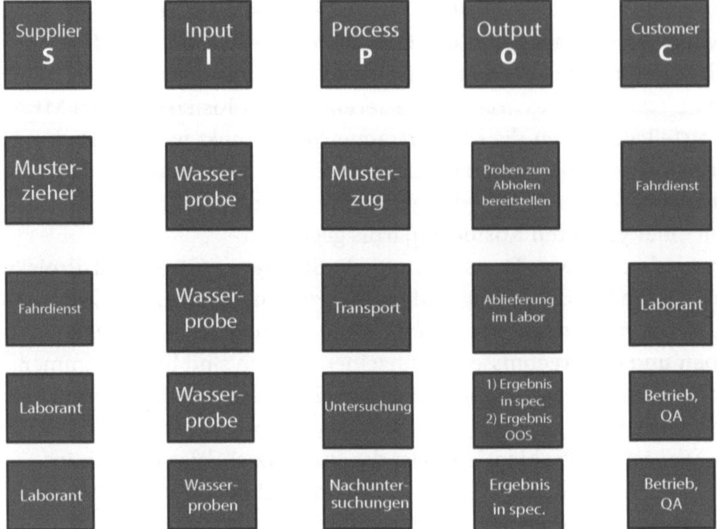

Abb. 8.9 SIPOC-Diagramm für Wasserproben und ihre Behandlung/Analyse. Das Diagramm erfasst und visualisiert den Gesamtprozess. S = Lieferant, I = Einsatzfaktoren/Einsatzgrößen, P = Prozessschritte/Verfahren, O = Ergebnisse, C = Kunde.

8.11 Einsatz der Real-Time PCR als Schnellbestimmungsmethode

Die Real-Time PCR ist ein schnelles Verfahren, welches mittels spezieller Fluoreszenztechnik sowohl quantitative als auch qualitative Analysen in der nötigen Sensitivität und Spezifität liefert. Die Detektionssysteme besitzen zusätzlich zur Thermoeinheit ein integriertes Fluoreszenzspektrometer. Sie erfassen die Zunahme der jeweils amplifizierten DNA-Abschnitte. Dies gelingt durch die Verwendung von mit Fluoreszenzfarbstoffen markierten DNA-Hybridisierungssonden, die an komplementäre Regionen der Zielstrang-DNA binden. Zur Bestimmung der Keimzahl werden entsprechend hoch konservierte DNA-Regionen auf Basis der 16S rRNA verwendet. Zur Prüfung der Abwesenheit von definierten Keim-Arten wurden für die jeweilige Keimart spezifische DNA-Abschnitte ausgewählt. Innerhalb der Real-Time PCR wird der Zyklus (*crossing point*) bestimmt, ab welchem das Fluoreszenzsignal eine definierte messbare Signalstärke erreicht. Diese Zykluszahl ist abhängig von der vorab in der Probe vorliegenden DNA-Konzentration, also der Keimzahl. Hohe Kontaminationen werden entsprechend zu einem früheren *crossing point* detektiert als niedrige. Kontaminierte Proben können so gegen eine Standardreihe bestimmt und quantifiziert werden. Alle Bestimmungen werden mit dem LightCycler und Hybridisierungssonden basierend auf dem Prinzip des Fluoreszenz-Resonanz-Energie-Transfers (FRET) durchgeführt.

Probenvorbereitung

Die Wasserproben werden zuerst konzentriert. Dies geschieht mithilfe von Membranfiltereinheiten (Vivaspin-Tube, Fa. Sartorius) in einem Zentrifugationsschritt. Die Methode erlaubt die definierte Konzentrierung von 20 ml Probenvolumen auf ein Restvolumen von 50 µl. Die Porengröße der Membran kann dabei so variabel gewählt werden, dass eine Konzentration der lebenden Keime erfolgt. Zur Bestimmung der Keimzahl wird eine Kalibrationskurve erstellt in dem eine Standardreihe mit bekannter Keimbelastung mitgeführt wird. Zusätzlich werden bei jeder Versuchsreihe eine Positivkontrolle mit einer dem Grenzwert entsprechenden Konzentration sowie eine Negativkontrolle mitgeführt.

Die konzentrierten Proben, Standards und Kontrollen können direkt in die Real-Time PCR eingesetzt werden.

Zur Sicherstellung der Abwesenheit von *Pseudomonas aeruginosa, Escherichia coli,* sowie der Familie der *Enterobacteriaceae* ist eine Vorinkubation notwendig. Dabei wird entsprechend den klassischen Verfahren, das jeweilige Probevolumen in einer Anreicherungsbouillon über Nacht inkubiert. Zur Bestimmung aller Keim-Arten innerhalb einer Probe ist jeweils nur ein Bouillonansatz notwendig. Ein weiterer Selektionsschritt ist nicht nötig. Verifiziert wird das Ergebnis durch entsprechende Positivkontrollen (Bouillon mit 10–100 KBE/ml *Pseudomonas aeruginosa* und *Escherichia coli*; Bouillon mit 1–10 KBE/ml *Pseudomonas aeruginosa* und *Escherichia coli*) sowie einer Negativkontrolle.

Nach der Inkubation können Probe und Kontrollen direkt in die Real-Time PCR eingesetzt werden.

Von allen Proben und Kontrollen wird innerhalb eines Real-Time-PCR-Experimentes der jeweilige *crossing point* bestimmt. Die Kontrollen dienen dabei zur Überprüfung des Experimentes und zum Ausschluss von falsch positiven Ergebnissen durch Fremdkontaminationen. Die bei der Prüfung der Keimzahl ermittelten *crossing points* werden gegen die Kalibrationskurve berechnet und ergeben die vorliegende Anzahl an keimbildenden Einheiten.

Bei Keimartbestimmungen müssen alle Positivkontrollen und damit in ihr enthaltene Keim-Arten detektierbar sein. Die Negativkontrolle dient zum Ausschluss von falsch positiven Ergebnissen durch Fremdkontaminationen.

Ein Ergebnis der Prüfung auf Abwesenheit spezifischer Keim-Arten liegt nach einer Über-Nacht-Inkubation am darauffolgenden Tag vor. Das Nachweisverfahren erlaubt auf einfache Weise alle Ergebnisse mit Positiv- und Negativkontrollen abzusichern. Es können sowohl inhibitorische Effekte der Probe auf das Wachstum, als auch solche die durch unterschiedlich starkes Wachstum innerhalb von Keimgemeinschaften hervorgerufen werden kontrolliert überprüft werden [22].

Literatur

1 Korte, F. (Hrsg.) (1992) *Lehrbuch der Ökologischen Chemie*, 3. Aufl., Thieme, Stuttgart.

2 Berie, B. *et al.* (Hrsg.) (2014) *Der Fischer Weltalmanach 2014*, Fischer, Frankfurt/M.

3 Nolte, A. (2012) Trinkwasser. *Reader's Digest*, **8**, 44–51.

4 Anonymus (2015) Absatz von Mineralwasser boomt. *Darmstädter Echo*, 8.1.2015, S. 8.

5 WHO (2011) *Guidelines for Drinking-Water Quality*. 4. Aufl., Genf, Schweiz.

6 Müller-Calgan, G. (1989) Der Limulustest in der pharmazeutischen Praxis, in *Der Limulustest*, (Hrsg. R. Scheer), APV Band 21. Wissenschaftliche Verlagsgesellschaft, Stuttgart.

7 Roden, H. und Klaus, C. (2010) *Lean Six Sigma Taschenbuch. Erfolg durch Verbesserung*, 2. Aufl., Shaker Verlag, Aachen.

8 Rieth, M. (2012) *Pharmazeutische Mikrobiologie*, Wiley-VCH, Weinheim, S. 300 ff.

9 Becker, F.M. *et al.* (Hrsg.) (2013) *Formelsammlung. Formeln – Tabellen – Daten*, Duden Paetec Schulbuchverlag, Berlin.

10 ELGA Labwater (2004) Wasser – das entscheidende Medium für die Zellkultur. *BIOforum*, **5**, 61–63.

11 Lesnik, R. *et al.* (2015) Legionella species diversity and dynamics from surface reservoir to tap water: From cold adaption to thermophily. *ISME J.*, 1–17, doi: 10.1038/ismej.2015.199.

12 Fraser, D.W. und McDade, J.E. (1979) Legionellose. *Spektrum der Wissenschaft*, **12** (Dezember), 12 ff.

13 Kayser, F.H. *et al.* (2010) *Medizinische Mikrobiologie*. 12. Aufl., Thieme, Stuttgart.

14 Reasoner, D.J. und Geldreich, D.D. (1985) A new medium for the enumeration and subculture of bacteria from potable water. *Appl. Env. Microbiol.*, **49**, 1–7.

15 Henkel, G. (2006) WfI-Systeme mit ergänzendem Monitoring-System zur Qualitätskontrolle hinsichtlich Rouging – Teil 1. *APV-news*, **03**, 18–20.

16 Henkel, G. und Henkel, B. (2011) „Derouging – or not Derouging" – Ein Faktenabgleich. *Pharm. Ind.*, **73**, 1696–1700.

17 Henkel, G. (2005) Praxisrelevante Untersuchungen zum Rougeproblem in WFI-Systemen. *APV-news*, **01**, 12–15.

18 Vernier, M. (2007) Wenn Edelstahl errötet. *CIT plus*, **5**, 2–3.

19 Kreysig, D. (2001) Der Biofilm – Bildung, Eigenschaften und Wirkungen. Teil 1. *BIOforum*, **1–2**, 40–43.

20 Brassard, M. und Ritter, D. (2010.) *The Memory Jogger 2. Tools for Continuous Improvement and Effective Planning*, 2. Aufl., GOAL/QPC.

21 Kleppmann, W. (2006) *Taschenbuch Versuchsplanung. Produkte und Prozesse optimieren*, 4. Aufl., Carl Hanser Verlag, München.

22 Rieth, M., Haas, T. und Hilgendorf, P. (2002) Aktuelle Aspekte zu mikrobiologischen Untersuchungen an Wasser. *Swiss Pharma*, **24**, 17–21.

23 Rehbehn, R. und Yurdakul, Z.B. (2005) *Mit Six Sigma zu Business Excellence*, 2. Aufl., Publics Corporate Publishing.

24 Anonymus (2014) Ärzte Zeitung vom 14.02.2014.

25 Zimmermann, G., Krüger, D. und Busse, M. (1980) Die Bakterienflora von destilliertem und vollentsalztem Wasser und ihre Bedeutung bei der Herstellung von Arzneimitteln. *Pharm. Ind.*, **42**, 932–939.

9
Medien

9.1
Gase und Druckluft

In der pharmazeutischen Herstellpraxis werden in der Regel Inertgase wie Stickstoff und Kohlendioxid zum Überschichten sauerstoffempfindlicher Formulierungen eingesetzt. Somit haben sie Kontakt mit dem Arzneimittel und der Primärverpackung. Für Sauerstoff, Stickstoff, sauerstoffarmen Stickstoff, Stickstoffmonoxid, Kohlendioxid und Kohlenmonoxid gibt es eigene Monografien in der Ph. Eur. Allerdings gelten diese Monografien für Gase zur medizinischen Anwendung und nicht für ihre Verwendung als pharmazeutische Hilfsstoffe. Weitere Arzneibuchgase sind Helium und Sauerstoff. Mikrobiologische Grenzwerte und Endotoxingrenzwerte fehlen in diesen Monografien. Prinzipiell sollten Gase und Druckluft mindestens gleiche oder bessere mikrobiologische Qualitäten aufweisen wie die im Bereich der Entnahmestelle herrschende Umgebungsluft. Die FDA fordert für Druckluft gleiche oder bessere Qualitäten als die Umgebungsluft hinsichtlich Keimstatus, Partikelgehalt und Reinheit [1]:

> *A compressed gas should be of appropriate purity (e. g. free from oil) and its microbiological and particle quality after filtration should be equal to or better than that of the air in the environment into which the gas is introduced. Compressed gases such as air, nitrogen, and carbon dioxide are often used in cleanrooms and are frequently employed in purging or overlaying.*

Die Qualitätsanforderungen für Druckluft werden in der Norm ISO 8573-1:2010 festgelegt [2]. Druckluft kann Verunreinigungen wie Öl, Wasser, Schwermetalle (Cadmium, Blei, Quecksilber) und Spuren anderer Gase enthalten. Diese Verunreinigungen müssen herausgefiltert werden. ISO 8573-1 ist seit dem Jahr 2010 für die Automatisierung mit Pneumatik verbindlich.

Mikrobiologische Prüfung

Gemäß ISO 14698-1 müssen auch verdichtete Gase auf mikrobielle Verunreinigungen untersucht werden. Dazu sind für manche *air sampler* Adapter erhältlich. Alternativ können spezialisierte Sampler, die ausschließlich für komprimierte Gase und Druckluft geeignet sind, eingesetzt werden. Ein Beispiel dafür ist der MAS 100 CG EX (CG = *compressed gases*). Mit ihm können zwischen 1 und 2000 l

Hygiene in der Arzneimittelproduktion, 1. Auflage. Michael Rieth und Norbert Krämer.
© 2016 WILEY-VCH Verlag GmbH & Co. KGaA. Published 2016 by WILEY-VCH Verlag GmbH & Co. KGaA.

Druckluft bzw. Gas im Bereich 1,5–10 bar untersucht werden.

Action level für die Reinraumklassen A, B und C: 0 KBE/1000 l
Action level für die Reinraumklasse D sowie für E und F: 10^2 KBE/1000 l .

In komprimierten Gasen findet man eher selten Mikroorganismen. In der Praxis der Autoren wurden bei niedriger Gesamtkeimzahl (< 10 KBE/1000 l) die folgenden Mikroorganismen identifiziert: Endosporenbildner wie Bazillus-Arten und verwandte Spezies (z. B. *Paenibacillus*), außerdem Hefen und Pseudomonaden.

Wiederfindungsrate der Mikroorganismen
In einer Publikation von Schmalreck und Hoiss [3] wurden die Wiederfindungsraten von definierten Bioaerosolen mit dem Sampler M2000 (Fa. Schico, München) getestet. Die Herstellung der gewünschten Aerosole wurde mit einem Aerosolgenerator durchgeführt. Der Sampler arbeitet nach dem Filtrationsprinzip. Die Wiederfindungsraten der eingesetzten Bioaerosole lagen artenspezifisch zwischen 93 und 100 %. Eingesetzt wurden Endosporen von drei Bazillus-Arten, *Escherichia coli, Staphylococcus aureus, Brevundimonas diminuta* und *Candida albicans.*

9.2 Schmiermittel

Schmiermittel werden für die Prozessanlage im Pharmabetrieb bei beweglichen Teilen wie Lager, Getriebe und Pumpen eingesetzt. Schmiermittel müssen für diesen Einsatz zugelassen bzw. auf einer Positivliste der FDA aufgeführt sein.

Die mikrobiologische Methode der Wahl ist das Plattengussverfahren. Dazu werden zur mikrobiologischen Untersuchung 10 ml Schmiermittel mit 90 ml NaCl-Pepton-Pufferlösung pH 7,0 verdünnt (entspricht einer Verdünnung von 1 : 10). Es folgen Verdünnungen bis 10^{-2} für die Inkubation bei 20–25 °C (TYMC) und bis 10^{-3} für die Inkubation bei 30–35 °C (TAMC). Jeweils 1 ml der Verdünnungen wird in sterile Petrischalen gegeben und mit flüssigem TSA bzw. mit Sabouraud-Agar (mit Chloramphenicolzusatz) gemischt. Nach dem Härten des Agars werden die Petrischalen im Brutraum oder -schrank inkubiert.

Rezept der Natriumchlorid-Pepton-Pufferlösung pH 7,0 nach Ph. Eur., Kapitel 2.6.13

Kaliumdihydrogenphosphat	3,6 g[a)]
Natriummonohydrogenphosphat-Dihydrat	7,2 g[a)]
Natriumchlorid	4,3 g
Fleisch- oder Caseinpepton	1,0 g
gereinigtes Wasser	1000 ml

a) Der Gesamtphosphatgehalt beträgt 0,067 M l^{-1}.

Die Lösung wird nach einem validierten Verfahren im Autoklaven sterilisiert.

TAMC: Inkubation TSA: 3–5 d bei 30–35 °C
TYMC: Inkubation Sabouraud-Agar: 5–7 d bei 20–25 °C
Action level:
1 KBE/ml für die RRK A und B
10 KBE/ml für die RRK C und D
1000 KBE/ml für die RRK E und F

9.3 Reinigungs- und Desinfektionsmittel

Reinigungs- und Desinfektionsmittel, sachgerecht und nach definierten Regeln eingesetzt, sind unverzichtbarer Bestandteil jeder pharmazeutischen Produktion, garantieren sie doch den angestrebten einwandfreien hygienischen Zustand von Räumlichkeiten, Equipment und Anlagen sowie des Personals.

Mikrobiologische Prüfungen

Reinigungsmittel, desinfizierende Reinigungsmittel und Desinfektionsmittel werden in einer festgelegten Prüffrequenz mikrobiologisch untersucht. Es werden die Konzentrate bzw. die gebrauchsfertigen Lösungen bemustert, die sich in den betroffenen Räumen befinden. Gibt es in einem Raum mehrere offene Gebinde oder mehrere Spender, so müssen alle bemustert werden. Der Musterzug erfolgt mit sterilen Pipetten (25 ml); bei Spendern erfolgt die Probennahme mithilfe eines Dispensers direkt ins Probengefäß. Der geschulte Probenehmer notiert auf dem Probengefäß:

- Bezeichnung des Reinigungs-/Desinfektionsmittels,
- Chargenbezeichnung,
- Haltbarkeitsdatum,
- Anbruchdatum,
- Gebäude/Raum-Nr./evtl. Spender-Nr.,
- Datum, Uhrzeit, Namenskürzel.

Sofern möglich, erfolgen die Untersuchungen mit der Methode Membranfiltration (nominale Porengröße von höchstens 0,45 µm). Nach der Filtration der Probe wird der Filter fünf- bis sechsmal mit jeweils 100 ml NaCl-Pepton-Pufferlösung pH 7,0 gewaschen. Danach werden die Filter auf TSA bzw. Sabouraud-Agar (jeweils mit 0,7 % Agargehalt) gelegt und inkubiert.

Kann die Membranfiltration nicht angewendet werden, so wird die Methode Plattengussverfahren gewählt. Dazu werden die Nährmedien mit den Enthemmern Lecithin und Polysorbat (= Tween) eingesetzt. Die Inkubation und Auswertung erfolgt analog der Membranfiltration. Alle Ansätze können in Einfachbestimmung durchgeführt werden.

Reinigungsmittel
10 ml Probe filtrieren und anschließend fünfmal mit 100 ml NaCl-Pepton-Pufferlösung pH 7,0 spülen, Membranfilter auf TSA- bzw. Sabouraud-Platte überführen.

TAMC: Inkubation TSA (0,7 % Agar): 3–5 d bei 30–35 °C
TYMC: Inkubation Sabouraud-Agar (0,7 % Agar): 5–7 d bei 20–25 °C

Waschemulsionen, Handwaschpasten
Die Methode der Wahl ist das Plattengussverfahren. 10 ml Probe werden mit 90 ml NaCl-Pepton-Pufferlösung pH 7,0 verdünnt. Es werden Verdünnungen bis 10^{-2} für die Inkubation bei 20–25 °C (TYMC) und bis 10^{-3} für die Inkubation bei 30–35 °C (TAMC) hergestellt. Jeweils 1 ml der Verdünnungen wird in die Petrischalen gegeben und mit Sabouraud-Agar bzw. TSA, jeweils mit Enthemmerzusatz (Lecithin und Polysorbat), gemischt.

Desinfektionsmittel
Jeweils 10 ml mit 90 ml NaCl-Pepton-Pufferlösung pH 7,0 verdünnen und filtrieren, fünfmal mit 100 ml NaCl-Pepton-Pufferlösung pH 7,0 spülen, Membranfilter auf TSA- bzw. Sabouraud-Platte überführen.

Für alkoholhaltige Desinfektionsmittel müssen lösemittelbeständige Membranfilter (z. B. RC-Vlies verstärkt, Fa. Sartorius) verwendet werden.

TAMC: Inkubation TSA (0,7 % Agar): 3–5 d bei 30–35 °C
TYMC: Inkubation Sabouraud-Agar (0,7 % Agar): 5–7 d bei 20–25 °C

Händedesinfektionsmittel
Jeweils 10 ml Probe über einen lösemittelbeständigen Membranfilter geben und sechsmal mit NaCl-Pepton-Pufferlösung pH 7,0 spülen. Inkubation wie oben angegeben.

9.3.1 Qualifizierung der Desinfektionswirkung

Die FDA fordert für den Einsatz von Desinfektionsmitteln in der pharmazeutischen Industrie den Nachweis über die Wirksamkeit der Desinfektionsmittel und der Desinfektionsverfahren. Die Wirksamkeit der Verfahren soll durch regelmäßiges Monitoring überwacht werden [1].

Das amerikanische Arzneibuch fordert *a sound cleaning and sanitization program is needed for controlled environments used in the manufacture of Pharmacopeial articles to prevent the microbial contamination of these articles* [4]. Unterschieden wird zwischen *disinfectants* zur Behandlung von Oberflächen und *antiseptics* zur Dekontamination der menschlichen Haut. UV-Licht wird als *sanitizer* zur Bestrahlung von Oberflächen aufgeführt. Zur Prüfung von Desinfektionsmitteln (*disinfectant challenge testing*) wird auf die Methoden verwiesen, die von AOAC International [5] publiziert werden. Prinzipiell können Desinfektionsmittel in Suspension oder auf Oberflächen geprüft werden. Mit Desinfektionsmittel getränkte Tuchmaterialien werden mittels Vier-Felder-Test nach

Tab. 9.1 Reinigungs- und Desinfektionsmittel, ihre Untersuchungsfrequenzen und ihre mikrobiologischen Grenzwerte (*action level*).

Mittel	Einsatzzweck	Untersuchungs-frequenz	Action level (KBE/Vol.)
Reinigungsmittel	Reinigung von produktberührenden Anlagen und Anlagenteilen	jährlich	10/100 ml[a)] 100/ml[b)]
Bodenreinigungs- bzw. -desinfektionsmittel	Reinigung von Böden, Wänden und nicht produktberührenden Anlagen	jährlich, für RRK B halbjährlich	0/10 ml
desinfizierendes Reinigungsmittel	Reinigung der Hände mit Desinfektionswirkung	jährlich, für RRK B halbjährlich	10/ml
Händedesinfektionsmittel	Desinfektion der Hände	jährlich, für RRK B halbjährlich	0/10 ml
Desinfektionsmittel	Desinfektion von nicht produktberührenden Anlagen und Anlagenteilen	jährlich, für RRK B halbjährlich	0/ml

a) Grenzwert (*action level*) in Anlehnung an WfI für Reinigungsmittel in der Sterilproduktion.
b) Grenzwert (*action level*) in Anlehnung an Aqua purificata für Reinigungsmittel in der Solida-Produktion.

prEN16615 geprüft [6]. Bei Suspensionsversuchen werden Testmikroorganismen zu Desinfektionsmittellösungen zugegeben. Geprüft werden meist Lösungen mit verschiedenen Konzentrationen des Desinfektionsmittels. In den Lösungen werden im Mikrobiologielabor durch Membranfiltration die überlebenden Testkeime bestimmt. Bei den Oberflächenversuchen bringt man eine definierte Zahl vom Testorganismus auf die zu desinfizierende Oberfläche (Edelstahl, Glas, Plexiglas, Kunststoffe, Terrazzo u. a.), und bestimmt die Wiederfindung des Testorganismus nach der Desinfektion.

Typische Testorganismen werden in Tabelle 5 des USP Kapitels <1072> vorgestellt.

Tab. 9.2 Vorschlag der USP 38 Kapitel <1072> für Testmikroorganismen (*typical challenge organisms*) [4] (Darstellung verändert).

	AOAC challenge organisms	Typical environmental isolates
Bactericide	*E. coli* ATCC 11229; *P. aeruginosa* ATCC 15442; *S. aureus* ATCC 6538	*M. luteus*; *S. epidermidis*; *Corynebacterium jeikeium*; *P. vesicularis*
Fungicide	*C. albicans* ATCC 10231; *Penicillium chrysogenum* ATCC 11709; *A. brasiliensis* ATCC 16404	*P. chrysogenum*; *A. brasiliensis*
Sporicide	*B. subtilis* ATCC 19659	*B. sphaericus*; *B. thuringiensis*

Die europäische Norm CEN TC216 WG1 und WG2 fordert die in Tab. 9.3 aufgeführten Testmikroorganismen.

Tab. 9.3 Testmikroorganismen nach CEN TC 216 WG1 und WG3. In Phase 2 Stufe 1 wird im Suspensionsversuch getestet, in Phase 2 Stufe 2 wird ein praxisnaher Wirksamkeitsversuch durchgeführt.

Wirksamkeit	Testmikroorganismus	Phase 2 Stufe 1	Phase 2 Stufe 2
bakterizid	*Pseudomonas aeruginosa, Staphylococcus aureus, Enterococcus hirae*	EN 13727	EN 13697
fungizid (einschl. levurozid)	*Aspergillus brasiliensis, Candida albicans*	EN 13624	EN 13697
mykobakterizid	*Mycobacterium terrae,Mycobacterium avium*	EN 14348	–
sporizid	Sporen *Bacillus subtilis*	EN 13704	–
tuberkulozid	*Mycobacterium terrae*	EN 14348	–
viruzid	Poliovirus, Adenoviridae, Murines Norovirus	EN 14476	–

Literatur

1 FDA (2003) Guidance for Industry – Sterile drug products produced by aseptic processing – current good manufacturing practice, September 2003, Silver Spring, MD, USA.

2 (2010) ISO 8573-1:2010. Teil 1. Angabe der zulässigen Schmutzstoffmenge pro Kubikmeter Druckluft.

3 Schmalreck, A.E. und Hoiss, J. (2008) Einsatz und Validierung eines Probenahmegerätes zum Nachweis von Mikroorganismen in Gasen unter Druck. *Pharm. Ind.*, **70** (2), 290–300.

4 United States Pharmacopeial Convention (2015) USP 38/NF 33, chapter <1072> Disinfectants and Antiseptics.

5 Latimer, G.W. (Hrsg.) (2012) *Official Methods of Analysis of AOAC International*, 19. Aufl., Rockville.

6 VAH (Hrsg.) (2013) Überprüfung der Wirksamkeit der Kombination von einem spezifizierten Wischtuch und einem Desinfektionsmittel im praxisnahen 4-Felder-Test. *Hyg. Med.*, **38** (6), 252–256.

10 Beschreibungen der Bakterien, Pilze und Hefen

Acinetobacter Gram-negative, stäbchenförmige, unbewegliche Bakterien. Sie kommen im Wasser und auf proteinreichen Lebensmitteln wie Fleisch, Fisch und Eiern sowie auf der menschlichen Haut vor; damit gehören sie zu den wenigen Gram-negativen Vertretern der Hautflora. Sie sind am Verderb der Lebensmittel beteiligt. Die Bakterien sind psychrotroph und wachsen auch bei höheren Salzkonzentrationen (bis 6,5 % NaCl). Die Wasseraktivität (a_w) muss mindestens 0,96 betragen. Häufige Vertreter sind *A. baumannii* und *A. lwoffii.*

Acremonium Diese Schimmelpilz-Arten sind in der Natur weit verbreitet. Dort sind sie in erster Linie auf Pflanzen zu finden. In Innenräumen besiedeln sie Papier, Kartonagen, Tapeten, Holz und Kunststoffe. Von Oberflächen können sie isoliert werden, wenn dort Feuchtigkeit vorhanden ist. Insbesondere nach Feuchtigkeitsschäden in Räumen und Gebäuden breiten sich die Pilze aus. Ihr Wachstum ist sehr langsam. Es sind mehr als 100 Arten bekannt.

Aerococcus Diese Gram-positiven Arten gehören mit Alloiococcus und Gemella zur Familie der Streptococcaceae (siehe auch dort). Die Zellen lagern sich häufig zu Diplokokken zusammen. Alle drei Arten zeigen α-Hämolyse; bei Gemella kommen auch nicht hämolysierende Stämme vor.

Aeromonas Gram-negative, katalasepositive, meist unipolar begeißelte Stäbchen. Die Bakterien leben im Süß- und Brackwasser. Die Zellen sezernieren hydrolytische Enzyme, manche bilden eine Proteinkapsel. In Krankenhäusern besiedeln sie Luftbefeuchter und Dialysegeräte. Dadurch können sich Patienten infizieren und an Pneumonien, Gastroenteritiden sowie Wund- und Augeninfektionen leiden.

Alloiococcus siehe unter Aerococcus.

Alternaria Diese Pilz-Arten bilden Melamine und werden auch „Schwärzepilze“ genannt. Ihr Vorkommen ist ubiquitär in Erdböden, auf Pflanzen, Lebensmitteln und Textilien. Sie sind Materialzerstörer.

Aspergillus Anspruchslose Pilze, die im Erdboden vorkommen. Ungefähr 150 Arten. Viele davon produzieren Mykotoxine, z. B. Aflatoxine von *Aspergillus flavus.* Aflatoxine sind kanzerogen und hepatotoxisch. *Aspergillus niger* zerstört viele Materialien wie Kunststoffe, Tapeten, Papier, Packmaterialien,

Hygiene in der Arzneimittelproduktion, 1. Auflage. Michael Rieth und Norbert Krämer.
© 2016 WILEY-VCH Verlag GmbH & Co. KGaA. Published 2016 by WILEY-VCH Verlag GmbH & Co. KGaA.

Leder und Farben sowie verdirbt viele Lebensmittel. Einige Arten sind humanpathogen (Aspergillose).

Bazillus Typische Bewohner des Erdreichs, Gram-positive bis Gram-labile Bildner von Endosporen. Die Zellen in Kokken- oder Stäbchenform können sehr groß sein (bis zu 10 µm lang). Viele Spezies können extrazelluläre Enzyme sezernieren, die Rohstoffe und Lebensmittel verderben. In die Pharmaproduktionsräume gelangen sie meist über äußerlich verschmutzte Paletten, Behältnisse und Verpackungsmaterialien. Auf Blut-Agar sind die Kolonien oft von Hämolysehöfen umgeben. Es gibt psychrotrophe (wie *B. cereus* und *B. megaterium*) und thermophile Arten (wie *B. stearothermophilus* – umbenannt in *Geobacillus stearothermophilus,* Verwendung als Bioindikator).

Brachybacterium Dies sind unbewegliche, kokkoide, aerobe, Gram-positive Zellen. Die Bakterien wachsen bei mesophilen Bedingungen, das Temperaturoptimum liegt zwischen 25–30 °C. Isoliert werden sie aus dem Erdreich. Das Genom von *B. faecium* wurde komplett sequenziert [1].

Brevibacterium Gram-positive, katalasepositive, halophile kokkoide Zellen mit einen Durchmesser zwischen 0,6 und 1,0 µm. Die Bakterien besiedeln die menschliche Haut.

Brevundimonas Gram-negative, katalasepositive, recht kleine, bewegliche stäbchenförmige Wasserbakterien. Der bekannteste Vertreter ist *B. diminuta* (früher *Pseudomonas diminuta),* der bei der Validierung von Sterilfiltern als Testkeim eingesetzt wird. Ein weiterer häufig in Wasserproben zu findender Vertreter ist *B. vesicularis.*

Burkholderia Diese nach dem österreichischen Botaniker Burkholder benannten Arten sind pflanzenpathogen. Ihre humanpathogene Wirkung ist unklar, jedoch scheinen einige Arten bei der zystischen Fibrose beteiligt zu sein. Aus Wasserproben können die Gram-negativen, beweglichen Bakterien isoliert werden. *B. xenovorans* (früher *Pseudomonas cepacia* genannt) überlebt in Aqua purificata und in Desinfektionsmitteln, die quaternäre Ammoniumverbindungen, Chlorhexidin oder Hexachlorofen enthalten. Die Resistenz gegenüber Benzalkoniumchlorid (BAC) ist genetisch determiniert [2]. Weitere Vertreter sind *B. multivorans, B. stabilis* und *B. vietnamensis.*

Campylobacter Gram-negativ, oxidasepositiv, mikroaerophil, schlanke und gekrümmte bis gewundene Stäbchen, Wachstum ab pH-Wert 4,9. Beweglich durch polar angeordnete Geißeln. Humanpathogen sind *C. jejuni, C enteritis, C. coli* und weitere Arten.

Candida Der bekannteste Vertreter dieser mehr als 150 Arten umfassenden Gattung der Hefen ist *C. albicans.* Er lebt auf der Haut und Schleimhaut von Mensch und Säugetier. Die runden bis ovalen Zellen sind 4–6 µm groß. Schnelles Wachstum auf Sabouraud- und Blut-Agar. Auf letzterem erscheinen nach einer Übernachtinkubation weiche, weiße 2–4 mm große Kolonien. *C. albicans* kann auch eine humanpathogene Wirkung haben und z. B. Soor hervorrufen [3].

Carnobacterium Gram-positive Stäbchen, die zur Familie der Lactobacillaceae gehören. Da die Bakterien bei niedrigen Temperaturen wachsen können und salztolerant sind, wurden sie aus arktischen Gewässern und von gekühlten Lebensmitteln (Fleisch, Fisch, Shrimps, Milchprodukte) isoliert. Wachstum im Bereich pH 6,5–9,5. *Carnobacterium sp.* wurde aus menschlichem Eiter isoliert, jedoch wird keine Humanpathogenität angenommen [4].

Cladosporium Diese Schimmelpilz-Arten werden wegen ihres Gehalts an dem Pigment Melamin auch „Schwärzepilze" genannt. Sie sind in der Natur weit verbreitet; dort besiedeln sie tote und lebende Pflanzen, außerdem kommen sie auf Lebensmitteln vor. In Innenräumen wachsen sie auf Oberflächen, wenn dort Feuchtigkeit vorhanden ist.

Corynebacterium Gram-positive bis Gram-labile, unbewegliche Stäbchen mit einer Länge von 3–5 µm. Die Zellen haben eine pleomorphe oder keulenförmige Form. Sie sind katalasepositiv. Die Bakterien sind weit verbreitet in Erdböden, auf Pflanzen, im Wasser, auf der Haut und Schleimhaut von Mensch und Tier. Einige Arten können Toxine bilden. Sie sind fakultativ humanpathogen. Auf festen Nährmedien wachsen Corynebakterien unter aeroben Bedingungen langsam zu kleinen Kolonien heran. Manche Arten bevorzugen mikroaerophile bis anaerobe Inkubationskautelen.

Cupriavidus Gram-negative, bewegliche Stäbchen, die im Wasser vorkommen. Cupriavidus gehört zur Familie der Burkholderiaceae. Der Name leitet sich von ihrer hohen Toleranz gegenüber Kupfersalzen ab.

Dermacoccus Gram-positive, unbewegliche Bakterien, die zur Ordnung Actinomycetales gehören und mit den Micrococcaceae verwandt sind. Die natürlichen Standorte sind Erdböden, Oberflächenwasser und Schlämme.

Erwinia Gram-negativ, gehört zur Familie der Enterobacteriaceae, meist pflanzenpathogene Arten. An der Nassfermentation von Kaffeebohnen ist *E. dissolvans* beteiligt.

Exophiala (oder Exophilia) Der Pilz *E. jeanselmii* wächst langsam und bildet olivbraune bis schwarze Kolonien auf festen Nährmedien. Junge Kolonien sind meist schleimig, später wirken sie lederartig. Die Arten leben meist im Erdboden und auf verrottendem Holz; auch aus Wasserleitungen wurden sie isoliert.

Fusarium Diese Pilzgattung kommt ubiquitär im Erdboden vor; sie baut zellulosehaltige Pflanzenreste ab. Viele Arten sind Pflanzenparasiten. Bei Wachstum auf Rohstoffen bilden sie häufig Toxine.

Gemella siehe unter Aerococcus.

Gordonia Gram-positive, coryneforme, in Erdböden lebende Bakterien. Sie gehören zur Ordnung der Actinomycetales. Ein bekannter Vertreter ist *G. terrae* (ehemals Rhodococcus). Die Bakterien können in seltenen Fällen an Krankenhausinfektionen beteiligt sein [5].

Hefen Bekannte Arten sind *Candida albicans* (Vorkommen auf der menschlichen Haut und Schleimhaut), *Cryptococcus neoformans* (Vorkommen auf Pflanzen und in Erdböden), Rhodoturola-Arten (Vorkommen auf Getreide, Oliven und in Fruchtsäften) und Mucor-Arten (Vorkommen auf toten Pflanzenresten und in Erdböden). Rhodoturolakolonien sind auffällig rot gefärbt

(Vorhandensein von Karotinoiden); sie vermehren sich zwischen 2,5 und 35 °C, ab pH-Werten > 2,2 und ab Wasseraktivitäten (a_w) > 0,92.

Janibacter Diese aeroben, Gram-positiven Bakterien wurden aus Erdböden und Schlämmen aus Kläranlagen isoliert. Die Zellen sind kokkoid geformt und unbeweglich [6].

Kocuria Gattung innerhalb der Familie der Micrococcaceae, Gram-positiv. Im Monitoring häufig gefundene Vertreter sind *K. kristinae, K. varians, K. rosea* und *K. palustris.* Letzterer Vertreter hat eine kokkoide Zellform, der Durchmesser der Kokken liegt zwischen 0,5 und 1,8 µm. Die Kokken lagern sich überwiegend zu Tetraden zusammen [7].

Legionella Ubiquitäre Wasserbakterien mit *Legionella pneumophila* als bekanntestem Vertreter. Die Familie der Legionellaceae umfasst 52 Spezies. Legionellen sind aerobe bis mikroaerophile, Gram-negative, stäbchenförmige und meist bewegliche Bakterien. Länge zwischen 2 und 20 µm, Durchmesser zwischen 0,3 und 0,9 µm. In Wasser mit Temperaturen zwischen 20–50 °C vermehren sie sich gut. Sie wachsen in Biofilmen und Sedimenten. Nicht alle Legionella-Arten sind humanpathogen. Zur ihrer Kultivierung werden Spezialnährböden benötigt [3, 8].

Leuconostoc Gram-positive, unbewegliche Kokken, die in Paaren oder Ketten auftreten können. Weite Verbreitung in der Natur, vor allem auf Pflanzen. Zur Kultivierung benötigen die Leuconostoc-Arten komplexe Nährmedien mit Zusätzen von Aminosäuren und Vitaminen.

Lysinibacillus Gram-positive, stäbchenförmige, mesophile Endosporenbildner. Ihr natürlicher Standort ist der Erdboden.

Massilia Gram-negative, stäbchenförmige, langsam wachsende Bakterien mit einer polaren Geißel. Gutes aerobes Wachstum auf bluthaltigen Nährmedien, blassgelbe Kolonien. Die Sequenzanalyse der 16S rRNA ergab eine nahe Verwandtschaft zum Umgebungskeim Duganella (früher Zoogloea). Es wurde aus dem Blut infizierter Patienten isoliert. Wahrscheinlich ein nosokomialer Keim [9].

Methylobacterium Methylotrophe Bakterien, die ein oligotrophes Wachstum auf C1-Verbindungen zeigen. *Methylobacterium extoquens* (NBRC 15842, ATCC BAA-2500) wird von der JP 16 zum Einsatz im *growth promotion test* des R2A-Agars vorgeschrieben.

Microbacterium Dies sind Gram-positive, unbewegliche Stäbchen. Die Stäbchen sind oft pallisadenförmig angeordnet. Es gibt thermotolerante Spezies, die eine Pasteurisierung bei 72 °C überleben. Vorkommen in Milch und Milchprodukten.

Micrococcus Gram-positive, häufig Gram-labile Kokken; sie haben einen Durchmesser zwischen 0,5 und 1 µm. Die Zellgröße von *M. luteus* liegt zwischen zwischen 0,9 und 1,8 µm. Kolonien sind wegen der Pigmentbildung häufig gefärbt. Die farbigen Pigmente (gelb, orange, rot) dienen als Schutz vor der UV-Strahlung. *M. luteus* zeigt sich auf der Agaroberfläche mit zitronengelben Kolonien und ist katalasepositiv. Andere Mikrokokkenkolonien, wie bei *M. lylae*, sind cremeweiß. Mikrokokken wachsen zwischen pH-Werten von 5,6–

9,1 und bei Salzkonzentrationen bis 5 % w/v. Die Wasseraktivität (a_w) muss mindestens 0,90 betragen. Im Monitoring häufig identifizierte Umgebungskeime sind *M. luteus* und *M. lylae*. Mikrokokken sind mit den Kocuria-Arten nah verwandt. Umbenennungen einiger Micrococcus- in Kocuria-Arten fanden statt.

Moraxella Aerobe, Gram-negative Kokken, katalase- und oxidasepositiv sowie psychrotolerant (Wachstum von 0–35 °C) sind. Moraxella-Arten zeigen eine hohe Strahlungsresistenz. Vorkommen im Wasser, auf humanen Schleimhäuten und auf dem Bindegewebe der Augen. Sie sind am Verderb von Fisch und Fleisch beteiligt.

Mucor Diese Hefe-Arten leben im Erdboden und auf toten pflanzlichen Materialien. Die Mucor-Arten sind anspruchslose Saprophyten. Einige Arten leben parasitär. Mykosen sind bekannt.

Nocardia Nocardia-Arten leben im Erdboden. Sie bilden Myzelfäden, gelegentlich Luftsporen. Verwandtschaft mit den Actinomyceten.

Paenibacillus Gram-positiv, katalasepositiv, Endosporenbildner. Ihre natürlichen Standorte sind Erdböden. Wachstum aerob bis fakultativ anaerob bei pH-Werten größer 3,8. Ein häufig identifizierter Vertreter ist *P. glucanolyticus*.

Pantoea Gram-negativ, gehört zur Familie der Enterobacteriaceae. *P. agglomerans* (früher *Enterobacter agglomerans* genannt) ist in der Natur, vor allem auf Pflanzen, weit verbreitet. Vermehrung ist ab Temperaturen größer 4 °C möglich. Pantoea ist am Verderb von proteinhaltigen Lebensmitteln beteiligt.

Paracoccus Gram-negative, aerobe, unbewegliche Bakterien, die in Erdböden und auf Pflanzen und Wurzelgemüsen leben. Sie wachsen aerob bis fakultativ anaerob bei pH-Werten größer 3,8. Ihr Temperaturoptimum liegt zwischen 25 und 30 °C.

Pilze Das Vorkommen der Schimmelpilze ist ubiquitär. Die anspruchslosen Aspergillus-Arten leben im Erdboden, ebenso die Penicillium-Arten. Das Wachstum von Penicillium findet zwischen −2 und +40 °C statt, daher können sie auch Kühlräume und -schränke besiedeln. Das Wachstumsoptimum liegt bei 22 °C. Penicillium-Arten verderben viele Rohstoffe und Lebensmittel. Weitere Vertreter, die im mikrobiologischen Umgebungsmonitoring gefunden werden, sind Fusarium-, Cladosporium- und Alternaria-Arten.

Propionibakterien Sie sind anaerobe bis mikroaerophile Bakterien von pleomorpher Gestalt. Viele Arten sind saccharolytisch. Die Arten *Propionibacterium acnes*, *P. avidum* und *P. granulosum* leben in den Ausführungsgängen der Talgdrüsen und der Haare sowie in der Mundhöhle und im Darmtrakt. *P. acnes* wird bei Hautläsionen, verursacht durch Acne vulgaris, allein oder zusammen mit *Staphylococcus epidermidis* nachgewiesen, wobei die exakte pathologische Rolle nicht klar ist. Propionibakterien werden unter anaeroben Bedingungen im Anaerobentopf inkubiert; der Zusatz von 5 % Kohlendioxid zur Inkubationsatmosphäre wirkt wachstumsfördernd.

Pseudoalteromonas Gram-negative, oxidasepositive marine Bakterien. Die Katalasereaktion ist schwach ausgeprägt bis irregulär. Beweglich mit einer polar angeordneten Geißel. Die Zellen sind stäbchenförmig und haben einen Durchmesser zwischen 0,7 und 0,9 µm. Ausbildung von schwach orangefarbenen Pigmenten. Wachstum zwischen 10 und 35 °C bei pH-Werten zwischen 6,0 und 10,0. Die Bakterien tolerieren NaCl-Konzentrationen bis zu 9 % [10].

Pseudomonas Die für Pseudomonaden typische Zellform ist das Stäbchen, das gerade oder leicht gekrümmt und durch polare Begeißelung beweglich sein kann. Die Zellen sind zwischen 1,5 und 4,0 µm lang bei einer Breite zwischen 0,5 und 1,0 µm. Die Gram-negativen Bakterien sind überwiegend Wasserbakterien, können aber auch in Böden vorkommen. Neben den pflanzen- und tierpathogenen Vertretern können viele Pseudomonaden als nosokomiale Krankheitserreger den Menschen befallen [11]. *Pseudomonas aeruginosa* ist fakultativ humanpathogen und führt zu Mittelohrentzündungen und Wundinfektionen mit blaugrünem Eiter; die Farbe wird durch das wasserlösliche Pigment Pyocyanin hervorgerufen.

Ralstonia Gram-negativ. *Ralstonia pickettii* ist ein stäbchenförmiges Bakterium, das häufig in Wasserproben identifiziert wird.

Rhizobium Diese Mikroorganismen werden auch Knöllchenbakterien genannt. Sie sind Gram-negativ und beweglich. Verbreitung in Erdböden; dort können sie mit Pflanzenwurzeln eine Symbiose eingehen.

Rhodoturola Diese Hefezellen sind durch Karotinoidpigmente auffällig rot gefärbt. Rhodoturola-Arten wachsen zwischen 2,5 und 35 °C bei pH-Werten $\geq$ 2,2. Die Wasseraktivität muss mindestens 0,92 betragen. Die Hefen kommen auf Getreide und Oliven sowie in Fruchtsäften vor.

Rothia Gram-positiv, Kapsel fast immer vorhanden, die Zellen lagern sich zu Trauben, Diplokokken oder Tetraden zusammen. *Rothia mucilaginosa* gehört zur normalen Flora des Rachenraums. Das humanpathogene Potenzial ist gering.

Roseomonas Der Name deutet auf die Pink pigmentierten Kolonien dieser Gram-negativen (nur schwach ausgeprägte Anfärbung) und oxidasenegativen Bakterien. Der natürliche Standort ist nicht bekannt; einige Arten wurden aus Wasserproben isoliert, andere aus menschlichem Blut [12].

Sphingomonas Die natürlichen Standorte der Sphingomonaden sind Erdböden, Süßwasser und Meerwasser. Die stäbchen- bis eiförmigen Zellen zeigen ein Gram-negatives Färbeverhalten. Einige Arten besitzen Geißeln. Der Name rührt von den Sphingolipiden in der Zellwand her. Endotoxine fehlen. Typischer Vertreter, der häufig in Wasserproben gefunden wird, ist *S. paucimobilis*.

Staphylococcus Der Durchmesser der kokkoiden Zellen liegt durchschnittlich bei 1 µm (zwischen 0,8 und 1,2 µm). Die Bakterien sind Gram-positiv, katalasepositiv und oxidasenegativ, bei *S. aureus, S. intermedius und S. hyicus* ist die Plasmakoagulase positiv. Wegen ihrer Unbeweglichkeit (Geißeln fehlen) ordnen sich Staphylokokken zu Haufen oder Trauben an. Staphylokokken leben auf der Haut und den Schleimhäuten von Mensch und Tieren. Typische Vertreter sind *S. capitis, S. epidermidis, S. warneri* und *S. hominis*. Staphylokokken sind anspruchslos und wachsen auf vielen üblichen Nährmedien; sie zeigen eine hohe Salzresistenz (bis 6,5 % NaCl). Auf Blut-Agar zeigen viele Arten typische Hämolysehöfe. *S. aureus* ist der häufigste Lebensmittelvergifter. Die Enterotoxine von *S. aureus* sind hitzestabil und können durch Kochen nicht zerstört werden [13].

Stenotrophomonas Gram-negative Stäbchen, die beweglich sind. Die Bakterien kommen ubiquitär im Wasser, in Erdböden und auf Pflanzen vor. Die Zellen sind mit einer Länge zwischen 0,7 und 1,8 μm und einer Breite zwischen 0,4 und 0,7 μm recht klein. In Sekreten der Atemwege wurden sie nachgewiesen. Das Vorkommen von *S. maltophilia* ist ubiquitär in Wasser, Erdböden und auf Pflanzen. *S. maltophilia* kann nosokomiale Infektionen verursachen; er wurde in Sekreten der Atemwege nachgewiesen. Therapieerschwerend ist, dass die Bakterien gegenüber vielen Antibiotika resistent sind.

Streptococcus Die Gram-positiven, katalasenegativen, unbeweglichen Streptokokken leben im Nasen-Rachen-Raum und im Darm des Menschen; sie kommen auch bei Säugetieren vor. Die Bakterien sind fakultativ anaerob. Streptokokken lagern sich häufig zu Ketten zusammen.

Streptomyceten Diese Bakterien-Arten wachsen fädig und werden deshalb auch „Strahlenpilze" genannt. Luftmyzelien werden häufig ausgebildet. Die Kolonien sind gefärbt und haben eine raue Oberfläche. Die Streptomyceten vermögen Gelatine zu verflüssigen. Antibiotika werden von vielen Arten gebildet, z. B. Streptomicin von *Streptomyces griseus*, Tetrazykline von *S. rimosus*.

Vibrio Diese stäbchenförmigen, leicht gekrümmten Stäbchen sind mithilfe ihrer polar angeordneten Geißel beweglich, fakultativ anaerob, Gram-negativ, katalase- und oxidasepositiv; sie zeigen Alkalitoleranz. Die Gattung Aeromonas ist nahe verwandt. Vorkommen im Oberflächenwasser. *Vibrio cholerae* ist gefürchtet als Erreger der Cholera.

Literatur

1 Lapidus, A. *et al.* (2009) Complete genome sequence of *Brachybacterium faecium* type strain (Schefferle 6–10[T]). *Stand. Genom. Sci.*, **1**, 3–11.

2 Kramer, A. und Assadian, O. (2008) *Wallhäußers Praxis der Sterilisation, Desinfektion, Antiseptik und Konservierung*, 6. Aufl., Thieme, Stuttgart.

3 Ryan, K.J. und Ray, C.G. (2004) *Sheris Medical Microbiology*, 4. Aufl., McGraw-Hill, New York.

4 Hoenigl, M. *et al.* (2010) Isolation of *Carnobacterium sp.* from a human blood culture. *J. Med. Microbiol.*, **59** (4), 493–495.

5 Lai, C.C. *et al.* (2010) Infections caused by *Gordonia* species at a medical centre in Taiwan 1997 to 2008. *Clin. Microbiol. Infect.*, **16**, 1448–1453.

6 Yoon, J.H. *et al.* (2000) *Jaenibacter terrae sp. nov.*, a bacterium isolated from soil around a wastewater treatment plant. *Int. J. Syst. Evol. Microbiol.*, **50**, 1821–1827.

7 Neumeister, B. *et al.* (Hrsg.) (2009) *Mikrobiologische Diagnostik*, 2. Aufl., Thieme, Stuttgart, S. 347 f.

8 Feuerpfeil, I. und Botzenhart, K. (Hrsg.) (2008) *Hygienisch-mikrobiologische Wasseruntersuchung in der Praxis*, Wiley-VCH, Weinheim.

9 La Scola, B. *et al.* (1998) *Massilia timonae gen. nov., sp. nov.*, isolated from blood of an immunocompromised patient with cerebellar lesions. *J. Clin. Microbiol.*, **36** (10), 2847–2852.

10 Ivanova, E.P. *et al.* (2002) *Pseudoalteromonas ruthenica sp. nov.*, isolated from marine invertebrates. *Int. J. Syst. Evol. Microbiol.*, **52**, 235–240.

11 Kappstein, I. (2009) *Nosokomiale Infektionen*, 4. Aufl., Thieme, Stuttgart.

12 Shokar, N.K. *et al.* (2002) *Roseomonas gilardii* infection: Case report and review. *J. Clin. Microbiol.*, **40** (2), 4789–4791.

13 Groß, U. (2009) *Kurzlehrbuch Medizinische Mikrobiologie und Infektiologie*, 2. Aufl., Thieme, Stuttgart.

Anhang A
Formeln

A.1
Grubbs-Test zur Berechnung von Ausreißern

Ausreißertests wie Dixon-, Grubbs- oder Nalikov-Test können bei normalverteilten Messwerten angewendet werden. Damit scheiden mikrobiologische Monitoring-Daten aus. Anwendungsbeispiele sind biologisch/biochemische Tests wie ELISA und der Monozytenaktivierungstest, der im Prinzip auch ein ELISA ist, außerdem die biologischen Wertbestimmungen (siehe Kapitel 5.3 der Ph. Eur. *Statistische Auswertung der Ergebnisse biologischer Wertbestimmungen und Reinheitsprüfungen*). Ph. Eur. erkennt an, dass ein unzweifelhafter Ausreißer die Berechnung gänzlich verfälschen kann [1].

Rechenbeispiel

Der arithmetische Mittelwert c, gebildet aus den 54 Messwerten, beträgt 10, die Standardabweichung σ 23.

Probe	Messwert	Probe	Messwert	Probe	Messwert	Probe	Messwert
1	0	15	2	29	0	43	1
2	0	16	1	30	1	44	3
3	1	17	1	31	2	45	2
4	1	18	2	32	1	46	0
5	0	19	2	33	89	47	0
6	0	20	21	34	1	48	0
7	0	21	3	35	0	49	7
8	1	22	1	36	2	50	47
9	9	23	53	37	0	51	0
10	4	24	18	38	0	52	0
11	0	25	30	39	2	53	126
12	4	26	37	40	2	54	6
13	1	27	0	41	55		
14	0	28	3	42	3		

Hygiene in der Arzneimittelproduktion, 1. Auflage. Michael Rieth und Norbert Krämer.
© 2016 WILEY-VCH Verlag GmbH & Co. KGaA. Published 2016 by WILEY-VCH Verlag GmbH & Co. KGaA.

Subjektiv fällt der hohe Messwert 126 sofort auf. Ausreißer können durch verschiedene Berechnungen wie Dixon-, Nalimov- und Grubbs-Test ermittelt werden [2]. In dem hier vorgestellten Beispiel wird der Grubbs-Test angewendet. Voraussetzung für seine Anwendung ist, dass die Messwerte annähernd normalverteilt sind. Dieser Test wird für Stichprobenumfänge $n \geq 20$ genommen. Die Nullhypothese lautet: Der Messwert, der betrachtet wird, ist kein Ausreißer; die Nullhypothese wird angenommen, wenn die Prüfgröße $G <$ kritischem Wert c ist. Gerechnet wird mit der folgenden Formel für Ausreißer nach oben:

$$G = \frac{x_n - x_m}{\sigma}$$

wobei x_n der mutmaßliche Ausreißer, x_m der Mittelwert und σ die Standardabweichung ist.

Setzt man 126 als x_n, 10 als x_m und $\sigma = 23$ ein, so errechnet sich $G = 5{,}04$.

Ein Ausreißer liegt vor, wenn die Prüfgröße G den kritischen Wert zum gewählten Signifikanzniveau (hier: das Signifikanzniveau $\alpha = 0{,}01$, also 1 %, wurde gewählt) überschreitet.

$G = 5{,}04$ ist größer als $c = 3{,}376$ (der kritische Wert c wird Tab. A.1 entnommen). Der Messwert 126 ist also ein Ausreißer.

Nach Eliminierung des Ausreißers der Probe 53 aus der Wertetabelle kann der Grubbs-Test noch einmal angewendet werden. Subjektiv verdächtig ist der Messwert 89 (Probe 33). Der arithmetische Mittelwert lautet jetzt 7,91 und die Standardabweichung σ 17,35. Eingesetzt in die Grubbs-Formel ergibt sich für G der Wert 4,6 der größer ist als $c = 3{,}376$; d. h., auch hier handelt es sich um einen Ausreißer.

Tab. A.1 Kritische Werte c für den Grubbs-Test. n = Stichprobenanzahl. Aus [2].

Stichprobenanzahl n	Signifikanzniveau $\alpha = 0{,}01$ c	Signifikanzniveau $\alpha = 0{,}05$ c
20	2,884	2,557
25	3,009	2,663
30	3,103	2,745
35	3,178	2,810
40	3,240	2,866
45	3,292	2,914
50	3,336	2,956
55	3,376	2,992
60	3,411	3,025
70	3,471	3,082
80	3,521	3,130
90	3,563	3,171
100	3,600	3,207
110	3,632	3,239
120	3,662	3,267
130	3,688	3,294
140	3,712	3,318
145	3,723	3,328

A.2
Berechnung des Bubble-Point-Differenzdrucks

$$\Delta p = \frac{2\sigma \cdot \cos\theta}{r}$$

Δp – Bubble-Point-Differenzdruck, σ – Oberflächenspannung der Flüssigkeit, θ – Benetzungswinkel, r – Porenradius.

A.3
Umrechnung Grad Celsius in Grad Fahrenheit

$$°C = (°F - 32) \cdot (5 : 9)$$
$$°F = °C \cdot 1{,}8 + 32$$

Gerechnet für die Standardtemperatur 121 °C zum Sterilisieren im Autoklaven sind dies

$$°F = 121 \cdot 1{,}8 + 32 = 249{,}8\,°F \quad \text{(aufgerundet 250 °F)}$$

A.4
Wasseraktivität

Die Wasseraktivität a_w (activity of water) ist die physikalische Größe für das aktive, d. h. tatsächlich verfügbare Wasser. Der a_w-Wert ist der Quotient aus dem Wasserdampfdruck eines Substrats p und dem Dampfdruck des reinen Wassers p_0. Der a_w kann maximal 1,0 betragen. Die Überlebensfähigkeit von Mikroorganismen ist vom tatsächlich verfügbaren Wasser abhängig.

$$a_w = \frac{p}{p_0}$$

p – Wasserdampfdruck des Substrats (z. B. Tablette, Rohstoff, Lebensmittel ...), p_0 – Dampfdruck des reinen Wassers bei gleicher Temperatur.

A.5
Formel nach Mosteller zur Berechnung der Körperoberfläche KOF [3]

$$\text{KOF} = \sqrt{\frac{\text{Größe (cm)} \cdot \text{Gewicht (kg)}}{3600}}$$

A.6 Partikelkonzentrationen

Werden Partikelzahlen pro Kubikmeter mit dem Faktor 0,028 317 multipliziert, so ergeben sich die Partikelwerte pro Kubikfuß (ft^3).

Werden Partikelzahlen pro Kubikfuß mit dem Faktor 35,3 multipliziert, so ergeben sich die Partikelwerte pro Kubikmeter.

A.7 F_0-, D- und Z-Werte [4]

$$F_0 = \int_{t_0}^{t_1} L \, \mathrm{d}t$$

$t_1 - t_0$ – Prozesszeit (min).

$$L = \log^{-1} \frac{T_0 - T_b}{Z}$$

L – Letalitätsrate, T_0 – Temperatur in der Kammer oder im Produkt, T_b – Referenztemperatur (121 °C).

$$t \text{ (min)} = D \cdot \log \frac{N_0}{N}$$

t – Sterilisationszeit in min, D – D-Wert des Bioindikators, N – *sterility assurance level*, N_0 – maximaler Bioburden im Produkt.

$$Z = \frac{T_1 - T_2}{\log D_2 - \log D_1}$$

Literatur

1 Europäisches Arzneibuch (2014) *Grundwerk 2014*, 8. Ausgabe, Bd. 1, Deutscher Apotheker Verlag.

2 Bultmann, M. (2012) *Mathematik und Statistik für Pharmazeuten*, 2. Aufl., Govi-Verlag, Eschborn, S. 206 und 272.

3 Mosteller, R.D. (1987) Simplified calculation of body-surface area. *NEJM*, **317**, 1098–1099.

4 DIN EN ISO 14644-1: 2014-11, Beuth Verlag, Berlin.

Weiterführende Literatur

AVA Scheiner AG, Neugasse 6, 8005 Zürich: Audiovisuelle Programme und Software „Die ungebetenen Gäste“ (Personal- uns Betriebshygiene) „Händehygiene“ (Ergänzung zu obigem Programm) „Achtung! Unterwelt!“ (Reinigung und Desinfektion) „Eintritt in den Reinraum“ (Verhalten in der Schleuse) „Zutritt zum Betrieb“.

Akers, J. und Agalloco, J. (2006) The simplified Akers-Agalloco method for aseptic processing risk analysis. *Pharm. Technol.*, **July 2006**, 61–76.

Allhenn, D. und Anhalt, E. (2015) Auswahl von Akzeptanzkriterien für die Reinigungsvalidierung von Mehrzweckanlagen. *Pharm. Ind.*, **77** (7), 1074–1080.

Anonymous (1998) Schädlingsbekämpfungsmittel. *Öko-Test-Magazin*, **8/1998**, 43–53.

BG Chemie: Video „Sicherer Umgang mit biologischen Agenzien“ ca. 40 min.

BG für Gesundheitsdienst und Wohlfahrtspflege: Grundlagen der Prävention. Raumdesinfektion mit Formaldehyd. GP 3, Juni 1999.

Bales, S. und Baumann, H.G. (2001) *Infektionsschutzgesetz. Kommentar und Vorschriftensammlung*, Kohlhammer, Stuttgart.

Baltes, M., Plaga, A. und Runyon, R. (2001) Heißwasser-sanitisierbare Wasseraufbereitungsanlage zur Versorgung einer pharmazeutischen biotechnologischen Produktion. *Pharm. Ind.*, **63**, 894–898.

Beckmann, G. (2001) Vom (Un)sinn des regelmässigen Wechsels von Desinfektionsmitteln. *Swiss Pharma*, **23** (10), 12–14.

Beckmann, G. (2006) Darüber spricht man nicht: Toilettenhygiene im Pharmabetrieb. *Swiss Pharma*, **28** (4b), 306–308.

Beckmann, G. (2010) Stiefmütterlich behandelt – Hygieneschulungen im Produktionsbetrieb. *Brauwelt*, **150** (8), 230–232.

Beckmann, G. (2015) Betrieblich vereinbarte Meldepflichten im Rahmen des Hygieneplans. *Pharm. Ind.*, **77** (8), 1207–1209.

Behr's Vlg., Hamburg: Video „Hygieneschulung im Betrieb“, 40 min.

Behr's Vlg., Hamburg (2004) „Die 30-Minuten-Hygieneschulung“. ISBN 3-89947-079-6.

Berufsgenossenschaftliche Grundsätze für arbeitsmedizinische Vorsorgeuntersuchungen. G 42 Infektionskrankheiten. Gentner Verlag, Postfach 101742, 70015 Stuttgart.

BioMerieux Deutschland GmbH, Weberstr. 8, 72622 Nürtingen.

BioMerieux Internationales Pharma-Symposium: Neue Herausforderungen, neue Lösungen bei der Umgebungskontrolle. 9.12.99, Stuttgart.

Bode Chemie Hamburg, Melanchthonstr. 27, 22525 Hamburg, verschiedene Videos zu den Themen Desinfektion und Hygiene.

Borneff, J. und Borneff, M. (1991) *Hygiene*, 5. Aufl., Thieme, Stuttgart.

Brunkow, R. *et al.* (1996) *Cleaning and Cleaning Validation. A Biotechnology Perspective*, PDA, Bethesda.

Böttcher, F. und Bomblies, L. (2008) Umstellung der mikrobiologischen Reinheitsprüfungen nicht-steriler Produkte. *Pharm. Ind.*, **70** (2), 279–283.

© 2016 WILEY-VCH Verlag GmbH & Co. KGaA. Published 2016 by WILEY-VCH Verlag GmbH & Co. KGaA.

Collentro, W.V. (1999) *Pharmaceutical Water*, Interpharm Press, Buffalo Grove.

Concept Heidelberg (Hrsg.) (2000) *GMP-/FDA-konforme Wassersysteme*, Editio Cantor Verlag, Aulendorf.

Costerton, J.W. und Stewart, P.S. (2001) Bekämpfung bakterieller Biofilme. *Spektr. Wiss.*, **11**, 58–65.

DIN 38411, Teil 1, 1983. Mikrobiologische Verfahren (Gruppe K). Vorbereitung zur mikrobiologischen Untersuchung von Wasserproben. DIN-Normen sind beim Beuth Verlag GmbH, Burggrafenstr. 6, 10787 Berlin zu beziehen.

Daniel, O. (1998) Mikrobielle und chemische Risiken des Trinkwassers. *Mitt. Gebiete Lebensm. Hyg.*, **89**, 684–699.

De Vos, P. *et al.* (Hrsg.) (2009) *Bergey's Manual of Systematic Bacteriology*, Bd. 3, 2. Aufl., Springer Verlag.

Deutsche Gesellschaft für angewandte Hygiene in der Dialyse e. V. (Hrsg.) (2013) *Leitlinie für angewandte Hygiene in der Dialyse*, 3. Aufl., Pabst Science Publishers.

Dworkin, M. *et al.* (Hrsg.) (2006) *The Prokaryotes. A Handbook on the Biology of Bacteria*, Springer Verlag.

Europäischer Standard EN 1500 (1997) Chemische Desinfektionsmittel und Antiseptika – Hygienische Händedesinfektion. Prüfverfahren und Anforderungen (Phase 2/Stufe 2), Europäisches Gremium für Standardisierung, Zentrales Sekretariat, Rue de Stassart 36, 1050 Brüssel, Deutsche Fassung 10/1997.

Fachgruppe Mikrobiologie und Betriebshygiene der Deutschen Gesellschaft für wissenschaftliche und angewandte Kosmetik e. V. [DGK] (1999) Entwickeln Mikroorganismen eine Resistenz gegen antimikrobielle Biozide? *Parfüm. Kosmet.*, **80**, 32–33.

Feuerpfeil, I. und Botzenhart, K. (Hrsg.) (2008) *Hygienisch-mikrobiologische Wasseruntersuchung in der Praxis*, Wiley-VCH, Weinheim.

Flemming, H.C. und Wingender, J. (2002) Was Biofilme zusammenhält. *ChiuZ*, **36**, 30–42.

Frey, J. (2011) Einstufung von Organismen: Bakterien. Stand Juli 2011. Bundesamt für Umwelt, Bern, Schweiz. Umwelt-Vollzug Nr. 1114.

Gail, L. und Hortig, H.P. (2002) *Reinraumtechnik*, Springer Verlag, Berlin.

Grohmann, A., Hässelbarth, U. und Schwerdtfeger, W. (Hrsg.) (2003) Die *Trinkwasserverordnung. Einführung und Erläuterungen für Wasserversorgungsunternehmen und Überwachungsbehörden*, 4. Aufl., Erich Schmidt Verlag, Berlin.

Haberer, K. (2000) Anforderungen an Wasser für pharmazeutische Zwecke in USA und Europa. *Pharm. Ind.*, **62**, 459–463.

Hauff, G. (1999) Strenges Reglement. Personal in Reinräumen: Rahmenbedingungen und Verhaltensgrundsätze. *Pharma Food*, **2** (3), 16–22.

Hauser, G. (2008) *Hygienische Produktion*. Bd. 1: Hygienische Produktionstechnologie, Wiley-VCH, Weinheim.

Hauser, G. (2008) *Hygienische Produktion*, Bd. 2: Hygienegerechte Apparate und Anlagen, Wiley-VCH, Weinheim.

Hausmann, S., Milbert, M. und Behringer, A. (2012) Praktische Implementierung eines validierfähigen Monitoringsystems. *Pharm. Ind.*, **74** (5), 840–844.

Heeg, P. und Bernau, A. (1992) Zehn Regeln für die Hygiene in der Praxis. *Dtsch. Med. Wschr.*, **117**, 588–593.

Henkel-Ecolab Deutschland GmbH, 40554 Düsseldorf, Postfach 130406: Desinfektionsplan Handbuch (mit CD-ROM, 2. Version).

Hesse, W. (1894) Über die quantitative Bestimmung der in der Luft enthaltenen Mikroorganismen. *Mitt. Kaiserl. Gesh. Berlin*, **2**, 182–207.

Hilgendorf, P., Sopp, S. und Rieth, M. (2008) Hygienemassnahmen in Pharmaräumen (Labor und Produktion). *Swiss Pharma*, **30**, 18–29.

Hugentobler, J. und Messmer, G. (1997) Eine delikate Sache? Reinigung im Sanitärbereich. *Reinig. Serv.*, **April 1997**, 22–24.

Infektionsschutzgesetz (Gesetz zur Neuordnung seuchenrechtlicher Vorschriften). Bundesgesetzbl. I Nr. 33, 25.7.2000, 1045–1077.

Kämpfer, P. und Weißenfels, W.D. (Hrsg.) (o. J.) Luftgetragene Mikroorganismen in

Abfallbehandlungsanlagen. Fachgruppe Umweltmikrobiologie der Vereinigung für Allgemeine und Angewandte Mikrobiologie (VAAM).

Kaulfers, P.M. (1999) Untersuchungen zur bakteriellen Kontamination von Wasser aus fest installierten Augenduschen. *Bundesgesundheitsbl.-Gesundheitsforsch.-Gesundheitsschutz*, **9/1999**, 722–725.

Koelle, W. (2003) *Wasseranalysen – richtig beurteilt*, Wiley-VCH, Weinheim.

Könemann, A. und Sonnenschein, B. (1998) Planung und Erstellung eines Hygienekatasters in der pharmazeutischen Industrie. *Pharm. Ind.*, **60**, 795–800.

Kramer, A. und Assadian, O. (Hrsg.) (2008) *Wallhäusers Praxis der Sterilisation, Desinfektion, Antiseptik und Konservierung*, 6. Aufl., Thieme, Stuttgart.

Kück, U., Nowrousian, M., Hoff, B. und Engh, I. (2009) *Schimmelpilze. Lebensweise, Nutzen, Schaden, Bekämpfung*, 3. Aufl., Springer, Berlin, Heidelberg.

Kudernatsch, H. (2002) Pharma-Wasser – ein kritischer Rohstoff in der pharmazeutischen Verwendung. *Pharm. Ind.*, **64** (8a), 856–862.

Lampel, K.A., Al-Kaldi und Cahill, S.M. (Hrsg.) (2012) *The Bad Bug Book – Foodborne Pathogenic Microorganisms and Natural Toxins Handbook*, 2. Aufl., FDA.

Langer, U. *et al.* (1999) Physikalische und mikrobiologische Umgebungskontrollen bei der aseptischen Herstellung von peripheren Blutstammzelltransplantaten. *Pharm. Ind.*, **61**, 748–758.

LeBlanc, D.A. (2000) *Validated Cleaning Technologies for Pharmaceutical Manufacturing*, Interpharm Press, Denver.

Lennartz, M. (1999) Gezielte Schädlingsbekämpfung. Teil 2. *PKA aktuell*, **1** (Jan./Feb. 1999), 1–2.

Lingnau, J. (1991) *Hygieneunterweisung für Mitarbeiter im Pharma-Bereich*, APV Bd. 28, Wiss. Verlagsges. Stuttgart.

Löwer, B. (1997) Desinfektionsmittel: Anwendungsberichte, rechtliche Einordnung und typische Zusammensetzung. *SÖFW J.*, **123**, 977–980.

Micron Video International (1990) „Verhalten im Reinraum". Hampshire, UK, 14 min.

Mitteilungen der Kommission für Krankenhaushygiene und Infektionsprävention am Robert-Koch-Institut: Händehygiene. *Bundesgesundheitsbl. Gesundheitsforsch. Gesundheitsschutz*, **3** (2000) 230–233.

Moldenhauer, J. (Hrsg.) (2012) *Environmental Monitoring. A Comprehensive Handbook*, Bd. 6, PDA, Bethesda, DHI Publishing, LLC.

Moldenhauer, J. (Hrsg.) (2015) *Environmental Monitoring. A Comprehensive Handbook*, Bd. 7, PDA, Bethesda, DHI Publishing, LLC.

Mücke, W. und Lemmen, C. (1999) *Schimmelpilze. Vorkommen, Gesundheitsgefahren, Schutzmaßnahmen*, Ecomed, Landsberg.

Müller, P. (2000) Innovative Verfahren zur Herstellung von gereinigtem Wasser. *Pharm. Ind.*, **62**, 795–800.

Nieth, K.F. (2001) Hygieneschulung in der pharmazeutischen Industrie. *Pharm. Ind.*, **63**, 213–218.

Nieth, K.F. und Krüger, D. (1983) Hygieneausbildung von Fertigungspersonal in der Pharma-Industrie. *Pharm. Ind.*, **45**, 72–75.

Parenteral Drug Association (1990) Fundamentals of a Microbiological Environmental Monitoring Program. Technical Report No. 13, *J. Parent. Sci. Technol.*, **44** (Suppl.).

Pfäfflin, A. (2000) Validierung eines Erzeugungs- und Verteilungssystems für Wasser für Injektionszwecke und gereinigtes Wasser. *Pharm. Ind.*, **62**, 223–230.

Pitzurra, M. *et al.* (1997) Eine neue Methode zur Untersuchung der mikrobiellen Oberflächenkontamination. *Hyg. Med.*, **22**, 77–92.

Reasoner, D.J. und Geldreich, E.E. (1985) A new medium for the enumeration and subculture of bacteria from potable water. *Appl. Environm. Microbiol.*, **49**, 1–7.

Reijinga, L. (2015) Ein GMP- und FDA-konformes, modernes Trainingssystem. *Pharm. Ind.*, **77** (7), 1096–1099.

Rieth, M. (2006) Der LAL-Test in der pharmazeutischen Praxis. *Swiss Pharma*, **28** (4), 12–16.

Rieth, M. (2008) Pharma-Betriebshygiene. *Swiss Pharma*, **30** (1–2), 9–17.

Rieth, M. (2010) Prüfung auf bakterielle Endotoxine, in *GMP-Berater, Ergänzungslieferung 23*, Maas & Peither AG GMP-Verlag, Schopfheim.

Rieth, M. (2010) Sterilitätstest-Isolator: Monitoring und Handschuhprüfung. *Swiss Pharma*, **32**, 14–16.

Rieth, M. und Ziegler, A. (2002) Mikrobiologisches Monitoring in einem Feststoffbetrieb. *Swiss Pharma*, **24**, 8–10.

Rieth, M., Haas, T. und Hilgendorf, P. (2002) Aktuelle Aspekte zu mikrobiologischen Untersuchungen an Wasser. *Swiss Pharma*, **24**, 17–21.

Rieth, M., Lehnen, D. und Meier, C. (2004) Pharma-Hygieneschulung. *Swiss Pharma*, **26** (3a), 5–12.

Sachs, C. und Koop, J. (1996) *Ungebetene Hausgäste*, 2. Aufl., Sachs Verlag, Roßdorf.

Sanders, E. (1998) Sicherheitstraining für mikrobiologische Sicherheitswerkbänke. *BioForum*, **4**, 205–207.

Scheer, R. (1989) *Der Limulustest*, Wiss. Verlagsgesellschaft, Stuttgart.

Schmalreck, A.E. und Hoiss, J. (2008) Einsatz und Validierung eines Probenahmegerätes zum Nachweis von Mikroorganismen in Gasen unter Druck. *Pharm. Ind.*, **70** (2), 290–300.

Schmidts-Winkler, I. (1997) *Hände-Desinfektion im Gesundheitswesen*, Medi-Verlagsgesellschaft mbH, Mattentwiete 2, 20457 Hamburg.

Schmücker, R. und Lenzer, E. (2008) International harmonisierte Vorschriften zur mikrobiologischen Prüfung nicht-steriler Produkte. Teil 1: Praktische Erfahrungen bei der Durchführung der Eignungsprüfungen an pflanzlichen Fertigarzneimitteln. *Pharm. Ind.*, **70** (6), 775–781.

Schmücker, R. und Lenzer, E. (2008) International harmonisierte Vorschriften zur mikrobiologischen Prüfung nicht-steriler Produkte. Teil 2: Praktische Erfahrungen zu quantitativen Prüfungen spezifizierter Mikroorganismen und Anmerkungen zur mikrobiologischen Qualität bei pflanzlichen Fertigarzneimitteln. *Pharm. Ind.*, **70** (7), 883–886.

Seyfarth, H. (2001) Mikrobiologische Qualität von Arzneimitteln. *Swiss Pharma*, **23** (11), 11–36.

Seyfarth, H. (2009) Mikrobiologisches Monitoring. Teil 1: Notwendigkeit von Umgebungskontrollen/Raumklassifizierung. *Pharm. Ind.*, **71** (12), 2084–2090.

Seyfarth, H. (2010) Mikrobiologisches Monitoring. Teil 10: Wasser: Probenahme/Monitoring-Programm/Bestimmung der Gesamtkeimzahl. *Pharm. Ind.*, **72** (9), 1593–1605.

Seyfarth, H. (2010) Mikrobiologisches Monitoring. Teil 11: Wasser: Nachweis spezifizierter Keimarten/Identifizierung von Isolaten aus Wasseruntersuchungen. *Pharm. Ind.*, **72** (10), 1778–1786.

Seyfarth, H. (2010) Mikrobiologisches Monitoring. Teil 2: Luft: Anforderungen/Monitoring-Programm. *Pharm. Ind.*, **72** (1), 141–148.

Seyfarth, H. (2010) Mikrobiologisches Monitoring. Teil 3: Methoden und Verfahren zur Bestimmung der Qualität der Luft. *Pharm. Ind.*, **72** (2), 310–322.

Seyfarth, H. (2010) Mikrobiologisches Monitoring. Teil 4: Oberflächen/Personal: Anforderungen/Monitoring-Programm. *Pharm. Ind.*, **72** (3), 499–506.

Seyfarth, H. (2010) Mikrobiologisches Monitoring. Teil 5: Oberflächen/Personal: Methoden. *Pharm. Ind.*, **72** (4), 713–724.

Seyfarth, H. (2010) Mikrobiologisches Monitoring. Teil 6: Monitoring in Betrieben zur Herstellung nichtsteriler Arzneimittel. *Pharm. Ind.*, **72** (5), 897–904.

Seyfarth, H. (2010) Mikrobiologisches Monitoring. Teil 7: Mikrobiologische Aspekte bei Umgebungskontrollen. *Pharm. Ind.*, **72** (6), 1048–1058.

Seyfarth, H. (2010) Mikrobiologisches Monitoring. Teil 8: Identifizierung von Isolaten aus Umgebungskontrollen. *Pharm. Ind.*, **72** (7), 1249–1255.

Seyfarth, H. (2010) Mikrobiologisches Monitoring. Teil 9: Wasser: Pharmawasser/Anforderungen. *Pharm. Ind.*, **72** (8), 1422–1436.

Seyfarth, H. (2012) Mikrobiologisches Monitoring in aseptischen Betrieben. *TechnoPharm*, **2** (2), 149–160.

Seyfarth, H. (2015) Mikrobiologische Untersuchungen und Umgebungsmonitoring bei Media Fills. *Pharm. Ind.*, **77** (4), 568–578.

Sicherheitsregeln zur Vermeidung von Brand- und Explosionsgefahren durch alkoholische Desinfektionsmittel. ZH 1/598, Carl Heymanns Vlg. KG, Luxemburger Str. 449, 50939 Köln

Siebert, J. (2001) Kriterien der Auswahl von Reinigungs-/Desinfektionsmitteln für Böden und Personal. *Pharm. Ind.*, **63**, 219–223.

Sitte, P. *et al.* (Hrsg.) (1998) *Strasburger. Lehrbuch der Botanik*, 34. Aufl., G. Fischer Verlag, Stuttgart, S. 502–534 Prokaryoten.

Spektrum Akademie Verlag, Heidelberg (1994) Video „Mensch und Bakterien" (Autor: H.K. Geiss), 39 min, ISBN 3-86025-782-X. Spektrum Akademie Verlag, Heidelberg (1994) Video „Pilze und Parasiten", 37 min

Stanga, M. (2010) *Sanitation. Cleaning and Disinfection in the Food Industry*, Wiley-VCH, Weinheim.

Sterchi, A. (2015) Modernes Anlagendesign bei der Wasseraufbereitung in der Parenteraliaproduktion. *Pharm. Ind.*, **77** (8), 1249–1254.

Steuer, W. *et al.* (1998) *Leitfaden der Desinfektion, Sterilisation und Entwesung*, 7. Aufl., G. Fischer, Stuttgart.

TRGS 522 „Raumdesinfektion mit Formaldehyd", Carl Heymanns Verlag KG, Luxemburger Str. 449, 50939 Köln.

VDI-Richtlinie 2083 Blatt 6 „Personal am Reinen Arbeitsplatz".

VWR international, Darmstadt (o. J.) Mitarbeiterschulung Hygiene. Mit Begleitheft und CD-ROM oder Farbfolien-Satz.

Verein Deutscher Ingenieure (2007) Reinraumtechnik. Personal am reinen Arbeitsplatz. VDI 2083 Blatt 15, April 2007.

Verordnung zur Novellierung der Trinkwasserverordnung. Stand 21.5.01 Bundesgesetzblatt I Nr. 24, 28.5.01, 959–980.

Versalovic, J. *et al.* (2011) *Manual of Clinical Microbiology*, Bde. 1 und 2, 10. Aufl., ASM Press, Washingen.

Voigt, T.F. (1998) *Schädlinge und ihre Kontrolle nach HACCP-Richtlinien*, Behrs Verlag, Hamburg.

Wagner, T. (1996) *Mikrobiologie und Hygiene*, Wiss. Verlagsges., Stuttgart.

Wedde, A. und Beckmann, G. (2006) Asketen unter den Bakterien. Anspruchslos und trotzdem mehr als unbequem: Pseudomonaden. *Swiss Pharma*, **28**, 137–140.

Weygandt, R.G. (2001) Mikrobiologische Aspekte von Reinstwasseranlagen in der Pharmaindustrie. *Pharm. Ind.*, **63**, 1295–1317.

Whyte, W. und Hejab, M. (2007) Particle and microbial airborne dispersion from people. *Eur. J. Parent. Pharm. Sci.*, **12** (2), 39–46.

Wichert, S.P. *et al.* (2015) Reinstwasser als Bestandteil multiparametrischer Messverfahren in der Wirkstoffforschung. *Pharm. Ind.*, **77** (5), 756–761.

Widmer, H.R. (1996) Grob- und Feindesinfektionsmittel: eine aktuelle Übersicht. *Pharm. Z.*, **141**, 873–881.

Williams, K.L. (2009) *Endotoxins*, 3. Aufl., Informa Healthcare.

Zimmermann, G. *et al.* (1980) Die Bakterienflora von destilliertem und vollentsalztem Wasser und ihre Bedeutung bei der Herstellung von Arzneimitteln. *Pharm. Ind.*, **42**, 932–939.

Stichwortverzeichnis

Hygiene in der Arzneimittelproduktion, 1. Auflage. Michael Rieth und Norbert Krämer.
© 2016 WILEY-VCH Verlag GmbH & Co. KGaA. Published 2016 by WILEY-VCH Verlag GmbH & Co. KGaA.